U0293531

肺系病证治妙方

FEIXIBING ZHENGZHI MIAOFANG

程爵棠　程功文　编　著

河南科学技术出版社

·郑州·

内容提要

本书是作者 60 年临床实践和四代家传、师授经验的总结,共收集整理了 600 余首疗效确切的肺系病证治妙方。每方包括组成、制法、用法、功能、主治、加减和附记,按不同疾病分类编排。本书资料翔实,内容实用,可供内科医师和基层全科医师阅读参考。

图书在版编目(CIP)数据

肺系病证治妙方/程爵棠,程功文编著. 一郑州:河南科学技术出版社,2020.8

ISBN 978-7-5725-0017-6

Ⅰ.①肺… Ⅱ.①程… ②程… Ⅲ.①肺病(中医)一验方一汇编 Ⅳ.①R289.51

中国版本图书馆 CIP 数据核字(2020)第 120026 号

出版发行:河南科学技术出版社
北京名医世纪文化传媒有限公司
地址:北京市丰台区万丰路 316 号万开基地 B 座 1-115 邮编:100161
电话:010-63863186 010-63863168
策划编辑:杨磊石
文字编辑:刘英杰
责任审读:周晓洲
责任校对:龚利霞
封面设计:吴朝洪
版式设计:崔刚工作室
责任印制:陈震财
印 刷:河南省环发印务有限公司
经 销:全国新华书店、医学书店、网店
开 本:850 mm×1168 mm 1/32 印张:9 字数:219 千字
版 次:2020 年 8 月第 1 版 2020 年 8 月第 1 次印刷
定 价:33.00 元

如发现印、装质量问题,影响阅读,请与出版社联系并调换

前　言

　　《千金》论云:"夫寻方学之要,以救速为贵,是以养生之家,须预合成熟药,以备仓卒之急。"论中所说熟药,即丸散膏丹,是医家病家必备之方药,可备仓卒之用。预辑妙方,救急拯危,甚为稳妥。医家按证施治,选方用药,随手可得;病家检方疗疾,用之中的可早日康复,且俱可按图索骥,以备缓急。此乃一举两得之功。因此,总结和推广丸散膏丹治疗疾病的经验妙方,惠及千家,具有重要意义。

　　中医学医方浩如烟海,但多散见于图书和期刊之中,医家用时仓促难寻,深感不便,病家更是一头雾水,无所适从。寻选方药更犹如大海淘金,寻方不易,寻效方更难,"夫千金之殊,必在九重之渊"(《庄子·列御寇》)。《秘方求真》亦云:"效方固然甚多,但疗效平平者亦复不少。"正如古人所言:"千方易得,一效难求。"全国著名中医专家刘渡舟教授亦说:"治病之法甚多,而良法妙法难求。"张长沙云:博采众方,良有以也。名医救人,一方一法重于千金,非同小可,蕴藏着诸多医家心血结晶与千锤百炼功夫。所以,名医名方确为方中珍宝。慧眼认方,重在验证;博采众方,贵在筛选。选方尤以实用高效为辑入第一要务。为此,笔者根据近 60 年临床实践,广泛收集古今文献资料,并结合四代家传、师授经验,本着"削繁存要、择效而辑"原则,几经易稿,始编著成《肺系病证治妙方》一书。

　　随着现代科学技术的发展,中医学事业也突飞猛进、飞速发展。本书选方标准:一是以现代临床效验方为主,兼收历代名方;二是取材方便,实用高效;三是在工艺上除了传统的丸、散、膏、丹外,还收入了胶囊、糖浆、片剂等现代工艺制剂,实际上这些成药也是丸散膏丹传统制药的传承发展与创新。如此选方,力求给现代中医临床工作者、中医爱好者、患者及家属,提供治病的新经验、新成果、新验方。每方均按"组成、制法、用法、功能、主治、加减、附记"等依次排列,条分缕析,井然有序。附记中包括方剂来源、禁忌、忌口及注意事项等。所选录之方,都是医家医门绝技,方中珍宝。一病有一病之妙方,一方有一方之妙用,且屡试屡验,疗效显著。

必须说明的是:其一,书中收载之方,有的是从笔者医学笔记或《集验中成药》《集验百病良方》《名医治验良方》等内部资料中转录。因据验证疗效确切而随时录之,故仅列资料来源或方剂作者,未能详列,敬请见谅。其二,原方无方名者,今方名均为笔者拟加。其三,书中所列之方,既有口服,又有外用,均在每方用法中一一做了说明,务必按要求使用。其四,忌服、慎用及注意事项等均在附记中做了说明。其五,书中大量的方药制备方法是以简单方便、就地取材为主,目的在于给一些缺医少药的偏远地区的乡村医生或卫生所提供简便验廉的制药方法,而非为药厂提供生产成药的制作工艺。

本书的编写力求由博而精,注重实效,以实用为首务,虽然竭力而为,倾囊而曝,但囿于手中文献资料有限,定有遗漏。同时,承蒙程美红、张大英、张大亮、陈常珍、李勇等协助作了大量的资料收集整理工作,谨表谢意。

本书几经易稿,历经数年,虽力求无误,但由于笔者学识浅薄,经验不足,如有缺点和错误之处,恳请同仁高贤和广大读者不吝教言,批评赐正。

程爵棠
2019 年 10 月于中国瓷都景德镇

目 录

三、慢性支气管炎

四、喘息型慢性支气管炎

五、支气管哮喘

十、肺 脓 肿

十一、胸 膜 炎

十二、肺源性心脏病

十三、高　　热

十四、中 暑

一、感　冒

1. 感　冒　散

【组成】葛根、连翘各 30 克,白芷、浙贝母各 24 克,辛夷 18 克,板蓝根 60 克,桑叶 20 克,薄荷 10 克。【制法】散剂。上药共研细末,过 100 目筛,贮瓶备用。【用法】口服。每次 9～15 克,1 日 3 次,温开水送服。小儿剂量酌减。【功能】辛平解表。【主治】感冒(风寒、风热型)。【加减】热重无汗者,加荆芥穗 24 克;体弱者,加明沙参 48 克;咳重者,加杏仁 24 克;咳而咽干者,浙贝母改为川贝母 18 克;感冒挟湿者,重用白芷为 30 克,加车前草 30 克。【附记】引自《临床验方集》。笔者依复方葛芷夷汤加桑叶、薄荷而成,改汤剂为散剂。多年应用,疗效尚属满意。

2. 小儿退热宁糖浆

【组成】僵蚕、蝉蜕、薄荷、荆芥、桔梗各 12 克,黄芩、连翘、神曲、玄参、竹叶、山栀各 20 克,甘草 6 克,蔗糖适量。【制法】糖浆。取上药上品,称量配齐,水煎 3 次,每次加 2 倍量清水,煎煮 1 小时,过滤。合并 3 次煎液,再过滤,并浓缩至稀膏状,加甘蔗糖适量(10∶3),拌匀,再浓缩至糖浆状,贮罐备用。【用法】口服。1 岁以内,5～10 毫升;1－2 岁,10～15 毫升;2－5 岁,15～20 毫升;6 岁以上,20～25 毫升,1 日 3 次。高热患儿服药体温未降者,改 2 小时 1 次,体温降后仍依前法服用。【功能】辛凉解表、清热解毒,利咽止咳、消食和中。【主治】小儿上呼吸道感染发热。【附记】引自胡熙明《中国中医秘方大全》(下)陈仁庆方。屡用效佳。本方退热有效率为95.5%,24小时退热者78.2%。

3. 热毒清糖浆

【组成】金银花、大青叶各20克,荆芥、薄荷、桔梗、藿香、神曲、蝉衣各12克,芦根30克,甘草9克。【制法】糖浆。上药水煎3次,过滤弃渣,合并3次滤液并浓缩至稀膏状,加蔗糖适量,拌匀,浓缩,制成糖浆180毫升,备用。【用法】口服。每次60毫升,1日3次。服至体温恢复正常不再反跳时停药。高热患儿服药后体温不减者,剂量增加1/3～1/2,至体温下降再恢复原剂量。【功能】宣肺解表、清热解毒、祛风解痉、健脾化湿、清热生津。【主治】小儿上呼吸道感染,流行性感冒等。【附记】引自胡熙明《中国中医秘方大全》祝江迁方。多年应用,效果甚佳。总有效率达99.5%,本方无不良反应,易为小儿接受。

4. 黄芪防风散

【组成】防风12克,生黄芪、生牡蛎、山药各36克,白术、陈皮各24克。【制法】散剂。上药共研极细末,贮瓶备用。【用法】口服。2岁以下每次2克,2岁以上每次3克,1日2次,隔日服用。1～3个月为1个疗程。【功能】益气、健脾、固表。【主治】反复呼吸道感染(偏气虚者)。【附记】引自胡熙明《中国中医秘方大全》孟月华方。本方对预防反复感冒有较好疗效。但应坚持服药,疗效才能巩固。

5. 加味玉屏风散

【组成】黄芪24克,炒白术、白茯苓各16克,鸡内金10克,五味子、防风各8克。【制法】散剂。上药共研极细末,过100目筛,贮瓶备用。【用法】口服。小于3岁每次5克,大于3岁每次7克,1日1次,温开水冲服,疗程为2个月。【功能】益气固表、健脾消食。【主治】反复呼吸道感染。【附记】引自《集验百病良方》张宪军方。屡用效佳。

6. 健身固表散

【组成】黄芪、百合各 40 克,白术、防风各 20 克,桔梗 30 克。【制法】散剂。上药共研为极细末,贮瓶备用。【用法】口服。每次 9 克,1 日 2～3 次,开水冲服。7 天为 1 个疗程,一般 1～2 个疗程即愈。【功能】益气固表。【主治】气虚自汗,体弱感冒,气管炎及因表阳上虚不固而常感冒,或感冒缠绵不愈者。【加减】若素有慢性鼻炎而见鼻塞不通者,加辛夷 15 克。【附记】引自《名医治验良方》赵清理方。临床屡用,收效颇佳。

7. 小儿退热散

【组成】黄芩 50 克,柴胡 40 克,黄连 30 克,寒水石、白屈菜各 20 克,菊花 6 克,牛黄 5 克,重楼、射干、板蓝根、蝉蜕、紫荆皮、天竺黄各 4 克,珍珠、冰片各 2 克,麝香 1 克。【制法】散剂。将上药共研为极细末,过 100 目筛,贮瓶备用。也可制成片剂或装入胶囊。【用法】口服。每次 0.8～1 克。1 日 4 次,温糖开水送服。【功能】清热解毒、利咽安神。【主治】小儿四时感冒,温毒壮热,表里挟杂,咽颊红肿及其他病毒感染性病症。【附记】引自《名医治验良方》王烈方。临床屡用,效果卓著。

8. 银　翘　散

【组成】金银花、连翘各 12 克,竹叶 15 克,荆芥 6 克,牛蒡子、桔梗各 10.5 克,淡豆豉 9 克,甘草、薄荷各 3 克,芦根 18 克。【制法】散剂。上药共研极细末,过 100 目筛,贮瓶备用。【用法】口服。每次 18 克,置入有盖茶杯中,冲入开水 350 毫升,加盖,待温服之,1 日 2～3 次。小儿酌减。【功能】辛凉解表、清热解毒。【主治】凡感受风寒,风热,湿热,温疫,冬温等邪气所引起的感冒病,均可用

之。【附记】引自《集验百病良方》。临床屡用,疗效满意。一般
1~4天均可痊愈,平均2.7天。

9. 柴胡银葛散

【组成】柴胡、葛根、紫苏叶、金银花、赤芍各10克,升麻、防风、
白芷、陈皮各8克,麻黄、生甘草各5克。【制法】散剂。将上药共
研细末,过100目筛,贮瓶备用。【用法】口服。每次9~18克,放
入茶杯内,冲入沸水300毫升,浸泡5~10分钟。1日3次。【功
能】辛平解表。【主治】感冒。【加减】若春季感冒者,加荆芥10克;
夏季感冒者,加藿香10克,白茅根15~30克;秋季感冒者,加知
母、黄芩各10克;冬季感冒者,加蒲公英20克,浸泡时加生姜3
片。【附记】引自《集验百病良方》。屡用效佳。一般服药1天,最
多4天即可治愈。

10. 小儿羌活丸

【组成】羌活、苍术(米泔水炙)、防风各2880克,细辛480克,
白芷720克,川芎、甘草、黄芩(炒)、地黄各1920克。【制法】蜜丸。
取上药上品,称量配齐。先将前8味共轧为细末,取部分粗末,与
地黄同捣烂,晒干或低温干燥,再共研为细粉,和匀,过80~100目
细罗。取炼蜜[药粉每300克,约用炼蜜(120℃)420克,和药时蜜
温100℃]与上药粉,搅拌均匀,成滋润团块,分坨,搓条,制丸。每
丸重3克,一料制12500丸。挂衣:待丸药冷却后,每300克药丸
另取朱砂5.7克为衣。分装,密封,备用。【用法】口服。每次1~
2丸,1日2次,温开水送服。周岁以内小儿酌减。【功能】散风、解
肌、透表、清热。【主治】由外感风寒引起的头痛,身热、咳嗽有痰,
四肢酸倦,鼻塞声重,烦躁不安。【附记】引自《北京市中药成方选
集》。屡用效佳。

11. 香苏正胃丸

【组成】橘皮、白扁豆各 60 克,厚朴(姜炙)、藿香各 120 克,紫苏叶 240 克,枳壳(麸炒)、山楂(炒)、砂仁、麦芽(炒)、茯苓、六神曲(麸炒)各 30 克,滑石 96 克,甘草 16.5 克,朱砂 5.2 克。【制法】蜜丸。取上药上品,称量配齐。先将朱砂、滑石分别研为细粉过罗,余药共轧为细粉,和匀,过 80～100 目细罗。再取朱砂细粉,置乳钵内,依次与滑石细粉、橘皮等 13 味细粉陆续配研,和匀过罗。然后取炼蜜[药粉每 300 克,约用炼蜜(110℃)468 克,和药时蜜温 100℃]与上药粉搅拌均匀,成滋润团块,分坨,搓条,制丸。每丸重 3 克。分装,密封,备用。【用法】口服。每次 1 丸,温开水送(化)服。周岁以内酌减。【功能】清热祛暑、和中解表、消食行滞。【主治】由于暑湿、内有停乳停食而引起的头痛,身热,呕吐,泄泻,腹痛,腹胀,小便不利。【附记】引自《北京市中药成方选集》。屡用有效。

12. 羚翘解毒丸

【组成】金银花、连翘各 360 克,桔梗、薄荷、牛蒡子(炒)各 240 克,竹叶、荆芥穗各 180 克,甘草、淡豆豉各 150 克,羚羊角(代)7.5 克。【制法】蜜丸。取上药上品,称量配齐。羚羊角(代)、牛蒡子单放。先将羚羊角(代)剉研为细粉,过 100～120 目细罗。将金银花等 8 味先轧为细粉,过罗,再将牛蒡子轧碎,陆续掺入细粉轧细,和匀,过 80～100 目细罗。然后取羚羊角(代)细粉,置乳钵内,陆续与金银花等 9 味细粉配研,和匀过罗。然后取炼蜜[药粉每 300 克,约用炼蜜(120℃)495 克,和药时蜜温 90℃]与上药粉搅拌均匀,成滋润团块,分坨,搓条,制丸。每丸重 6 克,一料制 880 丸。分装,密封,备用。【用法】口服。每次 1～2 丸,1 日 2 次,温开水或鲜芦根煎汤送服。【功能】清瘟驱疫、清热散风。【主治】由风热感冒引起的憎寒发热,四肢酸懒,头痛、咳嗽,咽喉肿痛,以及小儿麻疹不透等症。【附记】引自《北京市中药成方选集》。屡用效佳。

13. 银翘解毒丸

　　【组成】金银花、连翘各30克,甘草、淡豆豉各15克,荆芥穗、淡竹叶各12克,桔梗、薄荷、牛蒡子(炒)各18克。【制法】丸剂。取上药上品,称量配齐。牛蒡子单放。先将金银花等8味轧为细粉,再将牛蒡子轧碎,陆续掺入细粉轧细,和匀,过80~100目细罗,制丸。制蜜丸:取炼蜜[药粉每30克,约用炼蜜(120℃)57克,和药时蜜温100℃]与上药粉搅拌均匀,成滋润团块,分坨,搓条,制丸。每丸重9克,一料制50丸。制药汁丸:另取芦根30克,洗净,酌予碎断,以清水熬透,压榨取汁。将煎液与压榨液合并过滤。取药汁酌加冷开水,与上药粉和匀泛为小丸,每30克500粒。晒干或低温干燥,用滑石粉包衣。分装,密封,备用。【用法】口服。蜜丸:每次1~2丸,1日2次,温开水送服。药汁丸:每次6克,1日2次,温开水送服。【功能】清凉解表。【主治】由风热感冒引起的憎寒发热,四肢酸软,头痛,咳嗽,咽喉疼痛。【附记】引自《全国中药成药处方集》。屡用效佳。忌食腥荤油腻之物。

14. 芎菊上清丸

　　【组成】黄芩360克,栀子、蔓荆子、连翘、荆芥穗、桔梗、防风各90克,黄连、薄荷、羌活、藁本、甘草、川芎各60克,菊花720克,白芷240克。【制法】水丸。取上药上品,称量配齐。上药共轧为细粉,和匀过80~100目细罗。取上药粉,用冷开水泛为小丸,晒干。分装,密封,备用。【用法】口服。每次6克,1日2次,温开水送服。体虚者酌减。【功能】清热解表、散风止痛。【主治】由肺胃热盛,感冒风寒引起的头痛,目眩,鼻塞不通,耳鸣齿痛,咽喉不利。【附记】引自《北京市中药成方选集》。屡用效佳。

15. 防风通圣丸

【组成】防风、白芍、麻黄、川芎、大黄、连翘、当归、薄荷、芒硝各15克,滑石粉90克,生石膏、桔梗、黄芩各30克,甘草60克,荆芥穗、白术(麸炒)、栀子(姜水炒)各7.5克。【制法】水丸。取上药上品,称量配齐。滑石粉单放。将防风等16味共轧为细粉,和匀过80~100目筛。取上药粉,以冷开水泛为小丸,晒干或低温干燥。待丸药干燥后,用方中滑石粉90克为衣,晒干。分装,密封,备用。【用法】口服。每次6克,1日2次,温开水送服。【功能】解表通里、清热化毒。【主治】由寒热杂感,表里俱实引起的恶寒壮热,头痛咽干,大便秘,小便赤,以及皮肤疮疡、湿疹。【附记】引自《全国中药成药处方集》。屡用效佳。

16. 参苏理肺丸

【组成】党参、紫苏叶、葛根、前胡、法半夏、茯苓各22.5克,枳壳(麸炒)、橘红、桔梗、甘草、木香各15克,红枣(去核)、生姜各7.5克。【制法】药汁丸。取上药上品,称量配齐。红枣、生姜单放。先将党参等11味共轧为细粉,和匀,过80~100目细罗。再取方中生姜洗净、切片,红枣掰开,两者以清水加热,煎煮至透,将残渣取出压榨取汁,将煎液与榨出液合并,过滤。然后取上药粉,用煎汁酌加冷开水泛为小丸,晒干或低温干燥。分装,密封,备用。【用法】口服。每次6~9克,1日2次,温开水送服。【功能】疏风散寒、理肺止咳。【主治】由感冒风寒引起的头痛发热,呕逆咳嗽,痰滞胸闷等症。【附记】引自《中药制剂手册》。屡用效佳。忌食生冷油腻之物。

17. 藿香正气丸

【组成】藿香90克,大腹皮、茯苓、白芷、紫苏叶各30克,橘皮、桔梗、白术(麸炒)、厚朴(姜水炙)、法半夏、甘草各60克。【制法】

丸剂。取上药上品,称量配齐。大腹皮单放(制蜜丸,大腹皮与群药同轧)。上药除大腹皮外,其余藿香等十味共轧为细粉,和匀过80~100目细罗。制丸。制药汁丸:另取生姜9克,洗净切片;红枣15克,劈开,去核;方中大腹皮,酌予碎断洗净,与姜、枣以清水加热煎煮,煮透将残渣取出,压榨取汁,将煎液与榨出液合并,过滤。取上药粉,用煎汁酌加冷开水,泛为小丸,晒干或低温干燥。每千丸300克,另取朱砂细粉18克为衣,阴干,分装,每袋12克。制蜜丸:取炼蜜[药粉每300克,约用炼蜜(120℃)420克,和药时蜜温100℃]与药粉搅拌均匀,成滋润团块,分坨,搓条,制丸。每丸重9克,一料制丸142丸。阴干,分装,密封,备用。【用法】口服。药汁丸:每次6克,1日2次,温开水送服。蜜丸:每次1~2丸,1日2次,温开水送服。【功能】解表和中。【主治】由外感风寒,内伤饮食引起的发热,怕冷,头痛,呕逆,胸膈满闷等症。可用于暑湿感冒(夏季感冒),肠胃型感冒,流行性感冒,急性胃肠炎,消化不良等病症。【附记】引自《全国中药成药处方集》。屡用效佳。阴虚火旺者忌服。

18. 百解发汗散

【组成】白芷、橘皮、苍术(米泔水炙)、荆芥、麻黄各960克,甘草480克。【制法】散剂。取上药上品,称量配齐,共研为细末,和匀过80~100目细罗,贮瓶备用。勿受潮湿。【用法】口服。每次3~6克,于临睡前温开水送服。【功能】疏风发汗。【主治】由四时感冒引起的头痛项强,鼻塞声重,发热无汗骨节酸痛,四肢倦怠。【附记】引自《北京市中药成方选集》。屡用效佳。

19. 时令救急丹

【组成】藿香叶240克,香薷、茯苓各120克,丁香、沉香、白芷、山慈姑、红芽大戟(制)、千金子霜各30克,檀香、厚朴(姜炙)各60克,木香45克,木瓜90克,六神曲180克,牛黄0.9克,明雄黄15

克,冰片 9 克,麝香 3.6 克,薄荷冰 4.5 克。【制法】水丸。取上药上品,称量配齐。明雄黄、麝香、牛黄、冰片、沉香、薄荷冰、千金子霜单包。将明雄黄研为极细粉,麝香、牛黄先后研为细粉,沉香研为细粉过 100～120 目细罗。将藿香等 12 味共轧为细粉,和匀过80～100 目细罗。再取明雄黄细粉置乳钵内,依次与麝香、牛黄、千金子霜、沉香细粉研匀,再与藿香叶等细粉用套色法陆续配研,然后将冰片、薄荷冰置乳钵内研匀,逐步掺入细粉,和匀过罗。取上药粉,用冷开水泛为小丸,晾干,每千丸 300 克。另取朱砂细粉11.5 克,滑石细粉 45 克,先将朱砂细粉置乳钵内,与滑石粉用套色法配研均匀,挂衣,闯亮,阴干。分装,备用。【用法】口服。每次3 克,1 日 2 次,温开水送服。小儿酌减。【功能】祛暑散寒、解毒止痛。【主治】由感受暑湿引起的头晕恶心,脘腹胀痛,上吐下泻。孕妇忌服。【附记】引自《济南市中药成方选辑》。屡用效佳。

20. 桑菊感冒片

　　【组成】桑叶 24 000 克,菊花 9600 克,连翘 14 400 克,桔梗、杏仁、芦根各 19 200 克,甘草 7680 克,薄荷冰 38.4 克。【制法】片剂。取上药上品,称量配齐,各药单放。取桔梗 15 360 克,轧为细粉(作吸收剂),过 100～120 目细罗,剩余桔梗轧为 3 号粗末。取桔梗粗末与桑叶、菊花用 7 倍量 60％乙醇按渗漉法提取,滤取滤液,回收乙醇浓缩成稠膏。将杏仁压碎去油,取杏仁饼 10 500 克,用 85％以上的乙醇加热回流提取 2 次,第一次加乙醇 4 倍量,回流 3 小时(温度至 75℃计算),第二次加乙醇 3 倍量,回流 2 小时,合并回流液,回收乙醇,浓缩成稠膏状。取连翘、芦根用煮提法提取 2 次。第一次加水 12 倍量,第二次加水 8 倍量,各煮沸 1 小时,滤取 2 次药液,合并浓缩成稠膏状。取甘草按煮提法制成稠膏加水 3 倍量搅匀,用 100 目细罗过滤,除去杂质,再加水 7 倍量搅匀,加入 1:1 盐酸(水与盐酸各半),随加随搅,徐徐加入至甘草液达到pH 2～3(最好到 pH 3)时,静置 6 小时,倾去上清液,再加水至 7

倍量,使沉淀物接近中性。搅拌静置 6 小时,倾去上清液过滤,得沉淀物约 2400 克。另取淀粉 19 200 克,与桔梗细粉和匀,再与桑叶、杏仁、连翘等稠膏和甘草酸搅拌均匀,分成小块,晾干或低温干燥,轧成细粉。取上细粉,喷洒适量冷开水或 95% 乙醇,搅拌均匀成软材,过 16～18 目筛网,制成颗粒。干燥成整粒后,将薄荷冰用 95% 乙醇溶解,喷洒于颗粒上,搅匀,密闭 8 小时,再加入 0.5% 硬脂酸镁(约 150 克),混合均匀,压成片剂。每片重 0.6 克。每瓶装 12 片,备用。【用法】口服。每次 4～8 片,1 日 2 次,温开水送服。【功能】散温解表、清热止咳。【主治】由感冒风寒引起的发热,口渴,头痛,咳嗽,咽喉疼痛等症。【附记】引自《中药制剂手册》。屡用效佳。

21. 通宣理肺片

【组成】葛根、桔梗、黄芩、茯苓、麻黄、陈皮、前胡、枳壳各 4800 克,苏叶 7200 克,法半夏、甘草、杏仁各 3600 克。【制法】片剂。取上药上品,称量配齐,各药单放。先将葛根、桔梗、法半夏、黄芩 4 味共轧为细粉(作吸收剂),和匀过 80～100 目细罗。茯苓、前胡、枳壳轧为 3 号粗末。取苏叶、陈皮分别置提取器内,加水 10～12 倍量,加热至沸,保持微沸状态,至将油提取完全为止(提油量约:苏叶 24 毫升,陈皮 35 毫升)。保存陈皮药渣、药液。又取麻黄、甘草和提油后的陈皮药渣、药液一起,用煮提法提取 2 次。第一次加水 10 倍量,煮沸 3 小时,第二次加水 8 倍量,煮沸 2 小时,滤取 2 次药液,合并浓缩成稠膏。再取枳壳、前胡,用 7.5 倍量 60% 乙醇,茯苓用 7 倍量 25% 乙醇按渗漉法提取,滤取药液,合并回收乙醇并浓缩为稠液。将杏仁压榨去油,取杏仁饼约 1980 克,用 85% 以上的乙醇加热回流提取 2 次。第一次加乙醇 4 倍量,回流 3 小时(温度至 75℃ 计算),第二次加乙醇 3 倍量,回流 2 小时。合并 2 次回流液,回收乙醇,并浓缩为稠液约 1800 克。另取糊精 2400 克与葛根等细粉和匀,加入麻黄、枳壳、杏仁等稠膏搅拌均匀,分成小块,晾干或低温干燥,轧成细粉,以淀粉调至应出量为 28 800 克。取上各细粉,喷洒适量冷开水,搅拌成软材,过 16～18 目筛网,制成颗粒,干燥。整粒时,将苏叶、陈皮油用 95％乙醇溶解,喷洒于颗粒内,和匀,密闭 8 小时;取合格颗粒,加入 0.5％硬质酸镁(约150 克),混合均匀,压制成片,每片重 0.6 克。每瓶装 8 片。备用。【用法】口服。每次 4 片,1 日 2 次,温开水送服。【功能】发汗、解表、止咳。【主治】由感受风寒引起的咳嗽,发热恶寒,头痛,无汗,鼻塞不通,肢体酸痛等症。【附记】引自《中药制剂手册》。屡用效佳。

22. 银翘解毒片(一)

【组成】金银花、连翘各 12 000 克,桔梗、薄荷各 7200 克,荆芥穗、淡竹叶各 4800 克,牛蒡子(炒香)6420 克,淡豆豉、甘草各 6000克。【制法】片剂。取上药上品,称量配齐,各药单放。将金银花7200 克,甘草 1800 克和桔梗共轧为细粉(作吸收剂),和匀过100～120 目细罗;牛蒡子轧碎。取薄荷、连翘、荆芥穗提油,分别置提取器内,加水 10～12 倍,加热至沸,并保持微沸状态将油提取完全为止(提油量约:薄荷 1％,连翘、荆芥各 0.8％),保留药渣和药液。取下剩余甘草 4200 克与淡豆豉和薄荷提油后的药渣和药液一起,用煮提法提取 2 次。第一次加水 8 倍量,煮沸 3 小时;第二次加水 6 倍量,煮沸 2 小时。滤取 2 次药液,合并静置。又取下余下金银花 4800 克和淡竹叶用热浸法提取 3 次。第一次加水10 倍量(煮沸后马上停火)保持 80～90℃浸渍 2 小时;第二次加水8 倍量,浸渍 1 小时;第三次加水 6 倍量,浸渍半小时(法同第 1次),滤取 3 次药液,与甘草、薄荷等药液合并,浓缩为稠膏约11 100 克。取牛蒡子粗末,用 7 倍量 70％乙醇按渗漉法提取。收取滤液回收乙醇,浓缩为稠膏约 1800 克。然后取金银花等细粉,与甘草、金银花、牛蒡子等浓缩膏搅拌均匀,分成小块,晾干或低温干燥,轧为细粉。取上细粉,喷洒适量 60％乙醇,搅拌成软材,过

16～18 目筛网,制成颗粒。干燥后成整粒时,将薄荷等挥发油喷洒入颗粒内,搅匀密闭。取合格颗粒,加入 0.5％硬脂酸镁(约 120克),混合均匀,压制成片。每片重 0.6 克,每瓶装 12 片。【用法】口服。每次 4 片,1 日 2～3 次,温开水送服。【功能】清热解毒、散风退热。【主治】由内热外感引起的怕冷发热,四肢酸懒,头痛咳嗽,咽喉肿痛等症。【附记】引自《中药制剂手册》。屡用效佳。①本方制成颗粒 24 000 克,压片 41 660 片,如颗粒超重,可加大片剂。②本方与方 8 均为《温病条辨》银翘散方。但本方少芦根一味,剂量与方 8 亦不尽同。方 8 为散剂,本方为片剂。其主治基本相同。

23. 感冒退热颗粒(一)

【组成】大青叶、板蓝根各 3000 克,连翘、草河车各 1500 克。【制法】颗粒。取上药上品,称量配齐。先将上药(4 味)用煮提法提取 3 次。每次加水 6～8 倍量,各煮沸 1 小时,滤取药液,合并并浓缩至稠(药液、生药为 1∶4),加入 2 倍量水搅匀,沉淀 24 小时。吸取上清液,用细布滤除沉淀物,将上清液浓缩为稠膏约 3000 克。另取 60％酒精 3000 克,白糖 9000 克,白糊精 3750 克,依次加入上述稠膏内,随加随搅至充分和匀为止,过 14～16 目筛网,制成颗粒,晾干或低温干燥成整粒。每袋装 18 克,备用。【用法】口服。每次 1 袋,1 日 3 次,开水冲服。体温 38℃以上者,每次 2 袋,1 日4 次。【功能】清热解毒。【主治】上呼吸道感染,急性扁桃体炎,咽喉炎等症。【附记】引自《中药制剂手册》。屡用效佳。

24. 复方紫苏软膏

【组成】紫苏、板蓝根、大青叶、菊花、鲜生姜(取汁)各 2000 克,樟脑、羊毛脂、蜂蜡各 100 克,醋精 300 毫升,薄荷少许,凡士林加至 10 000 克。【制法】膏剂。先将前 4 味中草药煎煮 2 次,过滤取滤液,将姜汁加入药液中,浓缩成流浸膏。将樟脑与薄荷细粉、羊毛脂、蜂蜡溶化后,加入流浸膏中,拌匀;醋精与基质混合后,加入流浸膏,搅拌均匀即成软膏。分装成盒。【用法】外用。取此膏少许涂于鼻孔周围或鼻翼两侧,每日早、晚各1次。根据当地疫情和气候变化,酌情增加涂擦次数。【功能】解表抗菌。【主治】预防感冒。【附记】引自曹春林《中药制剂汇编》。屡用皆效。

25.　抗　炎　灵

【组成】麝香1克,珍珠、冰片、白屈菜各2克,黄芩4.5克,柴胡3.5克,黄连30克,金银花、寒水石各20克,板蓝根、射干各10克,重楼、菊花各15克,蝉蜕、天竺黄、牛黄、紫草、紫荆皮各10克。【制法】散剂。上药共研极细末,贮瓶备用。密封保存。【用法】口服。6个月以内,每次0.125克;7—12个月,每次0.25克;1—2岁,每次0.5克;2—3岁,每次0.75克;3—4岁,每次1克;4岁以上,每次1.25～2.50克。1日3～4次,温开水送服。【功能】抗炎清热、解毒利咽、止咳镇惊。【主治】感冒发热,咽红肿痛,病毒性感染疾病等。【附记】引自《中国当代中医名人志》王烈方。屡用效佳。

26.　清　解　灵

【组成】金银花、连翘各20克,川黄连、黄柏各10克,黄芩15克。【制法】片剂。按常法制。每片重0.5克。【用法】口服。1岁以下每次1～1.5片,1日3次;1—3岁每次2～3片,1日3次;3—7岁每次4～5片,1日3次;7岁以上每次5～6片,1日3次。成人每次6～8片,1日3次。温开水送服。【功能】清热解毒、抗菌消炎。【主治】风热感冒,急性乳娥,肺炎喘咳,淋巴结炎,疖肿等。【附记】引自《中国当代中医名人志》午雪峤方。屡用效佳。

27.　预　风　散

【组成】黄芪30克,白术、防风各10克,蝉蜕3克,甘草6克。

【制法】散剂。上药共研极细末,贮瓶备用。【用法】口服。每次3～6克,1日2～3次,温开水送服。【功能】益气健脾、疏风清热、预防感冒、强壮机体。【主治】体虚易感冒,纳呆消瘦者。【附记】引自《中国当代中医名人志》戴桂满方。屡用效佳。

28. 参苏理肺糖浆

【组成】浙贝母、北沙参、黄芩、葛根、天花粉、杏仁各8000克,桔梗、厚朴(盐制)各4000克,前胡、生半夏、紫苏叶各16 000克。【制法】糖浆。①浙贝母、桔梗用70%乙醇,北沙参、橘红、前胡、厚朴用60%乙醇,黄芩用50%乙醇,葛根用45%乙醇,天花粉用25%乙醇,以上9味按浸渍法提取浸液。②浙贝母、北沙参、厚朴、黄芩、葛根、天花粉6味,第一次浸液均不回收乙醇,桔梗、橘红、前胡3味部分回收乙醇,北沙参、橘红、浙贝母、桔梗、前胡、厚朴、黄芩、葛根、天花粉9味,第二次浸液全部回收乙醇。③生半夏用水泡透心,加入生姜同煮(每500克半夏加生姜120克),取其煮液。④紫苏叶按水蒸气蒸馏法提取挥发油,残余药渣略加浓缩。⑤杏仁先加热榨油,然后水解蒸馏,得杏仁水24 000毫升(水解时间最低不得少于4小时)。⑥将第三次渣液及第二次回收液放在容器中,加入杏仁水,再加沙参等浸液,最后兑入苏叶油(先用适量醇溶解后兑入)并调醇至原液量204 800毫升,再加入单糖浆51 200毫升,并搅拌均匀,测其醇量20%～25%,静置7日即得。每瓶装120毫升,一料制成2133瓶。【用法】口服。每次2毫升(1～2汤匙),1日2次。【功能】散风解热、止咳化痰。【主治】四时感冒,风寒咳嗽,头痛无汗,鼻塞声重,畏风恶寒,鼻流清涕,四肢无力。【附记】引自《天津市中成药规范》(附本)。

29. 三黄银翘片

【组成】金银花18克,连翘、黄芩、黄柏、板蓝根各9克,大黄4.5克。【制法】片剂。取上药上品,称量配齐。上药除金银花外,均放入铜锅内,先浸泡一夜,第一次加水 8 倍量,煮沸 10 分钟加入金银花,再煮 20 分钟,压榨过滤,第二次加水 6 倍量,第三次加水 4 倍量,各煮沸 30 分钟,中间一次不压榨,只滤出清液。最后 1 次再压榨。合并前后压榨液在水浴上浓缩至 90 毫升,加入 95% 乙醇 110 毫升,搅匀放置,析出沉淀用布过滤,并用 50% 乙醇洗涤沉淀。洗液并入滤液。减压蒸馏回收乙醇,最后减压低温(60℃ 以下)干燥得量 12～12.5 克。将干燥的浸膏粉用滚压法制成颗粒,再压制成片。每片净重 0.3 克。贮瓶备用。【用法】口服。每次 5 片,1 日 3 次,饭前半小时服。体温降低后改为每次 3 片,1 日 3 次。【功能】抗菌消炎。【主治】上呼吸道感染,急性扁桃腺炎,急性咽炎,并治卡他性口炎,急性牙周炎,肺炎,细菌性痢疾,结膜炎,烫伤等。【附记】引自曹春林《中药制剂汇编》。本方原名为抗六〇一片。屡用效佳。黄芩不另加浸泡,均为煎前浸泡一夜。

30. 小儿百寿片

【组成】陈皮、橘红、甘草、焦神曲、焦山楂、牛蒡子(炒)、桔梗、川贝母、天竺黄、荆芥穗、焦麦芽各 7.5 千克,大黄、金银花、玄参、连翘、僵蚕(炒)、天花粉各 10 千克,朱砂粉 2.5 克,麦冬、钩藤各 12.5 千克,天麻、柴胡各 5 千克,明雄黄粉、冰片各 2.5 千克,麝香、牛黄粉各 750 克,羚羊角粉(代)750 克,犀角粉(代)1.25 克,薄荷冰 0.0375 千克。【制法】片剂。先将陈皮、荆芥穗分别提取挥发油(每千克荆芥穗折合荆芥油 5 毫升);橘红、天麻、金银花、甘草、焦麦芽、焦神曲、焦山楂、玄参、柴胡、麦冬、钩藤、连翘、僵蚕、牛蒡子 14 味按水煮法制成浸膏;桔梗、川贝母、天竺黄、大黄、天花粉 5 味制成细粉,做赋形剂用。朱砂粉与雄黄粉套研均匀,使色泽一致,将浸膏、赋形剂及调整用淀粉混匀后,加入朱砂粉等套研匀,用水制法制成颗粒。待颗粒冷后加薄荷冰、陈皮挥发油、芥穗油(薄荷冰先用芥穗油溶解,如溶不开可加入 95% 乙醇适量,以助溶解)、冰片、牛黄、羚羊角粉、犀角粉(代)、麝香等混匀后制片即得。

每片重 0.45 克,贮瓶备用。【用法】口服。每次 2～4 片,周岁以内酌减,1 日服 1 次,温开水送服。【功能】清热散风、健胃消食。【主治】感冒伤风,支气管炎,头痛发热,咽喉红肿,消化不良,呕吐咳嗽,急热惊风,停食停乳等。【附记】引自《天津市中成药规范》(附本)。屡用皆效。凡体虚腹泻者忌服。

31. 小儿回春片

【组成】前胡、玄参、牛蒡子(炒)、桔梗、天花粉各 1.5 千克,柴胡、山川柳各 0.75 千克,葛根、生地黄、大青叶、木通、黄芩、黄连、淡豆豉、赤芍、浙贝母、朱砂粉、荆芥穗各 1 千克,羚羊角粉(代)、犀角粉(代)各 0.5 千克。【制法】片剂。①将前胡、葛根、柴胡、玄参、生地黄、大青叶、山川柳、木通、黄芩、黄连、牛蒡子、淡豆豉 12 味按水煮法制成浸膏。②荆芥穗按水蒸气蒸馏法提取挥发油,残余药液浓缩成浸膏。③桔梗、赤芍、天花粉、浙贝母制成细粉,做赋形剂用。④将浸膏赋形剂及调整用淀粉混匀后,加入朱砂粉套研均匀使其色泽一致,照水制颗粒法制成颗粒。待颗粒冷后加入荆芥油、羚羊角粉(代)、犀角粉(代)等,混匀后制成片剂。每片重 0.45 克。【用法】口服。每次 2 片,1－2 岁每次 1 片,冲服亦可,1 日 2 次。【功能】解肌透表、清热化痰。【主治】感冒发热,鼻流清涕,时疫瘟毒,隐疹不出,发热咳嗽,目赤流泪,烦躁口渴。【附记】引自《天津市中成药规范》(附本)。屡用效佳。

32. 小儿金丹片

【组成】胆南星(制)、前胡、大青叶、山川柳、玄参(去皮)、生地黄、钩藤、木通、枳壳、桔梗、赤芍、清半夏、荆芥穗、羌活各 7.5 千克,天麻、防风、葛根、甘草、牛蒡子各 5 千克,橘红、川贝母(去心)各 10 千克,朱砂粉 20 千克,冰片粉 2.5 千克,羚羊角粉(代)、犀角粉(代)各 1.25 千克,薄荷冰 25 克。【制法】片剂。①胆南星用 70％乙醇按浸渍法制成浸膏。②橘红、羌活、前胡、天麻、防风、葛根、大青叶、山川柳、玄参、甘草、生地黄、钩藤、木通、枳壳、牛蒡子15味按水煮法制成浸膏。③桔梗、赤芍、川贝母、清半夏4味制成细粉，做赋形剂用。④将浸膏、赋形剂及调整用淀粉混匀后加入朱砂粉，套研均匀使其色泽一致，按水制颗粒法制成颗粒。⑤待颗粒冷后，加入薄荷冰、冰片、芥穗油（薄荷冰先用芥穗油溶解，如溶不开可加96％乙醇适量，以助溶解）、羚羊角粉、犀角粉混匀制成片剂，每片重0.35克，贮瓶备用。【用法】口服。每次2片，周岁以内小儿酌减，1日2次，温开水送服。【功能】祛风化痰、清热镇惊。【主治】伤风感冒，发热头痛，鼻流清涕，咳嗽气促，咽腮肿痛，惊悸心烦，疹出迟缓。【附记】引自《天津市中成药规范》（附本）。屡用效佳。

33. 上感颗粒

【组成】大青叶、板蓝根各7.8克，草河车、连翘各3.9克。【制法】颗粒。将上药煎3次，煎出液进行薄膜蒸发，浓缩液（1克生药/毫升）醇沉降、过滤，滤液进行薄膜蒸发，得浓缩液（4～5克生药/毫升）水沉降过滤，滤液进行薄膜蒸发，得浓缩，真空干燥（60℃）得颗粒原料加辅料混合，包装。本品为咖啡色粉末，用开水冲泡后呈咖啡色澄明液体。【用法】口服。每次1～2包，开水冲泡，每4～8小时服1次。【功能】清热，抗病毒。【主治】上呼吸道感染疾病，如急性扁桃体炎、咽炎等。【附记】引自曹春林《中药制剂汇编》。屡用效佳。

34. 感冒颗粒（一）

【组成】地胆头、金盏银盘各500克，一点红、葫芦茶各200克，桑叶、金银花各300克，白糖粉1000克。【制法】颗粒。取处方各药加工处理后，称量配齐，用水煎煮2次，每次煮沸1小时，合并2次煎煮液，过滤，浓缩成约2000毫升，加入等量的95％乙醇，搅拌，静置后过滤，回收乙醇。继使用微火浓缩成稠膏，加入白糖粉，混匀,制粒在 60℃ 以下干燥,过筛,分装成 33 包即得,备用。【用法】口服。每次 1 包,1 日 2 次,用开水冲服。【功能】清热解毒、消肿止痛。【主治】防治感冒、发热、头痛、咽喉痛。【附记】引自广州市《农村中草药制剂技术》。屡用效佳。

35. 银黄连片

【组成】黄芩、金银花、连翘各 25 千克。【制法】片剂。①取黄芩压碎,用 4～5 倍量常水,煮沸 1～2 小时,用纱布过滤。药渣再加 3 倍量常水如上法煎煮 3 次,合并 4 次浸煮液,加热至 80℃ 左右,趁热加入浓盐酸 3 升,调节至 pH 1,放置两昼夜,过滤,将沉淀悬浮于 80 升蒸馏水中,用 40% 氢氧化钠 685 毫升调节至 pH 7,此时溶液呈红棕色。再加入等量的 95% 乙醇,过滤,残渣用 50% 乙醇洗涤 2 次,合并澄明滤液,加热至 80℃ 左右,趁热加入浓盐酸 3.5 升,调节至 pH 2,放置 4 昼夜,待析晶完全后,倾滤,结晶用 50% 乙醇 10 升,分 2 次洗涤,置结晶于 60℃ 烘干,得鲜黄色结晶 1.13 千克(备用)。②取金银花,用 6 倍量常水,煮沸 1～2 小时,用布过滤,药渣再用 4～5 倍量水如上法浸煮 3 次。合并 4 次浸煮液,常压浓缩至稠膏状,趁热用 30 升 92% 乙醇溶解,倾滤。残渣再用 30 升 92% 乙醇分 3 次洗涤,合并 4 次乙醇溶液,在 60℃ 左右,减压回收乙醇,得膏状物 6 千克。稠膏再用 20 升 95% 乙醇,温热溶解,取乙醇溶液于 60℃ 左右减压回收乙醇得浓膏 4 千克(备用)。③取连翘,用 8～12 倍量的 85% 乙醇浸渍 8 小时以上,放出乙醇浸液。药渣再用 85% 乙醇 6～8 倍量,如上法浸渍 3 次,合并 4 次乙醇浸渍液,60℃ 减压回收乙醇至浓膏无醇味,浓膏用蒸馏水 10 升加热 60℃ 左右溶解。放冷到室温倾出水溶液,残渣再用蒸馏水如上法倾洗 5 次(10、7、5、5、5 升),合并 6 次水溶液,在常压下浓缩至干膏状,得 4 千克(备用)。将以上提取物黄芩素 1.13 千克研细,过 100 目细罗,与金银花浓膏 4 千克,连翘浓膏 4 千克混合,并加入填充剂可溶性淀粉 2 千克,拌匀,置 60℃ 烘干,得固状物。将固状物研细,通过 20 目筛网,制成颗粒。颗粒中加入润滑剂硬脂酸镁 2% 混合,压片,每片重 0.5 克(相当于含生药 3.7 克)。晾干,贮瓶备用。【用法】口服。每次 3～4 片,1 日 2 次,温开水送服。【功能】清热解毒。【主治】上呼吸道感染,痈疖等症。【附记】引自曹春林《中药制剂汇编》。屡用效佳。

36. 银菊抗炎片

【组成】金银藤 20 千克,野菊花、淡竹叶、板蓝根、黄芩、柴胡各 6.6 千克。【制法】片剂。①黄芩素的制备参见喘平片。②取金银藤、野菊花、淡竹叶、板蓝根、柴胡放入锅内,加水 350 升煮沸 1 小时,放出浸煮液,第二、三次各加水 250 升,分别煮沸 1 小时和半小时,合并滤液,用薄膜蒸发器进行浓缩至 44～48 升。上液冷却后,加乙醇使含醇量为 60%,边加边搅拌,静置 2 天进行过滤,滤液回收乙醇,得黏稠浸膏,加入黄芩素混合均匀,制粒压片,每片重 0.45 克,包糖衣,即得。一料制 1 万片。贮瓶备用。【用法】口服。每次 4～6 片,1 日 3 次,儿童酌减,温开水送服。【功能】清热解毒。【主治】上呼吸道感染,扁桃腺炎,肺炎,疮疖等炎症感染。【附记】引自曹春林《中药制剂汇编》。屡用效佳。

37. 清　热　片

【组成】黄芩、山栀子、大黄各 500 克,生石膏、黄芦木、金银花各 1000 克,甘草 250 克,鸡胆汁 2000 克,冰片 9 克。【制法】片剂。①先将黄芩、山栀、大黄、金银花、生石膏、甘草、黄芦木共轧为细面,筛取极细粉 3000 克。②将剩余药渣煎熬过滤后加入鲜鸡胆汁,混合浓缩成膏状。③用浓缩的药膏,加适量淀粉与上药粉(3000 克)混合,搅拌均匀,制成颗粒,干燥。④颗粒冷后加入 2% 的滑石粉与冰片(研为细面)。混匀,压片,每片重 0.5 克。贮瓶备用。【用法】口服。每次 5 片,1 日 2～3 次,温开水送服。【功能】清热泻火、消炎止痛。【主治】心火炽盛,四时感冒,发热头痛等症。

【附记】引自曹春林《中药制剂汇编》。屡用效佳。

38. 小儿感冒散

【组成】藿香、生地黄、菊花、地骨皮、连翘、白薇、板蓝根各 1.5 克,青黛 0.45 克,生石膏 3 克。每 3 克药物加阿司匹林 0.3 克。【制法】散剂。先将生石膏放锅内,加水煎煮,待水沸后再煎煮 15 分钟,再加生地黄、地骨皮、连翘煎煮 3 次,每次煎煮 1 小时,过滤,合并 3 次滤液,加热浓缩至稠膏状。又取藿香、白薇、菊花、板蓝根掺匀,共研磨成细粉,过 120 目筛,再与青黛套研均匀后,加入上述稠膏中,搅拌均匀,低温烘干,研磨成细粉,过 120 目筛,每 3 克药粉加阿司匹林 0.3 克。以等量递增法套研均匀,过筛,分装。每袋 3 克,封口备用。【用法】口服。1 日 3～4 次,1—2 岁小儿每包分 3 次;3—5 岁每包分 2 次;6—9 岁每次 2/3 包;10 岁以上每次 1 包。开水冲服。90%以上热退后不再复发。【功能】清热凉血。【主治】感冒发热。【附记】引自《北京市中草药制剂选编》。屡用效佳。

39. 桑贯颗粒

【组成】贯众、桑叶、葫芦茶各 9 克,蜂窝草、地胆头、大青叶各 15 克(均为干品)。【制法】颗粒。上药加水煎煮 3 次,每次煮沸 1 小时,过滤合并 3 次滤液,加热浓缩至稠膏状,加入干糖浆适量,混匀,干燥,过 18 目筛网,制成颗粒,烘干即得。贮瓶备用。【用法】口服。上为 1 次剂量,每次 1～3 剂(预防用 1 剂),开水冲服。【功能】清热解毒。【主治】普通感冒(防治)。【附记】引自《海南卫生》(增刊)。屡用效佳。

40. 感冒颗粒(二)

【组成】忍冬藤9克,板蓝根6克,前胡、桔梗、葛根、甘草各3克,非那西汀0.15克(亦可用牛蒡子1.5克代替),薄荷冰0.003克。【制法】颗粒。先将忍冬藤、板蓝根、前胡、桔梗、葛根、甘草6

味药洗净,去泥沙,切碎置罐内,加入 8～10 倍量水,浸泡半小时,通蒸气煎煮 1 小时(以开始沸腾计时),过滤。药渣再加水 7～8 倍,煎煮 1 小时,过滤,将 2 次滤液合并,浓缩至 1:1。温度降至 30～40℃,加 85%～95% 乙醇搅拌,使含醇量为 37%～40%,持续搅拌 20 分钟,沉淀 12 小时,过滤,滤液浓缩(乙醇回收)成浸膏状。按浸膏量体积计,加 4 倍量糖粉、1 倍量白糊精和非那西汀、薄荷冰混合均匀,再与浸膏混合,倒入 10～12 目颗粒机中制成颗粒。将颗粒在 60℃ 时干燥 2 小时(烘干时间不宜过长)含水量不超过 4%,分装,每袋 15 克,收贮备用。【用法】口服。每次 1 袋,1 日 3 次,开水冲服。小儿剂量减半。【功能】消炎、清热。【主治】伤风感冒,头痛咳嗽,上呼吸道感染。【附记】引自《中草药通讯》。屡用效佳。

41. 感冒干糖浆

【组成】地胆头、天门冬各 15 克,佛手、三桠苦各 9 克,蜂窝草 12 克,木蝴蝶 3 克,甘草 6 克。【制法】糖浆剂。将上药水煎 3 次,合并煎液,过滤,加乙醇沉淀,回收乙醇,将滤液浓缩成浸膏,按 1:6 加糖制成干糖浆,备用。【用法】口服。上为 1 次量,1 日 2 次,开水冲服。【功能】散风清热。【主治】风寒型感冒。【附记】引自《海南卫生》(增刊)。屡用皆效。

42. 消炎片

【组成】板蓝根、金银藤、紫花地丁、败酱草各 500 克,野菊花、柴胡各 300 克。【制法】片剂。先取板蓝根、野菊花、柴胡混合粉碎,过 90 目筛,取细粉 300 克,备用。药渣和其余药材合并,加水煎煮 2 次,第一次煎煮 2 小时,第二次煎煮 1 小时,过滤,将 2 次滤液合并,浓缩成糖浆状,加上述细粉,混匀制粒,于 70℃ 干燥,加 0.5% 硬脂酸镁,混合压片,共制 1000 片,每片重 0.5 克。分装,备用。【用法】口服。每次 4 片,1 日 3 次,温开水送服。【功能】清热解毒。【主治】急性牙周炎,冠周炎,骨膜炎,感冒,气管炎,肺炎等。【附记】引自《北京市中草药制剂选编》。屡用效佳。

43. 感冒灵（一）

【组成】金银花 3125 克,岗梅根 2500 克,野菊花、板蓝根各 9375 克,三丫虎 15 625 克,五指柑 12.5 克,咖啡因 0.035 克,氯苯那敏 8 毫克,对乙酰氨基酚 0.5 克。【制法】片剂。将中药部分整理洗净,水煎 2 次,过滤蒸发浓缩,加入乙醇使浓缩液达到 60%～65%的浓度,静置,过滤沉淀,滤液回收乙醇,浓缩至稠膏,干燥,研为浸膏粉,制粒,烘干,加入咖啡因、氯苯那敏、对乙酰氨基酚,充分混匀,再加入赋形剂,和匀,压片,每片重 0.41 克。分装,备用。【用法】口服。每次 4 片,成人 1 日 3 次。对症状急、发热高的病例,可 1 日 2 次,每次 6 片。温开水送服。【功能】清热解表、散风止痛。【主治】感冒。【附记】引自曹春林《中药制剂汇编》。屡用效佳。服药 2 天内治愈率达 85.66%。

44. 解热退热浸膏

【组成】柴胡、板蓝根、葛根、桔梗各 30 千克,甘草 10 千克,黄芩(去糟圬)40 千克,生石膏 100 千克,白芷、羌活、赤芍各 20 千克。【制法】膏剂。将上述药材加工洗净。将白芷、赤芍打碎块,生石膏打碎渣,备用。将生石膏(先煎 4 小时再下群药)、柴胡、赤芍、甘草、桔梗、黄芩、板蓝根、葛根煮提 3 次,时间分别为 2 小时。白芷、羌活(约 24 小时)提油,油尽收药液。合并以上药液,沉淀过滤,减压浓缩至比重 1.3(50℃)的稠膏,兑入老蜜 50%（120℃)加热搅匀,待膏凉到 48～52℃时兑入挥发油混匀。每 50 千克成品膏兑入防腐剂 0.5%(苯甲酸钠 0.4%,尼泊金乙酯 0.1%,用乙醇溶化)搅匀。每支装 7.5 克。【用法】口服。每次 1 支,1 日服 3 次,热开水冲服。【功能】清热退热。【主治】由外感风寒入里引起的发热作冷,头痛口渴,全身倦痛。【附记】引自《北京市中成药规范》(第二期)。屡用效佳。本品应置内阴凉干燥处,勿受热。

45. 绿 雪 丹

【组成】生寒水石、生滑石、生磁石、生石膏各 24 千克,玄参(去芦)、升麻各 8 千克,甘草 4 千克,青木香、菖蒲、沉香粉各 2.5 千克,丁香 0.5 千克,元明粉 80 千克,火硝 16 千克。每 18 000 克细粉兑研:水牛角粉 300 克,青黛 1500 克,朱砂粉 2400 克。【制法】丹剂。先将药材加工洗净。青木香、丁香、菖蒲轧劈,玄参、甘草劈,4 味石性药打碎渣。生寒水石、生石膏、生滑石、生磁石共煮提 3 次,每次 4 小时。将 4 味石性药液,玄参、升麻、甘草,共煮提 3 次,时间分别为 3 小时、2 小时、1 小时。提油:青木香、丁香、石菖蒲所需时间为 24～32 小时,油尽收药液。合并以上药液与提油,沉淀过滤,减压浓缩至比重 1.25、温度 50℃ 的稠膏,兑入元明粉、火硝、沉香粉搅拌均匀,置阴凉通风处盖严阴干。原粉:将阴干后的药品粉碎为细粉,过 100 目细罗混匀。兑入挥发油混匀,按量与水牛角粉、青黛、朱砂粉用套研法混匀过罗,分装。每大瓶装 90 克,小瓶装 3 克。盖严贴签。【用法】口服。每次 1.5～3 克,温开水送服。【功能】清热镇惊、除湿开窍。【主治】由感冒高热不退引起的昏迷谵语,头昏脑涨,咽痛口渴,面赤腮肿,大便干燥及小儿肺炎,急热惊风。【附记】引自《北京市中成药规范》(第二册)。屡用效佳。孕妇忌服。忌食辛辣油腻之物。

46. 小儿感冒颗粒

【组成】藿香、连翘、板蓝根、地骨皮、菊花、白薇各 187.5 千克,大青叶、生石膏各 312.5 千克,薄荷 125 千克。白糖为干膏粉的 2 倍量,糊精为干膏粉的 1 倍量。【制法】颗粒。将药材加工洗净,生石膏打碎渣。煮提:生地黄、白薇、地骨皮,生石膏取 250 千克,煮提 2 次,时间分别为 3 小时、1 小时。热浸:大青叶、菊花,热浸 2 次,时间分别为 2 小时、1 小时。提油:藿香、连翘、薄荷,油尽收药液。原粉:生石膏62.5千克,板蓝根粉碎为细粉,过100目筛,混匀,白糖过60目筛。合并以上药液,沉淀过滤,减压浓缩至比重1.30～1.35、温度50℃的稠膏,加入白糖、原粉、糊精混合均匀,用70%乙醇制成软材,过14～16目筛网的湿颗粒,干燥,整粒,加入挥发油,混匀。每袋装24克,备用。【用法】口服。1岁以内每袋4次,1-3岁每袋服3次,4-7岁每袋2次,8-12岁每袋1次。1日2次,热开水冲服。【功能】清热解表。【主治】感冒发热,普通感冒及流行性感冒。【附记】引自《北京市中成药规范》(第二册)。屡用效佳。

47. 九节茶颗粒

【组成】九节茶9.4千克,兰花参7.8千克,牡荆、苍耳子各4.7千克,陈皮1.3千克,白糖粉适量。【制法】颗粒。将上药加工洁净后,加水浸泡药面煎煮2次,第一次煮沸3小时,第二次煮沸2小时,合并2次煎液,用四层纱布过滤,滤液浓缩至生药重量的1/3,加入药2倍量的95%乙醇搅匀,静置12小时以上,倾取上清液,回收乙醇,继续在水浴上浓缩至稠膏状(约为生药重量的1/10)稍冷,加入6倍量的白糖粉充分混匀,过14目筛网制成湿粒,在50℃以下干燥,干粒喷入适量的香精溶液,过筛,分装成1000袋即可。【用法】口服。每次1包,1日2次,开水冲服。连服2天。小儿酌减。【功能】散风解热。【主治】普通感冒。【附记】引自《中药制剂汇编》。本方对发热,头痛,全身酸痛,鼻塞,咽痛等症状均有明显效果,但止咳效果较差。

48. 银花感冒颗粒

【组成】金银花、连翘、防风、桔梗各200克,甘草100克,糖粉1000克。【制法】颗粒。将前5味药酌予碎断,煎煮3次,分次过滤,合并滤液,浓缩至1000毫升。然后加入与浓缩液等体积的95%乙醇,搅拌,静置12小时,取上清液,回收乙醇,浓缩至稠膏状,稍冷,依次加入适量的淀粉及处方中的糖粉,制成软材,过10～14目筛网制粒,干燥,整粒。每袋装20克。本品为黄色颗粒,味甘微苦。【用法】口服。每次1袋,1日3次,开水冲服。小儿酌减。【功能】清热、解毒、利咽。【主治】感冒发热,头痛,咽喉肿痛等症。【附记】引自《吉林省中成药暂行标准》。屡用效佳。

49. 祛 风 散

　　【组成】金银花、钩藤、薄荷、连翘各6克,蝉蜕3克,炒莱菔子5克,甘草2克。【制法】散剂。上药共研极细末,贮瓶备用。【用法】口服。每次3～6克,1日3次,白开水送服。亦可加水煎服,每日1剂,分3次服(此为1岁以下小儿剂量,不足1个月减半,2岁以上加倍)。【功能】疏风解表、清热解毒、下气平喘、消食祛积。【主治】小儿感冒,小儿急性扁桃体炎,麻疹,水痘,风疹,小儿夜啼等。症见发热,鼻塞流涕,咳嗽气粗,咽喉红肿,皮肤疹子,腹部胀满,烦躁喜哭,舌质红,苔薄黄,指纹青紫等,属外感风热、内挟食滞的证候。特别是新生儿、婴幼儿颇为适宜。【附记】引自程爵棠《百病中医膏散疗法》周济安方。临床应用,疗效满意。本方药味清淡,具有疏而不过猛,清而不过寒,消而不过烈的特点。且恰中小儿外感、伤食的病理特点,故收效颇捷。而且药味少,无怪味,小儿易于接受。用之临床,未见不良反应。

50. 加味宣消散

　　【组成】薄荷叶、荆芥穗、杏仁各9克,麻黄、焦三仙、制附子各6克,生黄芪24克,番泻叶1.2克。【制法】散剂。上药共研极细末,贮瓶备用。【用法】口服。6个月以下每次0.15克;6个月—1岁每次0.3克,1—3岁每次0.6克;3—6岁每次0.9～1.3克;6—12岁每次1.5克。1日3次,开水冲服。或水煎服,每日1剂,1日2次。【功能】助阳透表。【主治】阳虚外感,经常感冒,时轻时重,长期不愈,眩晕,精神萎困,面色苍白,发热无汗;或麻疹初疹期,脉濡数或虚数,指纹色淡,舌质淡红,苔薄白。【附记】引自郑颉云《儿科症治简要》。屡用效佳。

51. 达　原　散

【组成】炒苡仁 24 克,炒大白、草果、柴胡、黄芩、川厚朴各 9 克,葛根 6 克,番泻叶 1.2 克。【制法】散剂。上药共研极细末,贮瓶备用。【用法】口服。6 个月以下每次 0.3 克;6 个月－1 岁每次 0.45 克;1－3 岁每次服 0.6 克;3－6 岁每次 0.9～1.3 克,6－15 岁每次 1.5 克。1 日 3 次,白开水冲服。亦可改作汤剂,水煎服。每日 1 剂,病重为宜。【功能】清热解肌,健脾祛湿。【主治】外感风寒,内挟食滞,症见自汗,口不渴,阵发性发热,时轻时重,日晡潮热,食欲缺乏,口中气味酸臭,腹胀满,脉数或缓,指纹紫黯,舌质红,苔白腻或黄厚。【附记】引自郑颉云《儿科症治简要》。屡用特效。本方还可兼治无黄疸型肝炎,即本散 5/6,热偏重加牛黄散 1/6,热偏轻加导滞散 1/6,效果亦佳。

52. 祖传十八罗汉散

【组成】莪术、三棱、川朴、枳壳、青皮、苍术、白术、茯苓、泽泻、大腹皮、槟榔各 30 克,焦山楂、六曲、麦芽各 80 克,广木香 20 克,西砂仁 15 克,陈皮、香附子各 60 克。【制法】散剂。上药共研极细末,贮瓶备用。【用法】口服。每次吞服适量(一般为 0.5～1.5 克),可视病情而定,或遵医嘱。1 日 2～3 次,温开水送服。【功能】疏风散寒、理气和营、健胃宽中、渗湿利水。【主治】外感病,肠胃病。【附记】引自《中国当代中医名人志》张舜华家传秘方。临床屡用,独具神功。笔者验之临床,用治肠胃型外感病,确有良效。

53. 防　感　膏

【组成】黄芪 150 克,党参、白术、板蓝根各 100 克。易患风寒感冒者,加防风 30 克。【制法】膏滋。上药加清水煎煮 2 次,混合,再将药渣压榨取汁,与煎液混合过滤,浓缩至 200～300 毫升。另取砂糖(红白糖均可)或蜂蜜适量,与浓缩液混合拌匀,再炼。放入茶杯内备用。【用法】口服。上药膏分 10 次,1 日 2 次。如无不良反应,一般可连服 1 个月,多数能减少感冒的发生。【功能】益气健脾、固表止汗,增强对感冒的抵抗力。【主治】体虚,冬春季易患伤风感冒者。【附记】引自《中国当代中医名人志》王济民方。屡用颇验。笔者曾试用于 100 名易患感冒者,依本方加防风、荆芥、薄荷各 50 克。制、用法同上。连服 1 个月,总有效率达 98.5％。

54. 紫　金　散

【组成】麝香 2 克,蛤蚧、毛慈姑各 20 克,千金霜、重楼、雄黄各 10 克,朱砂 3 克,大戟 15 克。【制法】散剂。上药共研极细末,贮瓶备用。【用法】口服。每次 0.5 克,1 日 2～3 次,开水送服。【功能】清热解毒、镇惊开窍。【主治】感冒挟食,发热,吐泻,食物中毒,赤白痢,急慢惊风,热吐热泻。【附记】引自《中国当代中医名人志》姚晶莹方。屡用效佳。本方忌与含甘草药方同服。

55. 消　炎　散

【组成】苦参、诃子各 25 克,山柰 10 克,青木香、紫花地丁、白沙参、莲子、栀子、钩藤各 15 克。【制法】散剂。上药共研极细末,过 100 目筛,贮瓶备用。【用法】口服。成人每次 5 克。1 岁以内每次 1 克;2－5 岁每次 2 克;6－9 岁每次 3 克;10－15 岁每次 4克。1 日 2～3 次,用冷水煮沸后服用。【功能】清热解毒、抗菌消炎。【主治】感冒,肺炎。【附记】引自《中国当代中医名人志》吴井昌方。方名为编者拟加。屡用皆效。

56. 宣　消　散

【组成】薄荷叶、杏仁、麻黄、焦三仙各 6 克,荆芥穗、紫苏叶各 9 克,番泻叶 1.2 克。【制法】散剂。上药共研极细末,贮瓶备用。

【用法】口服。6个月以下每次 0.15 克；6个月—1岁每次 0.3 克；1—3 岁每次 0.6 克；3—6 岁每次 0.9～1.2 克；6—12 岁每次 1.5 克。1 日 3 次,开水冲服。或水煎服,每日 1 剂,1 日 2 次。【功能】宣消解表。【主治】受凉外感,症见无汗发热,头痛,全身酸困或痛,口不渴,食欲减退,间有作呕,大小便多无异常。脉象浮数,或紧,指纹色红,舌质红,苔薄白。【附记】引自郑颉云《儿科症治简要》。屡用皆效。

57. 川芎茶调散(一)

【组成】薄荷 240 克,防风 45 克,川芎、荆芥各 120 克,细辛 30 克,羌活、白芷、甘草各 60 克。【制法】散剂。上药共研细末,过 80～100 目筛,和匀,贮瓶备用。防潮。【用法】口服。每次 6 克,1 日 2 次,饭后浓茶冲服。【功能】解热祛风、止头痛。【主治】风寒感冒,鼻塞流涕,偏正头痛,恶寒发热,无汗。【附记】引自宋代陈师文《太平惠民和剂局方》。屡用皆效。

58. 止 痛 散

【组成】防风、荆芥、当归、蕲艾、牡丹皮、鹤虱、升麻各 3 克,苦参、羌活、透骨草、赤芍各 6 克,川椒 9 克,甘草 2.4 克。【制法】散剂。上药共研末,装入布袋内,扎口,水煎取汁,备用。【用法】外用。趁热熏洗,每日早、晚各 1 次。【功能】疏风散寒、活血止痛。【主治】风寒感冒,全身酸痛,或产后感冒,身痛。【附记】引自清代吴谦《医宗金鉴》。屡用皆效。

59. 红 棉 散

【组成】全蝎 5 个,麻黄(去节)、僵蚕、白芷、川芎、桔梗、天麻各 6 克,甘草、苏木各 3 克。【制法】散剂。上药共研极细末,贮瓶备用。【用法】口服。每次 3 克,加红棉少许(一方加干荷叶 3 片,好酒 4～5 滴)清水煎,温服,1 日 3 次。【功能】疏风散寒、活血止痛。

【主治】感冒头痛，身痛。【附记】引自明代王肯堂《证治准绳》。屡用神效。

60. 七　宝　散

【组成】紫苏(去梗)、净香附各 9 克,甘草、陈皮(去白)、桔梗(剉炒)各 7.5 克,川芎、白芷各 3 克。【制法】散剂。上药共研极细末,贮瓶备用。【用法】口服。每次 6 克,清水一盏,加生姜 2 片,煎至 7 分,不拘时温服。【功能】疏风解毒、理气化痰、和解表里。【主治】时气伤风,伤寒头昏,体热咳嗽及脾胃肺脏不和,口中腥气,或牙缝微有鲜红。并调理诸病后小症。【加减】咳嗽加制半夏;口中腥气入盐少许煎,调理诸疾加大枣。【附记】引自明代王肯堂《证治准绳》。屡用效佳。

61. 退　热　灵

【组成】犀角(代)3 克,川黄连、栀子、滑石各 9 克。【制法】散剂。上药共研极细末,贮瓶备用。【用法】口服。1 岁幼儿每次 0.3克,每增 1 岁,可增服 0.15 克。4～6 小时服药 1 次,开水送服。病情重时,可酌加剂量及服药次数。【功能】清热解毒、泻火、凉血。【主治】小儿上呼吸道感染。【附记】引自李文亮《千家妙方》(下)郑建民方。小儿为稚阳之体,阳常有余,阴常不足,感邪之后而从热化者多,故凡上感之症,用本方多验。

62. 小儿化痰片

【组成】天麻(炒)、天花粉、姜半夏、僵蚕(炒)、天南星(制)、川贝母、桔梗、天竺黄(飞)各 25 克,朱砂(飞)、石菖蒲各 12.5 克,钩藤 50 克,薄荷脑 0.5 克,橘皮油 0.075 毫升。【制法】片剂。取上药上品,炮制合格,称量配齐。以上 13 味除朱砂、天竺黄、薄荷脑、橘皮油、钩藤外,先将其余 8 味共研细粉,过 100 目筛,然后将朱砂、天竺黄 2 味分别研成细粉,再将钩藤水煎 2 次,每次煮沸 1 小时,药汁滤过,澄清,浓缩成清膏。取上述混合细粉 187.5 克,加入朱砂粉 12.5 克,天竺黄粉 25 克,砂糖粉 120 克,和匀,再与钩藤清膏搅匀,制成颗粒,干燥,将薄荷脑、橘皮油用适量乙醇溶解,拌入干颗粒中,加适量润滑剂,压制成 1000 片即得。贮瓶备用。【用法】口服。每次 3 片,1 日 1～2 次,温开水送服。【功能】顺气化痰、散风退热。【主治】小儿感冒风寒,鼻流清涕,身热痰壅,咳嗽气急。【附记】引自《上海市药品标准》。屡用效佳。

63. 伤风感冒片(一)

【组成】路边荆、豨莶草、桑叶、田边菊、钩藤、生姜、香葱各 30 克,紫苏梗 25 克,淡豆豉 5 克,紫苏叶 2 克,甘草 1 克。【制法】片剂。以上 11 味,先将紫苏叶、甘草研细粉、过筛,生姜、香葱捣汁,药渣再煮提 1 次。其余各药酌予切断,煮提 2 次,过滤,滤液合并,浓缩至清膏,加入姜、葱汁,继续浓缩成稠膏,拌入细粉,烘干,研成细粉,过筛,制成颗粒,烘干,压片即得,每片重 0.5 克。分装,备用。防受潮。【用法】口服。每次 6 片,1 日 2 次,温开水送服。【功能】发散风寒。【主治】伤风感冒,发热恶寒,头痛头昏,四肢酸痛无力,流眼泪,鼻涕,痰滞心闷,外感咳嗽。【附记】引自《湖南省中成药规范》。屡用效佳。

64. 小儿回春丸

【组成】雄黄、防风、僵蚕(麸炒)、朱砂、全蝎(酒洗)、羌活、白附子(制)、天麻、甘草各 30 克,钩藤、胆南星各 200 克,蛇含石(煅)80 克,川贝母、天竺黄各 100 克,人工牛黄 10 克,冰片、麝香各 15 克。【制法】蜜丸。取上药上品,炮制合格,称量配齐。以上 17 味,麝香、人工牛黄、冰片、雄黄单研细粉,朱砂研极细粉。另将甘草、钩藤水煎浓缩成膏,60℃ 以下干燥,与川贝母等 10 味混匀,粉碎成细粉,过筛,再与人工牛黄、朱砂、麝香、冰片、雄黄等药粉配研,过筛,混匀。每 500 克药粉用老蜜 438 克拌和,制成小蜜丸,即得,每粒重 0.156 克。分装,备用。【用法】口服。1—2 岁每次 2 粒,3—4 岁每次 3 粒,10 岁每次服 10 粒,1 日 2 次,温开水送服。【功能】解肌透表、清热化痰、息风镇惊。【主治】小儿感冒发热,鼻流清涕,痰热惊风,隐疹不出等症。【附记】引自《山东省药品标准》(中成药部分)。屡用效佳。慢脾风者忌服。忌食醋、辣、厚腻食物。

65. 感冒退热片(一)

【组成】板蓝根 80 千克,葛根、荆芥穗、柴胡、草河车各 60 千克。【制法】片剂。将药材加工洁净。煮提:葛根、草河车、柴胡煮提 3 次,时间分别为 3 小时、1 小时、0.5 小时。提油:荆芥穗提油尽后,浸液收膏。原粉:板蓝根粉碎为细粉,过 100 目筛,合并以上药液,过滤沉淀 1～2 小时,减压浓缩至比重 1.35～1.40、温度 60℃的稠膏,加入原粉制成软材,干燥后,粉碎为细粉,过 100 目筛,用稀乙醇制成颗粒,于 70℃ 干燥整粒,加 0.5% 硬脂酸镁和精油(芥油),混合均匀,压片,每片重 0.5 克。分装,备用。【用法】口服。每次 4～6 片,1 日 2 次。温开水送服。1—3 岁每次 1 片,4—7 岁每次 2 片,8—10 岁每次 3 片,11—12 岁每次 4 片,12 岁以上每次服 6 片。【功能】清热、散风、解表。【主治】用于内热外感风寒所致的四肢酸懒,怕冷发热,鼻流清涕,咳嗽咽痒。【附记】引自《北京市中成药规范》(第二册)。屡用效佳。

66. 解热感冒片

【组成】蒲公英、紫花地丁、玄参、芦根各 20 千克,板蓝根、葛根各 25 千克,黄芩(去糟坊)40 千克,杏仁、薄荷、防风各 15 克,甘草、荆芥穗、白芷、柴胡各 10 千克。【制法】片剂。将药材加工洗净。①葛根、甘草、防风、玄参剉咀。②煮提:黄芩 15 千克,玄参、芦根、防风、柴胡、甘草、葛根煮提 3 次,时间分别是 3 小时、1 小时、0.5 小时。③热浸:蒲公英、紫花地丁热浸 3 次,时间分别是 2 小时、1 小时、0.5 小时。④回流:杏仁用 80% 乙醇,回流 2 次,时间分别为 3 小时和 2 小时。过滤,滤液回收乙醇。⑤提油:荆芥穗、薄荷提油尽后,收药液。⑥原粉:板蓝根、黄芩各 25 千克,白芷粉碎为细粉,过 100 目筛,混匀。⑦合并以上药液及乙醇回收后之药液,过滤沉淀,减压浓缩至比重 1.35～1.40,温度(60℃)的稠膏,加入原粉制成软材,干燥后,粉碎为细粉,过 100 目筛,用稀乙醇制成湿颗粒,干燥(70℃)整粒,加入 0.5% 硬脂酸镁和精油混匀压片,每片重 0.5 克。分装,备用。【用法】口服。每次 6 片,1 日 2 次,温开水送服。【功能】清热解毒。【主治】用于内热外感风寒所致的怕冷发热,鼻流清涕,四肢酸懒,头痛咳嗽,咽喉疼痛,病毒性感冒。【附记】引自《北京市中成药规范》(第二册)。屡用效佳。

67. 犀羚感冒片

【组成】金银花、连翘、桔梗、荆芥穗、牛蒡子(炒)、甘草、淡竹叶、薄荷、淡豆豉各 100 克,羚羊角(代)1 克,犀角(代)1 克,冰片 5 克。【制法】片剂。①取羚羊角(代)、犀角(代)单研细粉,过筛。②甘草粉碎成细粉,过筛。③连翘、淡竹叶,照煎煮法提取 2 次,首次 3 小时,第二次 2 小时,将提取液澄清,滤过,蒸发至稠膏状。④金银花、淡豆豉,照热浸法提取 2 次,首次 3 小时,第二次 2 小时,将浸液澄清,滤过,蒸发至稠膏状。⑤桔梗、牛蒡子,制粗粉,照渗漉法分别 60% 乙醇作溶媒,浸渍 24 小时后,开始渗漉,漉液蒸发至稠膏状。⑥荆芥穗照挥发油提取法提取挥发油至尽。⑦薄荷用薄荷脑、薄荷油各 0.5% 代替。⑧取②项甘草细粉与③、④、⑤、⑥项稠膏混匀并补充适量淀粉,并加入①项细粉照制颗粒二法制粒后,加入冰片、薄荷脑 0.5 克,薄荷油 0.5 毫升,荆芥穗油 0.5 毫升,混匀,压片,即得。每片重约 0.25 克(相当于原药材 0.6 克)。分装,备用。【用法】口服。每次 4 片,1 日 3 次,温开水送服。【功能】解表、退热。【主治】感冒发热,头痛咳嗽,咽喉肿痛。【附记】引自《山东省药品标准》(中成药部分)。屡用效佳。

68. 感冒片（一）

【组成】桔梗 30 克，甘草 20 克，金银花、淡豆豉(炒)、荆芥、牛蒡子(炒)、连翘、桑叶、钩藤各 60 克，淡竹叶、白菊花、薄荷各 40 克。【制法】片剂。①取桔梗、薄荷、甘草、荆芥，分别粉碎成细粉，过筛。②金银花、牛蒡子、淡豆豉、连翘、淡竹叶、桑叶、白菊花，照煎煮法提取 2 次，首次 2 小时，第二次加入钩藤后 1 小时 30 分，提取液澄清，滤过，蒸发至稠膏状。③按方称取桔梗、甘草、荆芥细粉和薄荷细粉 20 克，加入白糊精 6 克，照制颗粒一法制粒，加入剩余薄荷粉 20 克，和匀，压片，即得。每片重 0.33 克。分装，备用。【用法】口服。每次 4～6 片，1 日 3 次，温开水送服。【功能】疏风清热、发表解肌。【主治】伤风感冒，身热恶寒，头痛，鼻塞。【附记】引自《山东省药品标准》(中成药部分)。屡用效佳。

69. 感冒药片

【组成】防风、前胡、板蓝根、生石膏、桔梗各 80 克，柴胡 60 克，大青叶、薄荷、川芎、羌活、竹茹、甘草、葛根各 40 克。【制法】片剂。①取石膏、葛根、川芎粉碎成细粉，过筛。②柴胡、甘草、板蓝根、竹茹、大青叶，照煎煮法提取 2 次，首次 3 小时，第二次 2 小时，将提取液澄清，滤过，蒸发至稠膏状。③桔梗、前胡，制粗粉，照渗漉法分别用 70% 乙醇作溶媒，浸渍 24 小时后，开始渗漉，漉液蒸发至稠膏状。④羌活、防风，照挥发油提取法分别提取挥发油至尽。⑤薄荷用薄荷脑、薄荷油 5% 代替。⑥取①项药材细粉与②、③、④项稠膏照制颗粒二法用水或稀乙醇作湿润剂制粒，加入薄荷脑 0.2 克，薄荷油 0.2 毫升，羌活油 0.4 毫升及防风油，和匀，压片即得。每片重 0.6 克(相当于原药材 1.72 克)。分装，备用。【用法】口服。每次 4 片，1 日 2 次，小儿酌减，温开水送服。【功能】解表、退热、止痛。【主治】感冒发热，头痛，周身酸痛。【附记】引自《山东省药品标准》(中成药部分)。屡用效佳。

70. 一号感冒颗粒

【组成】大青叶、板蓝根各800克,连翘、拳参各400克,淀粉适量,糖粉适量。【制法】颗粒。取前4味药,按煎煮法煎煮3次,每次沸后30～60分钟,合并煎煮液,过滤,浓缩至1毫升相当原生药1克,搅拌加入与浓缩液等体积的95％乙醇,静置过夜,过滤,水浴回收乙醇,浓缩成稠浸膏,稍冷,依次加入淀粉、糖粉制成软材,过筛制粒,充分干燥,分装成100包,即得。备用,勿受潮湿。【用法】口服。每次1～2包,1日3次,开水冲服。【功能】清热解毒。【主治】感冒,急性扁桃体炎,咽喉炎,非典型性肺炎等。【附记】引自内蒙古《药物制剂手册》。屡用效佳。

71. 二号感冒颗粒

【组成】金银花、连翘、芦根各334克,紫苏叶、紫苏梗、生石膏各166.6克,淀粉适量,糖粉适量。【制法】颗粒。取生石膏按煎煮法煎煮3次,每次沸后1.5～2小时,合并煎煮液,过滤。另取其余生药,按煎煮法煎煮3次,每次沸1小时,合并煎煮液,过滤。合并上述两液,浓缩成稠浸膏,稍冷,依次加入淀粉、糖粉和匀,制成软材,过筛制粒,充分干燥,分装成100包,即得。【用法】口服。每次1包,1日2～3次,开水冲服。【功能】清热消炎。【主治】感冒,头痛发热,急性扁桃体炎,咽喉痛。【附记】引自内蒙古《药物制剂手册》。屡用效佳。

72. 三号感冒颗粒

【组成】金银花、防风、柴胡、桔梗各250克,甘草125克,淀粉适量,糖粉适量。【制法】颗粒。取上药材按煎煮法煎煮2次,每次沸后1小时,合并煎液,过滤,滤液浓缩至1毫升相当原生药1克,搅拌加入与浓缩液等体积的95％乙醇,静置过夜,过滤,水浴上回收乙醇,浓缩成稠浸膏,稍冷,依次加入淀粉、糖粉,和匀,制成软材,过筛制粒,充分干燥,分装成 100 包,备用。【用法】口服。每次 1 包,1 日 2～3 次,开水冲服。【功能】清热解毒。【主治】感冒,发热,头痛,咽喉炎。【附记】引自内蒙古《药物制剂手册》。屡用效佳。

73. 感冒灵颗粒

【组成】板蓝根、五指柑各 15.7 千克,野菊花 9.06 千克,氯苯那敏 4.0 克,咖啡因 35.0 克,阿司匹林 300 克,白糖粉 10 千克。【制法】颗粒。将处方中板蓝根、五指柑茎叶洗净,切碎,加水浸过药面,煎煮 2 次,每次 2 小时。第二次煎煮时,投入野菊花,合并 2 次煎出液,经纱布过滤,滤液浓缩至约 3500 毫升,加 95% 乙醇 2 倍,放置过夜,经一层纱布过滤,滤液回收乙醇,并继续浓缩至浓稠膏状。另将砂糖 10 千克,与处方中 3 种西药混合粉碎过筛,与上述浓稠状物混匀,制颗粒,于 70℃ 左右烘干、过筛、分装,即得。每袋 10 克重,备用。【用法】口服。每次 1 包,1 日 1～2 次,小儿酌减,开水冲服。【功能】清热解毒、抗病毒。【主治】风热感冒。【加减】若用于风寒感冒,应加生姜 2 片,同服。【附记】引自广州市中医医院《临床资料汇编》。屡用效佳。

74. 感冒退热颗粒(二)

【组成】大青叶、板蓝根各 30 克,连翘、草河车各 15 克。【制法】颗粒。取上药混合煎煮,共煎煮 3 次,每次沸后煎 1 小时,煎液过滤合并,用薄膜蒸发器或低温蒸发至每毫升相当生药 1 克。加入等量乙醇,边加边搅拌,沉淀 12～24 小时后过滤。滤液用薄膜蒸发器蒸发至每毫升药液相当原生药 4～5 克。加入冷水稀释成每毫升相当生药 1 克,沉淀 12～24 小时后过滤。滤液再用薄膜蒸发至浸膏状(比重约 1.3)。测定浸膏中总固体物,加入总固体 4 倍量的白砂糖及 1 倍量白糊精。加乙醇(60%)湿润,用颗粒机制成颗粒,放真空干燥箱内烘干(温度不宜超过 90℃)。烘干后取

出,筛去细粉,分装,备用。每袋约 18 克。【用法】口服。每次 2
包,1 日 3 次。体温 38℃以上者每日 4 次,开水冲服。小儿酌减。
【功能】清热解毒。【主治】感冒发热,咽喉疼痛,上呼吸道感染,急
性扁桃体炎,咽喉炎。【附记】引自北京医学院(现北京大学医学
部)《药剂学及制剂注解》第三分册(下册)。屡用效佳。

75. 伤风感冒片(二)

【组成】羌活、黄芩、葛根、板蓝根、柴胡、槟榔片各 125 克,紫苏
叶 250 克,金银花 189 克。【制法】片剂。将上药粉碎成细粉,过筛
混匀,加 10%淀粉浆适量,和匀,制成颗粒,低温干燥,加淀粉、滑
石粉适量,混合均匀,压片即得。每片重 0.5 克。分装,备用。【用
法】口服。每次 8～10 片,1 日 3 次,温开水送服。【功能】清热解
表。【主治】伤风感冒,流行性感冒。【加减】若体温高达 39℃以上
者,可与复方阿司匹林配合使用,可提高疗效。【附记】引自烟台
《中草药制剂验方选编》。屡用效佳。

76. 抗 感 冒 片

【组成】金银藤 1.2 克,野菊花 0.6 克,射干、贯众、牛蒡子各
0.2 克,阿司匹林 0.06 克,氯苯那敏 0.002 克,维生素 C 0.01 克。
【制法】片剂。将金银藤、野菊花、射干(若无,可用山豆根加量代
替)、贯众、牛蒡子用水浸煮 3 次,时间分别为 3、2、0.5 小时。浓缩
至膏状,用 95%乙醇提纯,加淀粉,混匀,干燥,粉碎后加阿司匹
林、氯苯那敏、维生素 C,再加适量乙醇、甘油,混匀,制成湿颗粒,
80℃通风干燥,整粒后加硬脂酸镁,和匀,压片,包糖衣,每片重
0.45 克。上药为每片生药量,制时可成倍扩大。分装,备用。【用
法】口服。成人每次 3 片,7－14 岁每次 2 片,7 岁以下每次 1 片。
1 日 2 次,温开水送服。间日服药。【功能】清热解表。【主治】预
防感冒,对已感冒者服之可缩短病程。【附记】引自《山西医学杂
志》。屡用效佳。

77. 银翘解毒片（二）

【组成】金银花、连翘各 1000 克，板蓝根、桔梗各 600 克，淡豆豉、甘草各 500 克，荆芥、淡竹叶各 400 克，薄荷脑 100 克。【制法】片剂。以上 9 味，除薄荷脑外，先将甘草、桔梗共研细粉，过 100 目筛；再将余药共研粗粉，用 60% 乙醇浸渍 2 次，1 次 24 小时，浸液滤过 60℃ 以下减压浓缩至比重 1.38～1.40(50～60℃)，加入上述混细粉，搅匀，干燥，制成颗粒；然后将薄荷脑用适量 95% 乙醇溶解，与干颗粒拌匀，每 100 克干颗粒加滑石粉 3 克，压制成片，每片重 0.34 克，外包糖衣，即得。分装，备用。【用法】口服。每次 4 片（常用量），1 日 2 次，温开水送服。【功能】解表清热、祛痰利咽。【主治】感冒发热，头痛鼻塞，咽喉疼痛。【附记】引自保定《合作医疗药厂制剂技术》。屡用效佳。

78. 感冒片（二）

【组成】桔梗 3 千克，荆芥、淡豆豉(炒)、桑叶、金银花、连翘、牛蒡子(炒)、钩藤各 6 千克，薄荷、白菊花、淡竹叶各 4 千克，甘草 2 千克。【制法】片剂。以上 12 味，先将金银花、牛蒡子、淡豆豉、连翘、淡竹叶、桑叶、白菊花 7 味，水煎 2 小时，出汁加入钩藤，再水煎 1.5 小时，药汁过滤，澄清，混合后，浓缩成浸膏。然后将桔梗、薄荷、甘草、荆芥 4 味，各研细粉，过 80 目筛，按处方称取桔梗、甘草、荆芥和薄荷细粉 2 千克，白糊精 600 克和匀，与上述浸膏搅和，制成颗粒，60℃ 以下干燥，干颗粒加入其余的薄荷细粉 2 千克和润滑剂（干颗粒重量的 1.5%），和匀，压制成片。每片重 0.5 克。分装，备用。【用法】口服。每次 4～6 片，1 日 3 次，温开水送服。【功能】疏风清热、发表解肌。【主治】伤风感冒，身热恶寒，头痛鼻塞。【附记】引自保定《合作医疗药厂制剂技术》。屡用效佳。

79. 感　冒　丸

【组成】银花藤 500 克,马鞭草 220 克,夏枯草 200 克,葛根 310 克。【制法】浓缩丸。将以上 4 味药烘干,研粉,过 100 目筛,收集细粉 600 克备用。所剩粗粉,加水过药面约 2 寸,煎煮 2 次每次煮沸 1 小时,纱布过滤,合并滤液,浓缩至 500 毫升左右,加入细粉,和匀泛丸,如梧桐子大,贮瓶备用。【用法】口服。每次 4～6 克(15～20 粒),1 日 3 次,温开水送服。【功能】清热消炎。【主治】风热感冒。【附记】引自《贵州农村中草药制剂》。屡用效佳。

80. 风热感冒片

【组成】土薄荷 3 千克,绣线菊 10 千克,金银花藤 13 千克,葛根 9 千克,马鞭草 5 千克,滑石粉适量。【制法】片剂。取药材洗净,切碎。先将土薄荷低温烘干,粉碎,过 80 目筛,取细粉 2 千克备用。剩余粗粉与其余药材加水过药面约 2 寸,煎煮 2 次,每次煮沸 2 小时,纱布过滤,合并滤液,浓缩至稠膏状,加入土薄荷细粉,和匀,按湿法制粒,将颗粒烘干后,通过 14～18 目筛网。再用 80 目筛筛去细粉,加入 5％滑石粉,拌匀后压片,共制 1 万片,每片重 0.5 克,相当含生药 4 克。分装,备用。【用法】口服。每次 5 片,1 日 3 次,温开水送服。【功能】辛凉解表、疏风止痛。【主治】风热感冒及一般上呼吸道感染,头痛。【附记】引自《贵州农村中草药制剂》。屡用效佳。

81. 银花感冒片

【组成】紫苏叶、野菊花、阎王刺各 2 千克,土荆芥 1 千克,一枝黄花 3 千克,滑石粉适量。【制法】片剂。先将紫苏叶、野菊花、土荆芥低温烘干,粉碎,过 80 目筛,取细粉 2000 克,备用。余下粗粉及其余药材加水浸过药面约 2 寸,煎煮 2 次,第一次煮沸 2 小时,第二煮沸 1 小时,纱布过滤。合并滤液,浓缩至膏状,加入细粉混匀。低温烘干,粉碎,过 80 目筛,用 60％乙醇按湿法制粒,低温烘干。将干颗粒通过 14～18 目筛,再用 80 目筛筛去细粉。加入5％滑石粉,拌匀后压片,每片重 0.45 克（相当于含原生药 1.3克）。共压制 10 000 片。分装,备用。【用法】口服。每次 4 片,1日 3 次,温开水送服。年老体弱者用量酌减。【功能】清热解表。【主治】感冒,发热,头痛。【附记】引自《贵州农村中草药制剂》。屡用效佳。本方也可将紫苏叶、野菊花、土荆芥先用水蒸气蒸馏法提取挥发油,然后用少量乙醇溶解,均匀地喷入用上法制得的干颗粒中,压片。

82. 感 冒 灵（二）

【组成】四季青叶、大青叶各 30 克,防风、紫苏、荆芥各 15 克。【制法】冲剂。按制剂要求制成冲剂。分装,备用。每袋 20 克。【用法】口服。每次 1 袋,1 日 3～4 次,开水冲服。【功能】退热、解表。【主治】感冒引起的发热,头痛,鼻塞,流涕等症。【附记】引自叶显纯《常用中成药》。屡用效佳。本方既能用来治疗感冒风寒而体温较高的病症,又可用以治疗风热感冒,身不出汗的病症。如果风寒感冒而体温不太高,或风热感冒身有出汗及平素有自汗、盗汗者,慎用。

83. 抗 感 灵 片

【组成】四季青、白英各 1.25 克,前胡 0.625 克,异丙安替比林0.025 克,氯苯那敏 0.5 毫克。【制法】片剂。按制剂要求制成片剂。每片重 0.5 克。分装,备用。【用法】口服。每次 4 片,重症每次 6 片,1 日 2～3 次,吞服。【功能】清热解毒、解热镇痛。【主治】病毒性感冒,风热感冒与上呼吸道感染等。【附记】引自叶显纯《常用中成药》。屡用效佳。一方去白英,加白芷。

84. 九　宝　丹

【组成】麻黄9克,紫苏叶、葛根、六神曲、麦芽各15克,桔梗、前胡、陈皮、清半夏、枳实、枳壳、木香各10克,甘草6克。【制法】蜜丸。上药共研细末,过80目筛,炼蜜为丸,每丸重3克。贮瓶备用,勿受潮湿。【用法】口服。每次1~2丸,1日2次,温开水送服。周岁以下小儿酌减。【功能】发汗解表、化痰止咳、健胃消食。【主治】风寒感冒所致怕冷发热,头痛无汗,鼻塞流涕,四肢酸痛,咳嗽痰多,食欲缺乏等症。可用于感冒夹滞,或风寒咳嗽。【附记】引自《临床验方集》。本方系根据明代王肯堂《证治准绳》九宝饮方加减而成。屡用效佳。

85. 九味羌活丸

【组成】羌活、防风、苍术各150克,白芷、川芎、地黄、黄芩、甘草各100克,细辛50克。【制法】水丸。上药共研细末,水泛为丸,如梧桐子大,分装,备用。也可制成冲剂。【用法】口服。每次6~9克,1日服2次,用生姜3片,葱白3根煎汤送服。【功能】祛风解表、胜湿止痛、兼清内热。【主治】外感风寒湿邪所致之恶寒发热,头痛口干,无汗鼻塞,肢体酸痛。可用于风寒感冒(外寒内热),风湿性关节炎及流行性感冒等。【附记】引自元代《此事难知》。由汤剂改为丸剂。用之临床,效果亦佳。临证应用,可随症加减。

86. 川芎茶调散（二）

【组成】薄荷240克,川芎、荆芥各120克,白芷、羌活、甘草各60克,防风45克,细辛30克。【制法】散剂。上药共研细末,过100目筛,贮瓶备用。也可水泛为丸。【用法】口服。每次3~6克,1日2次,饭后清茶送服。【功能】散风止痛。【主治】外感风寒所致之怕冷发热,鼻塞流涕及头风所致之偏正头痛。可用于伤风、风寒感冒,血管性头痛,慢性鼻窦炎头痛等。【附记】引自《中华人民共和国药典》1985 年版。屡用效佳。有汗者忌服。

87. 双　解　丸

【组成】苏叶、枳实各 9 克,香附、羌活、防风、焦山楂、麦芽、广陈皮、桑白皮、白芷、黄芩、苏子各 6 克,苍术、法半夏、厚朴各 12 克,甘草 3 克。【制法】水丸。上药共研细末,水泛为丸,如梧桐子大,贮瓶备用。勿受潮湿。【用法】口服。每次 10 克,1 日 2 次,幼童减半,开水冲服。【功能】辛散透表、表里双解。【主治】外感风寒,内伤饮食所致之四时感冒,鼻塞不通,时发时愈。【附记】引自《临床验方集》屡用效佳。体虚者勿服。

88. 伤风感冒丸

【组成】麻黄、桂枝、羌活、薄荷、防风、枳壳、陈皮、前胡、桔梗各 72 克,白芍 96 克,苦杏仁、甘草各 48 克,生姜、大枣(去核)各 50 克。【制法】蜜丸。上药共研细末,炼蜜为丸,每丸重 10 克,分装,备用。【用法】口服。每次 1 丸,1 日 3 次,温开水送服。【功能】散寒解表。【主治】伤风感冒。【附记】引自《集验百病良方》。屡用效佳。

89. 杏苏二陈丸

【组成】苦杏仁、前胡各 63 克,桔梗、陈皮各 47 克,紫苏叶 39 克,甘草 16 克,蔗糖 600 克,防腐剂适量。【制法】药汁丸。先将除陈皮外的前 5 味药共研细末;再将陈皮加水煎汤,取汁适量,加入蔗糖,溶化,入药粉,防腐剂混合均匀泛丸,如梧桐子大。分装,备用。【用法】口服。每次 9 克,1 日 2 次,空腹温开水送服。【功能】降气宣肺、化痰止咳。【主治】风寒感冒,咳嗽气逆,呕吐,多痰,胸脘不舒。【附记】引自《临床验方集》。屡用效佳。肺虚阴亏者忌服。

90. 抗　炎　片

【组成】蒲公英、紫花地丁、野菊花、黄芩各 250 克。【制法】片剂。按制剂要求压制成片，每片重 0.5 克，分装，备用。【用法】口服。每次 4～6 片，1 日 3～4 次，温开水送服。【功能】清热解毒、抗菌消炎。【主治】上呼吸道感染发热，肺炎，支气管炎，咳嗽有痰，疖肿。【附记】引自《临床验方集》。屡用效佳。

91. 抗菌消炎片

【组成】金银花、大青叶、百部、金钱草各 100 克，知母 80 克，黄芩 50 克，大黄 30 克。【制法】片剂。按制剂要求制成片剂。每片重 0.25 克。分装，备用。【用法】口服。每次 4～8 片，1 日 3 次，温开水送服。小儿酌减。【功能】清热解毒、抗菌消炎。【主治】上呼吸道感染，扁桃体炎，牙周炎，外伤感染等。【附记】引自《集验中成药》。屡用效佳。若服药后腹泻可适当减量服用。

92. 纯阳正气丸

【组成】广藿香、陈皮、苍术（麸炒）、白术（麸炒）、丁香、肉桂、青木香、茯苓、半夏（制）各 100 克。【制法】药汁丸。上药共研细末，待用。另取香薷 30 克煎汤，取汁入药粉泛为丸，如梧桐子大。分装，备用。【用法】口服。每次 3 克，1 日 2 次，温开水送服。【功能】祛暑化湿、理气温中、止痛止泄。【主治】暑月受凉，恶寒头痛，过食生冷，呕吐腹痛，肠鸣，腹泻，手足厥冷，肢体酸重。【附记】引自《集验中成药》。屡用效佳。孕妇忌服。

93. 育婴金丹

【组成】黄芩、荆芥穗、前胡、清半夏、神曲（麸炒）、甘草、天花粉、桔梗、关木通各 200 克，羚羊角（代，另剉研细）15 克，防风、葛根、枳壳（麸炒）、紫苏叶、柴胡各 100 克，朱砂（另研）、人参各 50

克。【制法】蜜丸。上药共研细末,入朱砂、羚羊角(代)细粉同研和匀,炼蜜为丸,每丸重 3 克。分装,备用。【用法】口服。每次 1 丸,1 日 2 次,周岁以内小儿酌减。温开水送服。【功能】疏风解热、清肺化痰。【主治】小儿感冒发热,头痛头晕,痰喘气促,风火咳嗽,呕吐痰涎,口干舌燥,咽喉肿痛,小便赤黄,隐疹不透等。【附记】引自《集验中成药》。屡用效佳。

94. 保　肺　丸

【组成】苏叶 160 克,紫菀、麻黄各 96 克,前胡、广陈皮、枳壳、茯苓、桔梗、葛根、半夏、甘草各 76 克,薄荷 64 克,人参、广木香各 9 克,薄荷霜 0.9 克。【制法】蜜丸。上药共研细末,炼蜜为丸,每丸重 9 克,每盒 10 丸。【用法】口服。每次 1 丸,1 日 2 次,小儿酌减。感冒咳嗽者姜汤送服,久咳者梨汤或温开水送服。【功能】辛温解表、化痰镇咳。【主治】四时感冒,伤寒发热,咳嗽日久,痰盛气促等。【附记】引自《全国中药成药处方集》。屡用效佳。忌食生冷、腥荤、油腻之物。

95. 桑菊感冒糖浆

【组成】桑叶 465 克,菊花 185 克,连翘 280 克,薄荷油 1 毫升,苦杏仁、桔梗、芦根各 370 克,甘草 150 克。【制法】糖浆。先将桑叶、菊花、芦根按煎煮法提取 3 次,每次煮沸 1 小时,过滤,合并 3 次滤液,浓缩至稀膏状;再将其他药材共研为细末,另取单糖浆(或取白砂糖加水溶化),入薄荷油,一起兑入浓缩膏中,加入药粉,搅拌均匀,继续浓缩至糖浆状,冷后分装,备用。【用法】口服。每次 20 毫升,1 日 2～3 次。【功能】散湿解表、疏风清热、宣肺止咳。【主治】风热感冒初起,头痛,咳嗽,口渴,咽喉痛。【附记】引自《集验中成药》。屡用效佳。风寒外感者忌服。

96. 桑 菊 散

【组成】桑叶 125 克,菊花 50 克,连翘 75 克,薄荷、甘草各 40 克,桔梗、杏仁(炒)、芦根各 100 克。【制法】散剂。上药共研细末,过 100 目筛。分装,每袋 15 克,备用。【用法】口服。每次 7.5 克,1 日 2 次,温开水送服。【功能】散风清热。【主治】风热在肺所致的发热咳嗽及感冒、流行性感冒等症。【附记】引自《全国中药成药处方集》。屡用效佳。风寒感冒者忌服。

97. 桑菊银翘丸

【组成】桑叶、菊花、金银花、连翘、蝉蜕、滑石、绿豆各 60 克,桔梗、僵蚕各 30 克,薄荷、淡竹叶、荆芥、牛蒡子、苦杏仁、川贝母、甘草各 40 克,淡豆豉 20 克。【制法】蜜丸。上药共研细末,炼蜜为丸,每丸重 10 克,每盒 10 克。【用法】口服。每次 1 丸,一日 2 次,温开水送服。【功能】清热解毒、散风解表。【主治】伤风感冒,咽喉肿痛,肺热咳嗽,麻疹初起。【附记】引自《集验中成药》。屡用效佳。

98. 羚翘消毒丸

【组成】金银花、天花粉、葛根、大青叶、连翘各 406 克,石膏 813 克,栀子 203 克,赤芍 163 克,黄柏、知母、马勃、浙贝母、桑叶、枳壳、黄芩、僵蚕各 122 克,薄荷、玄参各 325 克,羚羊角(代)20 克,冰片 40 克。【制法】蜜丸。先将前 18 味药共研细末,过 80 目筛,再将羚羊角(代)剉研成细粉,冰片研细,并入上述药粉同研细,混合均匀,炼蜜为丸,每丸重 10 克,每盒 10 丸。备用。【用法】口服。每次 1 丸,1 日 2 次,温开水送服。【功能】散风清热、发表解毒。【主治】感冒初起、憎寒壮热,四肢酸倦,头眩咳嗽,咽喉肿痛,两腮赤肿。【附记】引自《集验中成药》。屡用效佳。忌食辛辣油腻之物。

99. 羚翘解毒片

【组成】羚羊角(代)3.3克,连翘、金银花、桔梗、薄荷、荆芥、淡豆豉各144克,牛蒡子96克,甘草、淡竹叶各48克(本方与12方剂量有异)。【制法】片剂。按制剂要求制成片剂,每片重0.3克(相当于原药材1.3克)。分装,备用。【用法】口服。每次4片,1日2次,温开水送服。【功能】清热解表、消肿解毒。【主治】风热感冒,发热头痛,四肢酸软,咽喉肿痛,目赤疼痛。【附记】引自《集验中成药》。屡用效佳。忌食辛辣油腻之物。

100. 梅　苏　丸

【组成】薄荷500克,乌梅肉、紫苏叶各60克,薄荷冰6克,葛根30克,白糖5000克。【制法】水丸。先将前3味与葛根共研细末,再将白糖、薄荷冰用水加热溶化,入药粉和匀为丸,每丸重1克,备用。【用法】口服。每次1丸,日服数次,含化服。【功能】清热解暑、生津止渴。【主治】感冒暑热引起的口渴咽干,烦闷眩晕。【附记】引自《集验中成药》。屡用有效。

101. 搜风理肺丸

【组成】荆芥穗、薄荷、甘草各20克,紫苏梗30克,前胡、制半夏、黄芩、旋覆花各40克,陈皮、苦杏仁、桔梗、竹茹、枳壳各60克,瓜蒌子(蜜制)80克。【制法】蜜丸。上药共研细末,炼蜜为丸,每丸重9克,每盒10丸。【用法】口服。每次1丸,1日2～3次,温开水送服。【功能】清热解表、宣肺祛咳。【主治】肺经湿热,外感风寒引起的发热恶寒,头痛无汗,四肢酸软,咳嗽呕逆,鼻塞不通,胸闷气短,舌苔薄白,脉浮。可用于治疗感冒、支气管炎等病症。【附记】引自《集验中成药》。屡用效佳。忌食生冷、辛辣、油腻之物。

102. 感冒苏风丸

【组成】麻黄、紫苏叶、桔梗、独活、甘草、生姜各50克,苦杏仁、桂枝、防风、大枣(去核)各75克,白芍、谷芽各125克。【制法】水丸。上药共研细末,水泛为丸,如绿豆大,贮瓶备用。也可制成蜜丸。每丸重10克,每盒10丸。【用法】口服。每次10克(或1丸),1日2次,温开水送服。【功能】辛温解表、宣肺和中。【主治】风寒感冒,发热咳嗽,头痛怕冷,鼻流清涕,骨节酸痛,四肢疲倦,舌淡苔白,脉浮紧。【附记】引自《集验中成药》。屡用效佳。风热感冒者忌服。

103. 感冒退热片(二)

【组成】大青叶3125克,板蓝根312.5克,连翘、拳参各1562.5克。【制法】片剂。按制剂要求制成片剂,每片重0.25克,分装,备用。【用法】口服。每次5片,1日3次,温开水送服。可视病情轻重酌情增减。【功能】清热解毒。【主治】外感发热,微恶风寒,咽喉疼痛,乳娥红肿,舌红苔薄黄,脉浮数。可用于上呼吸道感染,急性扁桃体炎,咽喉炎等。【附记】引自《集验中成药》。屡用效佳。风寒感冒者忌服。

104. 加味参芪膏

【组成】人参30克,党参、白术、茯苓、阿胶各150克,黄芪300克,桂枝、防风、紫苏、荆芥、前胡各100克,细辛、桔梗各60克,生甘草50克,蛤蚧1对。【制法】膏药。上药除阿胶、人参、蛤蚧外,余药加水煎煮3次,滤汁去渣,合并滤液,加热浓缩为清膏,人参另煎兑入,蛤蚧研粉调入,再将阿胶加适量黄酒浸泡后隔水炖烊,冲入清膏和匀,最后加蜂蜜300克,收膏即成。贮罐备用。【用法】口服。每次15~30克,1日2次,开水调服。【功能】益气固表、助阳健脾、祛风散寒。【主治】反复感冒(气阳两亏型)。平时多有倦怠乏力,气短懒言,四肢不温等。【加减】如怕冷重且头身痛明显者,加附子 60 克,麻黄、白芷各 100 克,羌活 30 克。如平时身体倦怠明显者,去桔梗、前胡,加生晒参粉、紫河车粉 50 克。【附记】引自汪文娟《中医膏方指南》。屡用效佳。

105. 参麦玉竹膏

【组成】玉竹 300 克,生地黄、山药、白薇各 150 克,麦门冬 250 克,沙参 200 克,川芎、桔梗各 60 克,葛根、薄荷、荆芥、防风各 100 克,甘草 50 克。【制法】膏药。上药加水煎煮 3 次,滤汁去渣,合并滤液,加热浓缩为清膏,再加蜂蜜 300 克,收膏即成。贮瓶备用。【用法】口服。每次 15～30 克,1 日 2 次,开水调服。【功能】滋阴活血、祛风解表。【主治】反复感冒(阴血不足型)。平时多见面色苍白,唇甲色淡,心悸头晕,口干咽燥等。【加减】如有咽喉干涩不利者,加牛蒡子、金银花、射干各 100 克。如平时心悸头昏,唇甲苍白者,去桔梗、薄荷、葛根,加白芍、枸杞子、女贞子 150 克,当归 100 克。【附记】引自汪文娟《中医膏方指南》。屡用效佳。

106. 花　翘　膏

【组成】金银花、连翘、甘草、荆芥穗各 12 克,桔梗、淡豆豉、薄荷各 9 克,牛蒡子、淡竹叶各 6 克。【制法】膏药。上药以麻油 150 毫升熬枯去渣,入黄丹 150 克(边加边搅拌)收膏,贮存备用。【用法】外用。用时取药膏适量,涂于布或纸上,分别贴于锁骨切迹上方和咽喉区(会厌上方两侧)。每日或隔日换药 1 次。【功能】清热、解毒、消炎。【主治】伤风感冒,扁桃腺炎(蛾瘀)。【附记】引自王光清《中国膏药学》。屡用效佳。忌食辣椒、油腻、海腥等食物。笔者应用:依本方,上药水煎 3 次,过滤去渣,合并滤液,浓缩至清膏,加入蜂蜜 50 克收膏。每次服 15～30 克,1 日 2 次,用治上述病症,效果亦佳。

107. 银 翘 膏

【组成】金银花、板蓝根各 30 克,连翘 18 克,甘草、荆芥穗、桔梗、牛蒡子各 12 克,淡豆豉、淡竹叶各 6 克,薄荷 15 克。【制法】膏剂。上药加水煎煮 3 次,过滤去渣,合并滤液,浓缩至清膏状。另取冰糖适量,熬成糊状兑入收膏,贮存备用。【用法】口服。每次 9～15 克,1 日 2 次,开水调服。【功能】清热解毒、祛风解表。【主治】感冒发热。微恶风寒,头痛咳嗽,咽喉肿痛。【附记】引自《集验中成药》。屡用效佳。

108. 金 银 膏

【组成】金银花 240 克,赤芍、贝母各 30 克,黑元参、连翘各 90 克,菊花、桑叶、牛蒡子、花粉、竹叶、甘草、牡丹皮各 60 克,薄荷、芦根、桔梗各 45 克。【制法】膏剂。上药加清水煎煮 3 次,过滤去渣,合并滤液,浓缩成清膏,加蜂蜜 300 克收膏即成。贮存备用。【用法】口服。每次 9～15 克,1 日 2 次,开水调服。【功能】清热解表、润肺祛咳。【主治】感冒头痛,身热咳嗽,体倦无力。【附记】引自《集验中成药》。屡用效佳。

109. 羌 桔 膏

【组成】羌活、桔梗、连翘(去心)各 225 克,白芷、川芎、柴胡、赤芍、防风、黄芩各 150 克,花粉、元参(去节)、葛根、大青叶、竹叶、炒大力子各 300 克,甘草 75 克。【制法】膏剂。以上各药加清水煎煮 3 次,过滤去渣,合并滤液,浓缩至将药汁滴于毛头纸上背面不洇为标准,收清膏。每清膏 500 克兑蜂蜜 1000 克收膏装瓶。【用法】口服。每次 30 克,1 日 1～2 次,白开水冲服。【功能】清热解表、发汗退热。【主治】感冒头痛,身热畏寒,四肢发软,骨节酸痛,小便赤黄。【附记】引自王光清《中国膏药学》。屡用效佳。

110. 阳痧救急膏

【组成】神曲(炒)、藿香、陈皮、枳壳、山楂(炒)、麦芽、黄芩(酒炒)、半夏、生姜、薤白、大蒜头、石菖蒲各 60 克,苍术 90 克,厚朴、羌活、防风、荆芥、白芷、杏仁、香附、乌药、青皮、大腹皮、槟榔、草果、木瓜、郁金、细辛、香薷、白术、川芎、车前子、黄连(姜汁炒透)、大黄、猪苓、木通、泽泻、莱菔子、凤仙(1 株)、白芥子、川椒、陈佛手(干)各 30 克,紫苏子、柴胡(炒)、干葛根、薄荷各 21 克,吴茱萸、川乌、甘草各 15 克,滑石 120 克。【制法】膏剂。以上 50 味药用麻油15 000 毫升,熬枯去渣,入丹炸,再入雄黄、朱砂、砂仁、明矾、降香、木香、丁香、官桂各 15 克细粉,搅匀收膏,贮存备用。【用法】外用。用时取药膏适量,贴肚脐。【功能】祛风除湿、理气化痰、降逆止咳、利水健脾、止呕止泻。【主治】风寒暑湿(病毒性感冒),胃肠疼痛吐泻(胃肠道炎症)。【附记】引自《理瀹骈文》。屡用效佳。

111. 宁　嗽　膏

【组成】麻黄、杏仁、桔梗、甘草、知母、川贝、款冬花、黄芩、紫菀各 15 克,黄连 3 克,香附 6 克,牛胆南星 30 克。【制法】膏药。上药加清水煎煮 3 次,过滤去渣,合并滤液,浓缩至清膏状,加蜂蜜100 克收膏,贮存备用。【用法】口服。每次 1 茶匙(15 克左右),小儿酌减,1 日 2 次,白开水送下。【功能】清热解表、止咳祛痰。【主治】小儿感冒,恶寒头痛,呕吐咳嗽,喘促身热,惊风抽搐,口燥舌干,面部潮红,小便短涩。【附记】引自《全国中药成药处方集》。屡用效佳。

112. 参术颗粒

【组成】党参、黄芪、白术、茯苓、黄精、白扁豆、元参、麦冬、炒山楂各等份。【制法】颗粒。先将前 4 味药加清水煎煮 3 次,过滤去渣,合并滤液,浓缩至稠膏状;再将后 5 味药烘干,共研细末,另取单糖浆或白砂糖加热水烊化,一并和入稠膏中,搅拌均匀,继续浓缩,制成颗粒,低温干燥,分装。每袋 30 克,备用。【用法】口服。每次取 1 袋,1－4 岁每次半袋,5 岁以上每次 1 袋,每日 2 次。入冬开始服用,连服 4 天停 11 天,6 次(3 个月)为 1 个疗程。【功能】健脾益气、固表养阴。【主治】反复呼吸道感染(气阴两虚型)。【附记】引自《集验中成药》。屡用效佳。本方对神疲纳呆,面色少华,有花剥舌苔的反复呼吸道感染小儿尤为适用。

113. 感冒止咳颗粒

【组成】柴胡、葛根各 100 克,山银花、青蒿、连翘、黄芩各 75 克,桔梗、苦杏仁各 50 克,薄荷脑 0.15 克。【制法】颗粒。将上药加工成颗粒(无糖),每袋 10 克,备用。或制成糖浆。【用法】口服。每次取 1 袋,开水冲服,1 日 3 次。【功能】清热解表,止咳化痰。【主治】用于外感风热所致的感冒,症见发热恶风、头痛鼻塞、咽喉肿痛、咳嗽、周身不适。【附记】引自《中华人民共和国药典》。屡用效佳。风寒感冒者忌服。

114. 妙灵丸

【组成】川贝母、地䓤、橘红、玄参各 80 克,羌活、木通、薄荷、赤芍、制天南星、葛根、桔梗、清半夏、钩藤、前胡各 60 克,冰片 10 克,朱砂 50 克,羚羊角(代)5 克,水牛角浓缩粉 10 克。【制法】丸剂。将上药共研成粉末,每 100 克粉加炼蜜 120～140 克制成蜜丸,每丸重 1.5 克,贮瓶备用。【用法】口服。每次 1 丸,温开水送(化)服,1 日 2 次。【功能】清热化痰,散风镇惊。【主治】用于风热夹痰所致的感冒,症见咳嗽发热、头痛眩晕、呕吐痰浊、鼻干口燥、咽喉肿痛。【附记】引自《中华人民共和国药典》。屡用效佳。本方不宜久用,中病即止。肝肾功能不全者慎用。

二、急性支气管炎

1. 止　嗽　散

【组成】桔梗(炒)、荆芥、蒸紫菀、蒸百部、蒸白前各60克,炒甘草36克,陈皮(水洗去白)30克。【制法】散剂。上药共研极细末,过100目筛,贮瓶备用。【用法】口服。每次9克,1日2～3次,温开水调服,于食后临卧服。初感风寒,生姜汤调下。或取上方剂量的十分之二,水煎服,每日1剂。【功能】化痰止咳。【主治】诸般咳嗽。【附记】引自清代程国彭《医学心悟》。屡用效佳。本方为新、久咳嗽通治之方。其药性温润和平,不寒不热,即无攻击过当之虞,大有启门驱贼之势。是以客邪易散,肺气安宁,故投之辄效。凡新、久咳嗽,咳痰不爽者,均可加减运用。但阴虚劳咳勿用。

2. 加味止嗽散

【组成】荆芥、紫菀、百部、白前、黄芩各10克,陈皮、桔梗、炙甘草、蝉衣各5克。【制法】散剂。上药共研细末,贮瓶备用。【用法】口服。每取上药末50～70克,水煎取汁内服,1日2～3次,直至治愈为止。【功能】宣肺、化痰、止咳。【主治】外感咳嗽,咯痰不爽。【附记】引自《中国当代中医名人志》许从渍方。屡用效佳。此方即《医学心悟》止嗽散加蝉衣、黄芩而成。仿非那根止咳糖浆意,取蝉衣、黄芩旨在抗过敏,增加其疗效,用治外感咳嗽,疗效确实。

3. 止咳定喘速效散

【组成】麻黄6克,甘草、地龙、僵蚕各9克,杏仁、葶苈子、白芥子、桑白皮、青皮各12克,姜半夏15克。【制法】散剂。上药共研极细末,过100目筛,贮瓶备用。【用法】口服。每次10克,2小时1次,1日6次,用开水吞服,服后30分钟左右起效,3小时后咳喘即可缓解,但应坚持服用3剂(料)以上。如作煎剂,剂量应增加。【功能】疏风散寒、宣肺降逆、化痰止咳、定喘。【主治】急性支气管炎,支气管哮喘,过敏性哮喘等。【加减】若有热性咳喘者,按麻黄3～4倍比例配石膏;表虚有汗改用炙麻黄;年老体弱、心率较速者,可加五味子、玉竹;血压较高者,配怀牛膝、生赭石以镇降;大便秘结者,加桃仁、熟大黄等;便血者,加仙鹤草、牡丹皮。【附记】引自《中国当代中医名人志》张健民方。临床屡用,均有特效。本方看似平淡,但对急性咳嗽初起收效较佳。

4. 祛咳散

【组成】满山红500克,米壳、杏仁、玉竹各60克,紫苏子、法半夏各30克。【制法】散剂。先将米壳、杏仁共研为细末,其余药品加水煎煮40～60分钟,取液过滤,药渣再加水适量煮40分钟,过滤取汁,弃渣,2次药液合并一起浓缩,并加入米壳、杏仁细粉搅匀,浓缩至稠状,逐渐烘干,研为细末,贮瓶备用。【用法】口服。每次5克,1日3次,温开水送服。【功能】止咳、平喘、化痰。【主治】急、慢性支气管炎,哮喘,感冒咳嗽等。【附记】引自程爵棠《百病中医膏散疗法》。屡用皆效。

5. 气管炎膏

【组成】川乌、草乌、麻黄、细辛、白芷、南星、白附子、川椒、皂角(去核皮)各150克,香油250毫升。【制法】膏药。将上述药物放入香油内炸枯后去渣,再把油熬开,放入樟丹400克用木棒搅动,待樟丹熟后,滴水成珠,试其硬度(卡断为度)。此时将锅离开火焰温度下降,膏药能拔丝时,放冰片100克细粉搅匀,2分钟后,加研细的白砒20克,薄荷脑4克。搅匀摊于牛皮纸或白布上备用。【用法】外用。先针刺天突穴1~1.5寸,不留针(斜刺),将膏药1块(10~15克)贴于刺过的穴位上固定。5天更换1次,3贴为1个疗程。进行第2个疗程时须休息7~10天以后再用。【功能】止咳、祛痰、平喘、消炎。【主治】支气管炎。【附记】引自程爵棠《百病中医膏散疗法》。屡用皆效。

6. 猴 枣 散

【组成】猴枣、朱砂(水飞)各0.9克,川贝母6克,天竺黄4.5克,沉香、法半夏各6克。【制法】散剂。将上药分别研成细末,和匀共研极细末,瓶装封固备用。【用法】口服。每次0.3克,1日1~2次,开水送下。【功能】消痰、止咳、平喘。【主治】急、慢性支气管炎。【附记】引自程爵棠《百病中医膏散疗法》。屡用效捷。

7. 止 咳 散

【组成】半夏15克,葶苈子、川贝母各8克,熟大黄、竹沥各6克。【制法】散剂。将前4味药烘干研细末,过80~100目筛,洒入竹沥,混入药粉中和匀,此为1包量。备用。【用法】口服。1岁以下每次1/3包;1—3岁每次1/2包;3—5岁每次2/3包;5—10岁每次1包;10—14岁每次服2包,1日2次。服时将药面用纱布包裹,煎煮5~10分钟,取汁服用。【功能】清热平喘、止咳化痰。【主治】小儿支气管炎。【附记】引自胡熙明《中国中医秘方大全》王瑞五方。屡用效佳。一般用药2~7天即可治愈。

8. 气 管 炎 膏

【组成】牙皂120克,冬虫夏草90克,肉桂、生半夏、天南星各9克,冰片6克,铅粉220克,芝麻油500毫升。【制法】膏药。先将牙皂、半夏、南星入麻油中炸枯去渣,再将余药研细末,依次加入麻油中,搅匀,收膏备用。【用法】外用。每取此膏适量,贴于膻中穴。3天更换1次,9天为1个疗程。【功能】镇咳祛痰、解痉平喘。【主治】急、慢性支气管炎。【附记】引自胡熙明《中国中医秘方大全》高振达方。多年应用,效果甚佳,总有效率为98%。

9. 二母宁嗽丸

【组成】生石膏60克,栀子(姜水炒)、黄芩各36克,枳实(麸炒)21克,知母、贝母各45克,桑白皮(蜜炙)、瓜蒌子(炒)、茯苓、橘皮各30克,甘草、五味子各6克。【制法】蜜丸。取上药上品,称量配齐。瓜蒌子单放。先将石膏等11味药共轧为细粉,和匀,过80~100目细罗。再将瓜蒌子轧碎,陆续掺入细粉轧细,和匀,过罗。取炼蜜[每药粉300克,约用炼蜜(110℃)240克,和药时蜜温90℃]与上药粉搅拌均匀,成滋润团块,分坨,搓条,制丸。每丸重9克,一料制70丸,分装,备用。【用法】口服。每次2丸,1日2次,温开水送服。【功能】清热化痰、顺气止嗽。【主治】由痰热壅肺,引起的咳嗽气逆、咽干口燥、胸满气促、声嘶喉痛、久嗽不止。【附记】引自《全国中药成药处方集》。屡用效佳。风寒咳嗽者忌服。忌食辛辣之物。

10. 小儿止嗽金丹(一)

【组成】玄参、麦冬、杏仁(炒)、胆南星(酒蒸)各120克,知母、苏子(炒)、苏叶、槟榔(炒)各60克,竹茹、桔梗、桑白皮、川贝母、天花粉、瓜蒌子、甘草各90克。【制法】蜜丸。取上药上品,称量配齐。麦冬、胆南星、杏仁、苏子、瓜蒌子单放。先将玄参等10味轧为粗末,取部分粗末与麦冬、胆南星同捣烂干燥后,与其余粗末共轧为细粉,再将杏仁等3味轧碎,陆续掺入细粉轧细,和匀过80~100目筛。取炼蜜[每药粉300克,约用炼蜜(116℃)360克,和药时蜜温100℃]与上药粉搅拌均匀,成滋润团块,分坨,搓条,制丸。

每丸重 3 克,一料制 936 丸。分装,备用。【用法】口服。每次 1 丸,周岁以内酌减,1 日 1～2 次,温开水化服。【功能】解热润肺、化痰止嗽。【主治】由外感风热引起的咳嗽痰盛,口干舌燥,腹满便秘。【附记】引自《全国中药成药处方集》。屡用效佳。

11. 至 宝 锭

【组成】橘皮、山楂(炒)、全蝎、麦芽(炒)、蝉蜕、白附子(制)、天麻、槟榔(炒)、羌活、僵蚕(麸炒)、钩藤、胆南星(酒蒸)、贝母、紫苏叶、薄荷、滑石、藿香、雄黄各 150 克,茯苓、六神曲(麸炒)各 600 克,牛黄 18 克,麝香、冰片各 12 克,朱砂 360 克,琥珀、白芥子(炒)各 90 克。【制法】蜜丸。取上药上品,称量配齐。牛黄、麝香、冰片、朱砂、雄黄、琥珀单包,胆南星单放。先将朱砂研为细末,雄黄、琥珀、麝香、牛黄、冰片先后研细,将橘皮等 19 味共轧为粗末,取部分粗末与胆南星同捣烂,晒干或低温干燥,再与其余粗末共轧为细粉,和匀,过 80～100 目细罗。取朱砂细粉置乳钵内,依次与雄黄、麝香、牛黄、冰片、琥珀充分研匀,再与橘皮、胆南星等细粉用套色法陆续配研,和匀过罗。再取炼蜜[每药粉 300 克,约用炼蜜(116℃)450 克,和药时蜜温 80℃]与上药粉搅拌均匀,成滋润团块,分坨,搓条,制丸。每丸重 1.5 克,一料制 7125 丸。分装,备用。【用法】口服。每次 1 丸,1 日 1～2 次,温开水送服。【功能】散风清热、化痰消食。【主治】由外感风寒,停乳伤食引起的发热咳嗽,呕吐泄泻等症。【附记】引自《江苏省中药成药标准暂行规定汇编》(第二册)。屡用效佳。忌食生冷、油腻之物。

12. 通宣理肺丸(一)

【组成】紫苏叶 432 克,黄芩、枳壳(麸炒)、橘皮、桔梗、茯苓、前胡、麻黄各 288 克,甘草、杏仁(炒)、半夏各 216 克。【制法】蜜丸。取上药上品,炮制合格,称量配齐。杏仁单放。将紫苏叶等 10 味共轧为细粉,再将杏仁轧碎,陆续掺入细粉轧细,和匀,过 80～100

目细罗。取炼蜜〔每药粉 300 克,约用炼蜜(110℃)525 克,和药时蜜温 100℃〕与上药粉搅拌均匀,成滋润团块,分坨,搓条,制丸。每丸重 6 克,一料制 1340 丸。分装,备用。【用法】口服。每次 1～2 丸,1 日 1～2 次,温开水送服。【功能】宣肺气、止咳嗽。【主治】由外感风寒引起的咳嗽,吐白痰,发热恶寒,头痛无汗,肢体酸痛。【附记】引自《全国中药成药处方集》。屡用效佳。忌食辛辣、油腻等物。

13. 清肺抑火丸

　　【组成】黄芩 672 克,栀子、桔梗、天花粉各 384 克,知母、苦参各 288 克,黄柏、前胡各 192 克,大黄 576 克。【制法】蜜丸。取上药上品,称量配齐。将上药共轧为细粉(制膏滋不粉碎),和匀过 80～100 目细罗。制蜜丸:取炼蜜〔每药粉 300 克,约用炼蜜(117℃)450 克,和药时蜜温 100℃〕与上药粉搅拌均匀,成滋润团块,分坨,搓条,制丸。每丸重 9 克,一料制 850 丸,分装,备用。制水丸:取上药粉,用冷开水泛为小丸,晒干或低温干燥,贮瓶备用。制膏滋。煎汁:上药酌予碎断,置锅内,加入高出药物的清水加热煎煮,水量蒸发减少时,适量续水,煎 4～5 小时,将汁取出,续入清水再煎,照此 3～4 次,取出残滓压榨,榨出液与煎汁合并过滤,静置。浓缩:取清汁置铜锅内,加热熬炼,表面起有泡沫时,随时捞出,汁转浓时,降低火力,用铜勺轻入锅底,不停搅拌,防止焦化。炼成清膏,取少许滴于能吸潮的纸上检视,以不渗纸为度。收膏:每清膏 300 克,另加炼净蜂蜜 600 克,入锅微炼搅和均匀,除去泡沫,入缸待凉,装瓶。每瓶装 60 克,备用。【用法】口服。蜜丸,每次 1 丸,1 日 2 次,温开水送服。水丸,每次 6 克,1 日 2 次,温开水送服。膏滋,每次 15～30 克,1 日 2 次,温开水冲服。【功能】清热通便、止咳化痰。【主治】由肺胃实热引起的咳嗽,吐黄痰,咽喉疼痛,口干舌燥,大便秘结,或鼻衄吐血等症。【附记】引自《全国中药成药处方集》。屡用效佳。凡风寒或肺寒咳嗽者忌服。孕妇忌服。

14. 乾 元 丹

【组成】大黄、天竺黄、连翘、白术(麸炒)、牛蒡子(炒)各24克，橘红30克，花粉、全蝎各45克，桔梗、羌活、天麻、麝香各6克，薄荷、胆南星(酒蒸)各3克，牛黄、琥珀、冰片各9克。【制法】蜜丸。取上药上品，称量配齐。琥珀、牛黄、冰片、麝香、胆南星、牛蒡子单放。先将琥珀轧为细粉过罗，牛黄、冰片、麝香分别研为细粉过罗，将大黄等12味共轧为粗末，取部分粗末与胆南星、牛蒡子同轧，干燥后，再与其余粗末轧细，和匀，过80～100目细罗。再取琥珀细粉置乳钵内，依次与牛黄、麝香、冰片细粉研匀，再与大黄等细粉用套色法陆续配研，和匀过罗。然后取炼蜜[每药粉300克，约用炼蜜(120℃)420克，和药时蜜温70℃]与上药粉搅拌均匀，成滋润团块，分坨，搓条，制丸。每丸重1.5克，一料制495丸。待丸药冷却后，另取金箔挂半金衣。分装，备用。【用法】口服。每次1丸，1日2次，温开水送服。【功能】清热退热、息风化痰。【主治】由停滞内热、外感风寒引起的身热痰盛、咳嗽气促、痰涎壅盛、惊悸抽搐。【附记】引自《北京市中药成方选集》。屡用效佳。

15. 解肌宁嗽丸(一)

【组成】麻黄、甘草各30克，前胡、菊花、黄芩、枳壳(麸炒)各120克，桑叶、桔梗、橘皮、紫苏叶、贝母各60克，生石膏96克，杏仁(炒)48克。【制法】蜜丸。取上药上品，称量配齐。杏仁单放。先将麻黄等13味共轧为细粉，杏仁轧碎，陆续掺入细粉轧细，和匀过80～100目细罗。取炼蜜[每药粉300克，约用炼蜜(120℃)450克，和药时蜜温100℃]与上药粉搅拌均匀，成滋润团块，分坨，搓条，制丸。每丸重3克，一料制777丸，分装，备用。【用法】口服。每次1～2丸，1日2次，温开水送服。3岁以下小儿酌减。【功能】解肌清热、止嗽化痰。【主治】由感冒风寒引起的憎寒发热、咳嗽痰多，气促作喘。【附记】引自《北京市中药成方选集》。屡用效佳。

16. 止咳素片

【组成】麻黄、桔梗、紫菀、百部、甘草各960克。【制法】片剂。取上药上品,称量配齐。取上药用煮提法提取3次,第一次加水12倍量,煮沸3小时;第二次加水10倍量,煮沸2小时;第三次加水8倍量,煮沸1小时。滤取3次药液,合并浓缩成稠膏状,放冷。另取淀粉480克,加入稠膏内,搅拌均匀,分成小块,晾干或低温干燥,轧为细粉。又喷洒适量冷开水,搅拌成软材,过16～18目筛网,制成颗粒,干燥后整粒。再取合格颗粒,加入2%～3%滑石粉(约30克),混合均匀,压成片剂。每片重0.2克,一料压7000片,包靛蓝色糖衣(每30 000克,用靛蓝1.15克,柠檬黄0.05克)打光,分装,备用。【用法】口服。每次5～10片,1日2次,温开水送服。【功能】镇咳、祛痰、清热、定喘。【主治】支气管炎,伤风咳嗽。【附记】引自中医研究院中药研究所《中药制剂手册》。屡用效佳。

17. 川贝枇杷露

【组成】川贝母315克,枇杷叶720克,桔梗60克,白糖72 000克,柠檬酸5.25克,薄荷脑1.65克,苯甲酸26.4克,羟苯乙酯(尼泊金)1.8克,杏仁香精17.5毫升,杨梅香精12.5毫升。【制法】糖浆。取上药上品,称量配齐。各药单放。取川贝母轧为4号粗末,用7倍量70%乙醇按渗漉法提取,滤取药液,回收乙醇,并浓缩至400毫升。再取枇杷叶、桔梗用煮提法提取2次,第一次加水10倍量,煮沸2.5小时;第二次加水8倍量,煮沸2小时。滤取2次药液,合并浓缩至1000毫升。取白糖置锅内,加入60%清水加热至沸,过滤静置,取上清液浓缩成糖浆至约8800毫升,加入适量蔗糖搅匀。然后混合,取川贝母浓缩液,与枇杷、桔梗浓缩液混合,加入苯甲酸、尼泊金搅匀过滤。再将薄荷脑与柠檬酸、杏仁香精、杨梅香精溶解,加入药液内,然后加入糖浆,搅拌均匀,并以蒸馏水调整应出液至足量11 000毫升。分装,备用(每瓶100毫升)。

【用法】口服。每次 10 毫升（约 1 汤匙），1 日 3 次。小儿酌减，温开水送服。【功能】清热宣肺、止咳化痰。【主治】伤风咳嗽，肺热咳嗽及支气管炎。【附记】引自中医研究院中药研究所《中药制剂手册》。屡用效佳。

18. 百部止咳糖浆

【组成】百部（蜜炙）、黄芩、陈皮各 3840 克，桔梗、桑皮、枳壳（炒）、杏仁各 1920 克，麦冬、知母、甘草、制南星各 960 克，白糖 26 400 克。【制法】糖浆。取上药上品，称量配齐。白糖单放。先取百部等 11 味，用煮提法提取 2 次。第一次加水至高出药料 4～6 寸，煮沸 3～4 小时；第二次加水至高出药料 2～3 寸，煮沸 2 小时。滤取 2 次药液，合并静置，取上清液浓缩成膏（比重为 1.26～1.27）。取白糖置锅内，加 60% 清水加热溶化，过滤静置，取上清液浓缩成糖浆至比重 1.26～1.27。然后取百部等浓缩液，兑入糖浆内，加热搅匀，测量比重至 1.26～1.27。冷却后加入 0.05% 尼泊金（以 6.5 倍乙醇溶解），0.3% 苯甲酸（以水溶解），食用香精 3 克，充分搅匀，调整应出液至足量 36 000 毫升，静置。分装（每瓶 100 毫升），备用。【用法】口服。每次 10～20 毫升（1～2 汤匙），1 日 2～3 次，温开水送服。小儿减半。【功能】清热止咳。【主治】由肺热引起的咳嗽、痰多、气促及小儿百日咳等症。【附记】引自中医研究院中药研究所《中药制剂手册》。屡用效佳。风寒咳嗽初起者勿服。

19. 治咳枇杷露

【组成】枇杷叶 3750 克，桔梗 690 克，百部 900 克，桑白皮 2250 克，白前 1200 克，白糖 8790 克，柠檬酸 240 克，薄荷脑 78 克，杏仁香精 80 毫升，杨梅香精 57 毫升。【制法】冲剂。取上药上品，称量配齐。白糖至杨梅香精等 5 味单放。先取枇杷叶至白前等 5 味用煮提法提取 2 次。第一次加水 10 倍量，煮沸 3 小时；第二次加水 8 倍量,煮沸 2 小时。滤取 2 次药液,合并浓缩为稠膏状。再加入柠檬酸,待溶解后,加入白糖粉(烘干,轧细),搅拌均匀,过 14~16 目筛网,制成颗粒,晾干或低温干燥。整粒时,将薄荷脑与杏仁香精、杨梅香精溶解,喷洒于颗粒内,密闭。分装,每袋 10 克,备用。【用法】口服。每次 1 袋,1 日 2 次,温开水冲服。小儿酌减。【功能】清肺、止咳、化痰。【主治】咳嗽多痰,支气管炎等症。【附记】引自中医研究院中药研究所《中药制剂手册》。屡用效佳。

20. 清热化痰片

【组成】桔梗、川贝母、杏仁、天花粉各 4.5 克,礞石、枳壳、胆南星、石菖蒲、栀子、橘红、大黄、薄荷、甘草各 3 克,麦冬、瓜蒌仁各 6 克。【制法】片剂。上药共研细末,按制剂要求,制成片剂。每片重 0.3 克,分装,备用。【用法】口服。周岁每次 2~3 片,白开水送下。【功能】清热化痰、止咳平喘。【主治】急性支气管炎,喘息性支气管炎。【附记】引自张奇文《幼科条辨》。屡用有效。

21. 清 肺 丸(一)

【组成】前胡、桔梗、苦杏仁、炒枳壳、紫苏子、紫菀、旋覆花、天竺黄各 6 克,浙贝母、枯黄芩各 9 克,化橘红、建神曲、海浮石各 12.5 克,紫苏叶、薄荷、甘草各 3 克。【制法】蜜丸。上药共研细末,炼蜜为丸,每丸重 1.6 克,分装,备用。也可制成片剂,每片 0.3 克。【用法】口服。1 日总量,1 岁 2 丸,3 岁 4 丸,6 岁 6 丸。分 2~3 次,温开水送服。每丸相当片剂 2 片。【功能】宣肺解表、止嗽化痰。【主治】急性气管炎,风热感冒所致咳嗽、吐白黏痰或黄稠痰。【附记】引自徐振纲《何世英儿科医案》。屡用效佳。

22. 化 痰 散

【组成】川贝末 9 克,猴枣 0.3 克。【制法】散剂。上药共研极细末,分装,每包1克重,备用。【用法】口服。1日总量,1岁1包,3岁2包,6岁3包。分2~3次,温开水送服。【功能】清热化痰。【主治】亚急性支气管炎、哮喘性支气管炎的迁延状态、慢性支气管炎,肺炎出现肺热证的痰涎壅盛等。【附记】引自徐振纲《何世英儿科医案》。屡用效佳。对无喘性喉中痰鸣,单服本药,一般2~3日内可使痰鸣消失。惟药源稀少,药价昂贵,常于一般治疗无效时应用。

23. 二 根 散

【组成】鲜苇根、鲜芦根、冬瓜子(炒)各18克,炙白前、炙前胡、桑白皮、炒芥穗、苦桔梗、炒枳壳、炙化橘红各5克,炒香豉、酒条芩10克,炒山栀、白杏仁、冬桑叶各6克,炙甘草3克。【制法】散剂。上药晒干或烘干,共研细末,贮瓶备用。也可制成丸剂,即用方中苇根、芦根水煎2次,取浓汁备用,余药共研细末,用药汁泛为小丸,备用。【用法】口服。每次6~9克,1日3次,开水冲服。【功能】疏表清热、宣肺止咳。【主治】风热咳嗽(急性支气管炎)。【附记】引自祝谌予《施今墨临床经验集》。屡用效佳。

24. 麻杏止咳丸

【组成】炙麻黄1.5克,炒杏仁6克,软射干、炙白前、炙桑皮、炙前胡、炙陈皮、炙紫菀、炙苏子、苦桔梗各5克,五味子(北细辛0.6克,同打)2.4克,川桂枝、炙甘草、酒黄芩各3克,杭白芍、云茯苓各10克。【制法】水丸。上药称量配齐后,通过晒干或烘干,共研极细末,为散剂;药粉水泛为小丸,为丸剂。贮瓶备用。【用法】口服。每次9~15克,1日3次,温开水送服。小儿剂量酌减。病情重者,也可先用水煎服,每日1剂。【功能】疏散风寒、宣肺止咳。【主治】风寒咳嗽(急性支气管炎或慢性急性发作)。【附记】引自祝谌予《施今墨临床经验集》。屡用效佳。本方对于冬日外感风寒所致急性气管炎者,用之也多效。

25. 抗菌消炎片

【组成】金银花、大青叶、金钱草、百部各 30 克,知母 24 克,黄芩、生大黄各 15 克。【制法】片剂。先将金银花、黄芩共研为细粉。再将其他 5 味药浓煎过滤,将滤液浓缩成膏剂,将上药粉掺入膏内,充分混合均匀后制粒,压片,每片重 0.5 克。分装,备用。【用法】口服。每次 3～5 片,1 日 3 次,温开水送服。【功能】抗菌消炎。【主治】上呼吸道感染,急、慢性支气管炎,急、慢性扁桃体炎及其他感染者。【附记】引自曹春林《中药制剂汇编》。屡用效佳。

26. 半夏止咳糖浆

【组成】法半夏、苦杏仁各 15 克,款冬花、陈皮、紫菀各 9 克,马兜铃、麻黄各 6 克,瓜蒌皮 12 克。【制法】糖浆。以上 8 味,陈皮蒸馏提取挥发油,芳香水用乙醇调兑作溶媒,残渣用 20% 乙醇渗漉,取液减压、低温浓缩为流膏。法半夏用 70% 乙醇渗漉,取液回收乙醇,减压低温浓缩为流膏。苦杏仁压榨去脂肪油,其渣水解,蒸馏取杏仁水。紫菀、麻黄、瓜蒌皮、款冬花、马兜铃混合用沸水保温渗漉,或煎煮取液,减压低温浓缩为流膏。再合并所有流膏,加入单糖浆 350 毫升,搅拌均匀,再煮沸 10 分钟,取出趁热过滤,并随即加入 0.3% 苯甲酸防腐。冷后加陈皮挥发油、0.02% 的薄荷油及杏仁水 16 毫升,再调整全量至 500 毫升,贮瓶备用。【用法】口服。每次 20 毫升(2 调羹),1 日 3 次,温开水冲服。小儿酌减。用时摇匀。【功能】止咳除痰。【主治】风寒咳嗽;痰多气逆,胸闷不爽。【附记】引自《重庆市中药成方制剂标准》。屡用效佳。

27. 贝母二冬膏

【组成】天冬、麦冬各 120 克,川贝母 180 克,冰糖 240 克。【制法】膏剂。先将川贝母研细粉过 120 目筛,另置。天冬酌予切断,同麦冬分次水煎,取煎出液,至味尽,去渣。将煎出液合并,用文火浓缩成清膏。冰糖用适量开水加热溶化,加入上列清膏内,再加入川贝母细粉,搅匀,收膏即得。贮瓶备用。【用法】口服。每次1匙(约10毫升),1日2次,温开水冲服。【功能】润肺化痰。【主治】肺热咳嗽、痰多。【附记】引自《重庆市中药成方制剂标准》。屡用效佳。

28. 化 嗽 片

【组成】桔梗、荆芥、紫菀、百部、白前各9克,甘草3克,陈皮4.5克。【制法】片剂。荆芥、陈皮分别蒸馏提取挥发油,留取残渣及母液;百部以70%乙醇渗漉至尽,合并渗漉液,回收乙醇,浓缩成稠膏,残渣留用;桔梗、甘草共研细粉,过120目筛,留取细粉6.3克,剩余粗粉和紫菀、白前及以上余渣混合,沸水保湿渗漉或煎煮取液,浓缩至稠膏状,再加入以上稠膏拌匀,继续浓缩成稠膏,与桔梗、甘草细粉串研,低温干燥,再研细粉,过80目筛,混合均匀;然后用适量乙醇做成颗粒,低温干燥,最后喷入挥发油,压片。每片重0.45克,一料压36片。分装,备用。【用法】口服。每次3~5片,1日3次,温开水送服。【功能】止嗽化痰、兼解表邪。【主治】外感咳嗽,咳痰不爽。【附记】引自《重庆市中药成方制剂标准》。屡用效佳。

29. 解肌宁嗽片

【组成】桔梗、天麻、前胡、陈皮、枳壳、葛根、天花粉、玄参、杏仁、半夏(制)、浙贝母各10千克,茯苓(去皮)、甘草各8千克,木香3千克,紫苏叶6千克。【制法】片剂。①桔梗用70%乙醇,天麻、前胡、陈皮用60%乙醇,枳壳、葛根用45%乙醇,天花粉、茯苓用25%乙醇,以上八味按浸渍法制成浸膏。②紫苏叶、木香2味按水蒸气蒸馏法提取挥发油。水溶液再浓缩成浸膏。③甘草、玄参、杏仁3味按水煮法制成浸膏。④半夏、浙贝母制成细粉,作赋形剂用。⑤将以上浸膏、赋形剂用淀粉混匀后,按水制颗粒法制成颗粒。待颗粒冷后加入木香油、苏叶油混匀后制成片剂,每片重 0.3 克。分装,备用。【用法】口服。1—2 岁每次 4 片,周岁以内酌减, 1 日 2 次,温开水化服。成人每次 5～6 片,1 日 3 次,温开水送服。 【功能】散风解肌、止嗽化痰。【主治】伤风咳嗽,头痛身热,口渴咽 干,鼻流清涕,呕吐痰涎。【附记】引自《天津市中成药规范》(附 本)。屡用效佳。

30. 止 咳 膏

【组成】枇杷叶、功劳叶各 9.4 克,桔梗 6.3 克,甘草 3.1 克,砂 糖 250 克,苯甲酸 1.0 克,水适量。【制法】膏药。枇杷叶去毛茸, 用纱布包好,与桔梗、甘草、功劳叶同放锅内,加水 7000 毫升,不断 翻动,煮沸 45 分钟,用纱布过滤;滤渣加水 5000 毫升,再煮沸 30 分钟,压滤,2 次滤液合并,浓缩至 600 毫升左右,加入苯甲酸 1.0 克,搅匀。另取砂糖 250 克,置铁锅内,加热溶化至老黄色,将浓缩 药液缓缓倾入糖浆中,不断搅拌,加完后,继续搅拌,用文火浓缩收 膏,直至膏成。一料得 450 克。冷后,分装,备用。【用法】口服。 每次 5 克,1 日 3 次,温开水送服。【功能】止咳化痰。【主治】伤风 咳嗽。【附记】引自曹春林《中药制剂汇编》。屡用效佳。

31. 加味麻甘丸

【组成】麻黄、杏仁各 6 克,生石膏、百部各 9 克,甘草 4.5 克。 【制法】蜜丸。将杏仁、石膏水煎 3 次,取汁浓缩,加蜜收膏。其余 3 味焙焦共研细末,过 80～100 目筛后,用杏仁、石膏的蜜膏调和 为丸,每丸重 12 克。分装,备用。【用法】口服。每次 1 丸,1 日 2 次,饭后开水送服。连服 10 天为 1 个疗程。也可作汤剂,水煎服。 【功能】止咳平喘、利肺消炎。【主治】气管炎及支气管炎。【附记】 引自《湖北科技资料》。屡用效佳。

32. 支气管炎片

【组成】鱼腥草 31.3 克,白头翁 16 克,黄连素 0.5 克,猪胆粉 2 克。【制法】片剂。鱼腥草用 60% 乙醇渗漉,渗漉液减压回收乙醇,浓缩液于 80℃ 干燥研粉;白头翁水煎,浓缩成膏,80℃ 干燥研粉;以上细粉混合,加入黄连素及猪胆粉混合均匀,制粒,再加入适量硬脂酸镁混匀,打片,每片重 0.5 克。分装,备用。【用法】口服。每次 6 片,1 日 3 次,温开水送服。【功能】清热解毒、镇惊止咳。【主治】急、慢性支气管炎。【附记】引自曹春林《中药制剂汇编》。屡用多效。

33. 复方枇杷颗粒

【组成】枇杷叶 3406.25 克,桑皮 312.5 克,百部 750 克,桔梗 281.25 克,白前 468.73 克,香草香醚 0.1%,糖粉适量。【制法】颗粒。将以上前 5 味用水煎 2～3 次至基本味尽,去渣。将煎出液合并过滤,浓缩至稠膏状,在 85℃ 测比重为 1.30～1.36 时加入糖粉制粒干燥,拌入 0.1% 香草香醚,制成 1000 包,每袋装 10 克,备用。【用法】口服。每次 1 袋,1 日 2 次,开水冲服。【功能】止咳化痰。【主治】伤风咳嗽,支气管炎。【附记】引自《浙江省药品标准》(中成药部分)。屡用效佳。

34. 气管炎片(一)

【组成】麻黄碱 20 毫克,黄芩素 40 毫克,杏仁腈 0.003 毫克,白果 3 克,甘草酸 50 毫克。【制法】片剂。①黄芩素(粗品提取):取黄芩粗粉蒸煮提取,共蒸煮 3 次,每次 1 小时,3 次提取浓缩液后,加盐酸调至 pH1～2,80℃ 保温 1 小时,放置沉淀过夜,倾出上清液,沉淀用滤纸抽滤,沉淀加 10 倍量水,用氢氧化钠(40%)调 pH 至 7,纱布过滤后用盐酸调 pH1～2,80℃ 保温 1 小时,放置过夜,倾去上清液,沉淀用 50% 乙醇洗涤抽滤,100℃ 以下烘干磨粉,即得黄芩素粗品,供压片用。②甘草酸、氨盐提取:取甘草流浸膏,加入硫酸至 pH 约等于 1,到不出沉淀止,上清液倾出,沉淀抽滤,加入 5 倍量水,加氨水调 pH 约 8,放置,上清液在 30℃下烘干,制成颗粒。③杏仁腈合成:取氰化钠放入反应瓶加水溶解后,盐冰溶冰冻至－5℃,用分液漏斗缓缓加入苯甲醛,保持温度 15℃以下,可加入少量冰块降温至滴完苯甲醛,将温降至－5℃开排风,自分液漏斗中缓缓加入盐酸,保持温度在 5℃以下,滴完后静置 15 分钟,放入分液漏斗中分取淡黄色油状物加等量冰水洗 2 次,密闭放入冰箱,保存备用。④白果提取(流膏):取白果肉对滚处理后,蒸煮共 3 次分别 1 小时、1 小时、0.5 小时提取,薄膜蒸发后,再减压浓缩,用 60%乙醇提取,回收乙醇,浓缩至膏状。⑤制粒,压片:取麻黄碱溶于白果流膏内,拌入黄芩粉,放入搅拌机内,加入适量淀粉,用颗粒机制成颗粒,干燥,整粒,加入甘草粉,将杏仁腈拌入滑石粉内,再与颗粒混合,加入硬脂酸镁 0.8%混匀压片,每片重 0.5克。分装,备用。【用法】口服。每次 1 片,1 日 2 次,温开水送服。【功能】清热利肺、止咳平喘。【主治】气管炎。【附记】引自曹春林《中药制剂汇编》。屡用效佳。

35. 气管炎片(二)

【组成】穿龙骨、黄芩、地龙、麻黄各 2000 克,蜂蜡 150 克。【制法】片剂。上药共研细末,过 100 目筛,将药渣水煎浓缩得水剂,弃药渣,将药粉入药浓液,拌和、制粒、压片。每片 0.5 克。分装,备用。【用法】口服。每次 4 片,1 日 3 次,10 天为 1 个疗程,可连续服用。【功能】祛风清热、止咳平喘。【主治】气管炎。【附记】引自辽宁《医药卫生》。屡用效佳。

36. 气管炎片(三)

【组成】麻黄 94 克,黛蛤散 312 克,苦杏仁 42 克,猪胆汁 200毫升,桃胶适量。【制法】片剂。取麻黄粉碎,过 120 目筛,与黛蛤散混合均匀。另取杏仁加 6 倍量水煮沸 30 分钟,用纱布过滤。滤液与猪胆汁合并浓缩至约 200 毫升,与上述药粉混合,加 5％桃胶(取桃胶适量,加适量水,加热溶解成胶浆)混匀,制粒,干燥。加 2％滑石粉混合,压片。每片重 0.5 克,一料压 1000 片。分装,备用。【用法】口服。每次 5 片,1 日 3 次,温开水送服。【功能】止咳平喘、清热化痰。【主治】气管炎。【附记】引自《北京市中草药制剂选编》。屡用效佳。

37. 黄芩解毒片

【组成】蒲公英、金银花、大青叶、百部各 100 克,知母 80 克,黄芩、生大黄(勿用水洗)各 60 克。【制法】片剂。先将金银花与黄芩粉碎过筛(100～120 目)。其余 5 味药用 2 倍量水浸泡约 2 小时后煎煮,待水剩一半时,取出煎液,药渣加水,再煮 2 次。然后,混合 3 次煎液用文火浓缩成膏状,待冷至 40℃左右时掺入金银花、黄芩粉,混匀,制粒,压片,每片重 0.5 克。分装,备用。【用法】口服。首次 6 片,以后每次 4 片,1 日 4 次,温开水送服。【功能】清热解毒、消炎止咳。【主治】急性支气管炎。亦可用于感冒,流行性感冒,急性扁桃体炎及急性淋巴结炎。【附记】引自《感冒·气管炎验方选编》。屡用效佳。

38. 止 咳 丸

【组成】麻黄、甘草、射干各 40 千克,杏仁(去油)、百部、紫菀各 80 千克,黄芩(去糟坞)100 千克,陈皮 60 千克,生石膏 200 千克。【制法】药汁丸。①先将药材加工洗净,杏仁(去油)15％～20％,甘草劈裂,射干打块,生石膏打碎渣。②煮提:生石膏加水先煮 4 小时,再放入甘草、紫菀、射干,煮提 2 次,分别为 3 小时、1 小时,合并滤液,过滤,减压浓缩至比重 1.30～1.35,温度(50℃)的稠膏。③原粉:麻黄、百部、黄芩、陈皮粉碎成细粉,过 100 目细罗,混匀。④制丸:取原粉与稠膏,按比例泛丸,每百粒湿重 2 分,过筛加膏焙粉,用低温干燥。⑤上衣:每500克干丸药,用明胶5分,蜂蜡粉2厘为衣闯亮,干燥后,分装(每袋12克),备用。【用法】口服。每次6克,1日2次,温开水送下。【功能】清热解表、润肺定喘。【主治】由内热感冒引起的急、慢性支气管炎,咳嗽痰多,鼻塞声重,胸满咽痛,气促作喘。【附记】引自《北京市中成药规范》(第二册)。屡用效佳。

39. 伤风咳嗽颗粒

【组成】橘皮、黄芩、枳壳、桔梗、茯苓、前胡、麻黄各9.6千克,苦杏仁霜3.6千克,甘草、半夏(制)各7.2千克,紫苏14.4千克。【制法】颗粒。以上11味,除橘皮研粉过100目筛、苦杏仁霜研粉过80目筛、紫苏提油外,先将其余8味药水煎2次,每次2～3小时,药汁滤过,浓缩至比重1.38～1.40(热测),成清膏。再将橘皮粉、苦杏仁霜粉先与紫苏油拌匀,加入清膏重量200%的砂糖粉。然后与清膏混匀,制成颗粒,干燥,过筛,分装即得。每袋装9克,为黑褐色颗粒。【用法】口服。常用量1次半袋,1日2次,嚼咽或吞服,宜多饮水。【功能】解表、宣肺、化痰、止咳。【主治】风寒咳嗽,痰多气促,鼻塞头痛。【附记】引自《上海市药品标准》。屡用效佳。

40. 咳 停 片

【组成】桔梗流浸膏、远志流浸膏各30毫升,乳酸钙45克,甘草粉50克,贝母流浸膏20毫升,八角茴香油2毫升,甘草浸膏20克,辅料适量,氯化铵25克。以上为每1000片含量。【制法】片剂。按片剂常规制法制片。【用法】口服。常用量每次1～3片,1日3～4次,嚼碎吞服或含服。【功能】祛痰镇咳。【主治】感冒咳嗽,气管炎等。【附记】引自《上海市药品标准》。屡用效佳。

41. 消炎抗菌片

【组成】石榴皮浸膏粉 148 克,地榆浸膏粉 108 克,碳酸氢钠 7 克,黄芩浸膏粉 78 克,黄芩粉 16 克,硬脂酸镁 1.05 克。【制法】片剂。取石榴皮、黄芩、地榆分别洗净切片,分别加水适量煎煮 2 次,石榴皮每次煮 10 分钟,黄芩和地榆每次煮 40 分钟,过滤,分别合并 2 次滤液,滤液分别浓缩成浓膏,再经 90～100℃干燥,研细,过 100 目筛即得。又取黄芩洗净泥沙,晒干或烘干,打粉,过 120 目筛,即得黄芩粉。再按处方比例,分别称取石榴皮、黄芩、地榆的浸膏粉和黄芩粉混合均匀,用 30% 乙醇制粒,于 80℃以下烘干,加入碳酸氢钠和硬脂酸镁,混匀,压制成片,包衣即得。每片重 0.35 克,一料制 1000 片。分装,备用。【用法】口服。每次 4～5 片,1 日 4 次,儿童酌减,温开水送服。【功能】清热解毒、凉血止血、涩肠止痢。【主治】肺热咳嗽,热病烦渴,湿热泻痢,热淋,扁桃体炎,急、慢性菌痢,上呼吸道感染,耳鼻喉科炎症,支气管炎,泌尿道感染等。【附记】引自曹春林《中药制剂汇编》。屡用效佳。本方对金黄色葡萄球菌、福氏痢疾杆菌、大肠埃希菌、变形杆菌等均有明显抗菌作用。

42. 止咳糖浆

【组成】麻黄、南沙参各 100 克,百部 120 克,杏仁、白前各 60 克,黄芩 150 克,非那根 100 毫克,苯甲酸钠 4 克,蔗糖 750 克。【制法】糖浆。先将前 6 味中药粉碎,加水煎煮 3 次过滤,合并 3 次滤液,浓缩至 800 毫升,加入蔗糖搅拌溶解。量取非那根和苯甲酸钠溶于少量冷开水内,加入制得的糖浆中混匀,并添适当冷开水使成全量成 1000 毫升即得。分装,备用。【用法】口服。每次 5～10 毫升,1 日 3 次,温开水送服。小儿酌减。【功能】止咳平喘、清热化痰。【主治】支气管炎与支气管哮喘。【附记】引自沈阳药学院《常用药物制剂》。屡用效佳。

43. 莱阳梨止咳糖浆

【组成】莱阳梨清膏 260 克,杏仁水 15 毫升,百合流浸膏 10 毫升,桔梗流浸膏 25 毫升,北沙参流浸膏 20 毫升,远志流浸膏 12.5 毫升,麻黄提液 50 毫升,薄荷脑 0.0625 克,白砂糖 450 克,苯甲酸钠 5 克。【制法】糖浆。①莱阳梨清膏制备:取成熟的莱阳梨,去腐,去虫蚀、果柄,洗净,捣碎轧汁,浓缩至比重 1.28～1.32,加苯甲酸钠适量,溶解后封存即得。②流浸膏制备:取北沙参、百合、桔梗、远志分别制成粗粉,分别用 60% 乙醇作溶媒,浸渍 24 小时,缓缓渗漉,收集滤液,滤过,浓缩至使每毫升相当原生药即得。③麻黄提取液的制备:取麻黄切成小段,称取 50 克,加水煎煮 2 次,第一次加水 8～10 倍,第二次加水 6～8 倍,均为 2 小时,合并滤液,澄清滤过,滤液蒸发至 50 毫升,加乙醇 25 毫升,搅匀,静置沉淀 48 小时,滤过,滤液蒸发至 50 毫升即得。取白砂糖加水适量溶解,煮沸。加入苯甲酸钠及莱阳梨清膏,搅匀,趁热过滤,待降至室温,依次加入麻油提取液、北沙参流浸膏、桔梗流浸膏、远志流浸膏、百合流浸膏、杏仁水、薄荷脑(用乙醇 5 毫升溶解),搅匀,加冷开水至全量(1000 毫升),滤过即得。分装,备用。【用法】口服。每次 10 毫升,1 日 4 次,小儿酌减。【功能】镇咳祛痰。【主治】由伤风感冒引起的咳嗽多痰,急、慢性气管炎,哮喘等症。【附记】引自《山东省药品标准》(中成药部分)。屡用效佳。

44. 气管炎片(四)

【组成】麻黄 400 克,蒲公英 200 克,紫苏子(去油)、海浮石、白前各 150 克,麦冬 125 克,紫菀、百合、甘草各 75 克,白果(去壳)、罂粟壳、橘红各 50 克。【制法】片剂。①取白果、罂粟壳、橘红粉碎成细粉。②麻黄、蒲公英、紫苏子、海浮石、白前、麦冬、紫菀、百合、甘草,照煎煮法提取 2 次,分别为 2 小时、1 小时,将提取液澄清、滤过,蒸发至稠膏状。③取①项药材细粉,与②项稠膏,照制颗粒二法,加入干膏粉重量 7%的饴糖,5%的淀粉,打浆制粒,压片,包衣,即得。每片重 0.25 克,分装,备用。【用法】口服。每次 5 片,1 日 3 次,小儿酌减,温开水送服。【功能】止咳、定喘。【主治】急、慢性支气管炎。【附记】引自《山东省药品标准》(中成药部分)。屡用效佳。凡高血压、心脏病患者忌服。

45. 复方贝母片

【组成】川贝母 120 克,麻黄 132 克,远志(甘草水制)、五味子各 170 克,桔梗、陈皮各 300 克,甘草 240 克,法半夏、罂粟壳各 160 克,紫菀、海浮石各 40 克。【制法】片剂。①取川贝母、法半夏、甘草、海浮石,粉碎成细粉,过筛。②罂粟壳、紫菀、麻黄、五味子、远志,照煎煮法提取 2 次,分别为 3 小时、2 小时,提取液澄清,滤过,蒸发至稠膏状。③陈皮照挥发油提取法提取挥发油至尽。④桔梗制粗粉,照渗漉法用 70%乙醇,作溶媒,浸渍 24 小时。开始渗漉,收集漉液,回收溶媒,蒸发至稠膏状。⑤将①项药材细粉与②、④项稠膏照制颗粒二法,并补充适量淀粉制粒,使颗粒总量达 912 克,加入陈皮油 6 毫升,压片,包衣,每片重 0.3 克。分装,备用。【用法】口服。每次 3~6 片,1 日 3 次,小儿酌减。【功能】止咳、化痰、平喘。【主治】风寒咳嗽,急、慢性支气管炎及痰喘等。【附记】引自《山东省药品标准》(中成药部分)。屡用效佳。凡高血压、心脏病患者忌服。

46. 止咳颗粒

【组成】百部、桔梗各 430 克,车前草、桑叶各 600 克,枇杷叶 1200 克,薄荷脑 0.87 克,淀粉适量,糖粉适量。【制法】颗粒。取前 5 味药,按煎煮法提取 2 次,分别为 2 小时、1 小时,合并煎煮液,过滤。浓缩至 1 毫升相当原生药 1 克,搅拌加入与浓缩液等体积的 90%乙醇,静置过夜,过滤,水浴回收乙醇,浓缩成稠浸膏,稍冷,依次加入淀粉、糖粉,制成软材,过筛制粒,充分干燥。将薄荷脑溶于 10 毫升 95％的乙醇中,喷雾于颗粒上,混合均匀,置容器中密闭 2 小时。分装,备用。【用法】口服。每次 1 包(约 10 克),1 日 3 次,温开水送服。【功能】祛痰、镇咳。【主治】气管炎,支气管炎。【附记】引自内蒙古《药物制剂手册》。屡用效佳。

47. 抗炎颗粒

【组成】大青叶、筋骨草、忍冬藤各 100 克,蒲公英、板蓝根各 75 克,石豆兰 50 克。【制法】颗粒。以上 6 味洗净,切碎,水煎 2 次,过滤,合并滤液并浓缩。加等量 95％乙醇,静置,过滤,回收乙醇后,浓缩成稠浸膏。加适量淀粉、糖粉,充分拌匀,通过 14～16 目筛网,制成颗粒。干燥后,过 14 目筛,用聚乙烯薄膜袋分装成 33 包,备用。【用法】口服。每次 1 包,1 日 3 次,温开水送服。【功能】抗菌消炎。【主治】急性支气管炎,咽喉炎,肺炎,扁桃体炎等。【附记】引自《浙江省中草药制剂技术》。屡用效佳。

48. 半 夏 片

【组成】麻黄 25 千克,前胡、橘皮、桔梗各 19 千克,苯甲酸钠 6 千克,远志(泡)22 千克,细辛、款冬花各 16 千克,砂糖 50 千克,白前 18 千克,半夏粉 150 千克。【制法】片剂。以上 11 味,除半夏粉(半夏粉为炙半夏经粉碎,过 100 目筛的细粉)、苯甲酸钠、砂糖外,余药共研细粉,过 100 目筛。然后加入半夏粉及苯甲酸钠,和匀。取砂糖加水溶解,滤过,与淀粉 20 千克,白糊精 20 千克及上述混合粉搅匀,制成颗粒,干燥。每 100 克干颗粒加润滑剂 1 克,压制成片,即得。每片重 0.4 克。分装,备用。【用法】口服。每次 4～5 片,1 日 4 次,温开水送服。【功能】止咳化痰。【主治】咳嗽痰多。【附记】引自保定《合作医疗药厂制剂技术》。屡用效佳。

49. 杏苏止咳糖浆

【组成】杏仁水 90 毫升,紫苏叶、前胡各 64 克,甘草 16 克,桔梗、陈皮各 48 克,蔗糖 614 克,香精适量,苯甲酸钠 3 克。【制法】糖浆。先取紫苏叶、前胡、陈皮加水蒸馏。收集蒸馏液 100 毫升,残渣用水煮 2 次,药液保存;桔梗、甘草加水煎煮两次,煎液合并,过滤,加紫苏、前胡、陈皮的水煎液,浓缩至约 700 毫升,静置 36 小时,取上清液,加蔗糖、苯甲酸钠加热使溶解,浓缩至热测比重 1.21,趁热过滤,放冷,加紫苏、前胡、陈皮的蒸馏液,杏仁水、香精及水至 1000 毫升,搅匀,即得。分装,备用。【用法】口服。每次 10～15 毫升,1 日 3 次,小儿酌减。【功能】宣肺气、散风寒、镇咳祛痰。【主治】感冒风寒,咳嗽气逆。【附记】引自《河南省药品标准》。屡用效佳。

50. 八味檀香散

【组成】檀香 200 克,生石膏、红花、甘草、丁香、北沙参、拳参、白葡萄干各 100 克。【制法】散剂。上药共研细末,分装(每袋 15 克),备用。【用法】口服。每次 2～3 克,1 日 1～2 次,温开水送服。【功能】清热润肺、止咳化痰。【主治】肺热咳嗽,痰中带脓。可用于支气管炎,肺痈。【附记】引自《中华人民共和国药典》1985 年版。本方系蒙古族验方。屡用效佳。

51. 三叶止咳糖浆

【组成】枇杷叶、桑叶、野菊花叶各 500 克。【制法】糖浆剂。上药加水煎煮 3 次,合并滤液,并浓缩至稀膏状,加入蔗糖适量,苯甲酸钠少许,和匀即得。分装(每瓶装 100 毫升),备用。【用法】口服。每次 10～20 毫升,1 日 3 次,温开水送服。【功能】清热润肺、祛痰止咳。【主治】伤风咳嗽,肺热咳嗽,支气管炎。【附记】引自《集验中成药》。屡用效佳。

52. 儿咳宁糖浆

【组成】枇杷叶、桔梗、甘草、橙皮酊各适量。【制法】糖浆剂。

按糖浆制剂要求制。每瓶装 100 毫升。【用法】口服。每次 10～15 毫升,1 日 2～3 次。3 岁以下小儿酌减。【功能】止咳祛痰。【主治】感冒咳嗽,支气管炎。【附记】引自《集验中成药》(广东韶关地区制药厂)。屡用效佳。

53. 小儿止咳散

【组成】川贝母 100 克,天花粉 50 克,生石膏 150 克,甘草 60克。【制法】散剂。上药共研细末,贮瓶备用。【用法】口服。周岁以内,每次 0.5 克;2—3 岁,每次 1 克;4—7 岁,每次 2 克;8—12岁,每次 2.5～3 克。1 日 2 次,温开水送服。【功能】清肺、化痰、止咳、平喘。【主治】肺热咳嗽,多痰,喘满气促。【附记】引自《集验中成药》。屡用效佳。风寒咳嗽者忌服。

54. 小儿止嗽金丹(二)

【组成】玄参、麦冬、苦杏仁、胆南星、紫苏子、槟榔、天花粉、紫苏叶、川贝母、知母、瓜蒌子、甘草、桔梗、竹茹、桑白皮各适量。【制法】蜜丸。上药共研细末,炼蜜为丸,每丸重 3 克。分装,备用。【用法】口服。每次 1 丸,1 日 2 次,周岁以内小儿酌减,温开水送服。【功能】清热化痰、润肺止咳。【主治】小儿痰热咳嗽,口干舌燥,腹胀便秘,久咳痰盛,内热发热。【附记】引自《集验中成药》。屡用效佳。

55. 小儿金丹片

【组成】西河柳、荆芥穗、前胡、薄荷、牛蒡子、防风、羌活、大青叶、朱砂、钩藤、天麻、羚羊角(代)、犀角(代)、贝母、橘红、半夏、枳壳、胆南星、桔梗、玄参、木通、赤芍、生地黄、葛根、冰片、甘草各适量。【制法】片剂。按片剂制剂要求,压制成片。每片重 0.7 克,每瓶装 6 片。【用法】口服。每次 3 片,一日 2 次,温开水送服。周岁以内酌减。【功能】祛风化痰、解热镇惊。【主治】小儿受风着凉,外邪化热郁肺所致之肺热咳嗽,头痛发热,鼻流清涕,咽喉肿痛,惊悸心烦,疹出迟缓。【附记】引自《集验中成药》(《普济方》小儿金丹加味)。屡用效佳。忌食辛辣油腻食物。

56. 小儿咳宁糖浆

【组成】白前 100 克,紫菀、桔梗各 35 克,氯化铵 10 克,喷托维林(咳必清)1.5 克。【制法】糖浆剂。先将前 3 味药加水煎煮 3 次,过滤弃渣,合并 3 次滤液,并浓缩至稀膏状,加入单糖浆适量。和匀,再加氯化铵粉、咳必清粉,和匀,继续浓缩至糖浆状,每瓶装 100 毫升,备用。【用法】口服。5 岁以下,每次 3～5 毫升;5 岁以上,每次 5～10 毫升。1 日 3 次,温开水送服。用时摇匀。【功能】镇咳祛痰。【主治】小儿感冒咳嗽,支气管炎。【附记】引自《北京市中草药制剂选编》。屡用效佳。

57. 小儿太极丸

【组成】胆南星 50 克,天竺黄 25 克,冰片 2 克,朱砂 15 克,麝香 2 克,僵蚕、大黄各 20 克。【制法】蜜丸。按蜜丸制剂要求制丸,每丸重 1.5 克。分装,备用。【用法】口服。每次 1 丸,1 日 2 次,用桑叶、菊花、薄荷、生姜为引。食积胃热者,白开水送服。【功能】清热镇惊、祛风化痰。【主治】小儿内热积滞所致之咳嗽痰多,身热面赤,惊风抽搐,烦躁便秘,角弓反张;或小儿感冒,发热畏冷,头身疼痛,干呕咳嗽,食积发热,便结溲涩,腹痛拒按等症。【附记】引自《全国中药成药处方集》。屡用效佳。泄泻便溏者忌服。

58. 止咳宁嗽膏

【组成】枇杷叶、芦根、苦杏仁、橘红、紫菀、桔梗、甘草、麻黄、白前各等份。蜂蜜适量。【制法】膏剂。按膏滋制剂要求制成膏剂。每瓶装 250 克,备用。【用法】口服。每次 9 克,1 日 2～3 次,温开水送服。【功能】清肺降气、化痰止咳。【主治】感冒咳嗽,支气管炎。【附记】引自《实用中成药手册》。屡用效佳。

59. 止咳青果丸

【组成】麻黄、紫苏叶、生石膏、黄芩、浙贝母、桑白皮、款冬花、紫苏子、法半夏、藏青果、银杏、苦杏仁、甘草各等份。【制法】蜜丸。按蜜丸制剂要求制丸。每丸重 9 克。分装,备用。【用法】口服。每次 1 丸,1 日 2 次,温开水送服。【功能】宣散风寒、止嗽定喘。【主治】由风寒束肺所致的咳嗽气促,痰多稀白有泡沫,咽痒声重,口苦咽干,或老人哮喘等伴有头痛,鼻塞,恶寒发热等风寒表证。【附记】引自明代王肯堂《证治准绳》。屡用效佳。肺痨结核、气促痰喘者忌服。

60. 牛黄清宫丸

【组成】竹黄、羌活、桔梗、法半夏、甘草、连翘、胆南星(酒炙)、金银花、白芷、生栀子、黄芩、川芎、防风各 15 克,生石膏、玄参(去芦)各 20 克,天麻 10 克,羚羊角粉(代)、犀牛角粉(代)各 0.1 克,朱砂粉 2 克,冰片 0.5 克,雄黄 1 克,牛黄 0.05 克。【制法】蜜丸。先取前 16 味药加水煎煮 3 次,时间分别为 2 小时、1.5 小时、1 小时。过滤取汁,合并 3 次滤液,并浓缩至稠膏状,加入后 6 味药细粉,混合均匀,低温干燥,研成细粉,取炼蜜(每药粉 300 克,炼蜜 450 克)泛丸,每丸重 5 克。分装,备用。【用法】口服。每次 1~2 丸,小儿减半。1 日 2~3 次,淡姜汤或温开水送服。【功能】清热散瘟、镇惊退热、化痰止咳。【主治】感冒风寒,瘟邪里热所致之四肢酸懒,头痛身热,咳嗽痰盛,口渴咽干,小儿隐疹不出,急热惊风。【附记】引自《集验中成药》。屡用效佳。孕妇忌服。

61. 宁嗽丸

【组成】茯苓、姜半夏、川贝母、黑苏子、川石斛、桔梗各 100 克,杏仁(去皮尖)、桑皮、薄荷各 75. 克,橘红、谷芽(炒)各 50 克,甘草

25 克。【制法】水丸。上药共研细末,水泛为丸,如梧桐子大,分装(每袋 18 克),备用。【用法】口服。每次 9 克,1 日 2 次,温开水送服。【功能】止咳化痰、平喘宣肺。【主治】咳嗽痰喘,身热咽痛,久咳不宁,气喘痰多等。【附记】引自《集验中成药》。屡用效佳。

62. 半 夏 露

【组成】远志 50.7 千克,陈皮 47.7 千克,枳壳 41.1 千克,杏仁水 60 000 毫升,紫菀、枇杷叶各 47.4 千克,薄荷油 3000 毫升,苯甲酸钠 18.9 千克,麻黄、桔梗各 31.5 千克,砂糖 1680 千克,生半夏 79.2 千克。【制法】糖浆剂。先取远志、陈皮、枳壳、紫菀、枇杷叶、生半夏按煎煮法提取 3 次过滤,合并 3 次滤液并浓缩至稀膏状;取麻黄、桔梗共研为细粉,入稀膏状中和匀;另取砂糖,加清水适量,加热溶解成糖浆状,加入杏仁水、薄荷油、苯甲酸钠,加热至沸,离火,稍冷后,将上述稀膏兑入,搅拌均匀,制成糖浆,每瓶装100 毫升。【用法】口服。每次 15 毫升,1 日 4 次,温开水送服。【功能】清宣肺气、祛痰止咳。【主治】风热夹痰咳嗽,痰涎壅盛,胸中满闷,头痛身热等症。【附记】引自《集验中成药》。屡用效佳。脾胃虚寒者,服之不舒,应予慎用。风寒或肺寒咳嗽者忌服。

63. 羊 胆 丸

【组成】羊胆干膏 53 克,白及 200 克,百部 150 克,浙贝母 100克,甘草 60 克。【制法】水丸。先将后 4 味药共研细末,过筛,再入羊胆干膏同研细粉,和匀,水泛为丸,如绿豆大,贮瓶备用。【用法】口服。每次 3 克,1 日 3 次,温开水送服。【功能】化痰、止咳、止血。【主治】咳嗽,痰中带血,肺结核,百日咳。【附记】引自《中华人民共和国药典》1977 年版。屡用效佳。

64. 西 瓜 膏

【组成】西瓜 4800 克,百合、石膏、紫苏子(炒)、清半夏、甘草各

10 克,陈皮 20 克,五味子 3 克,阿胶、杏仁(炒)各 5 克。【制法】膏剂。先将西瓜榨汁,待用。西瓜渣与其他诸药(除阿胶外)加清水,按煎煮法提取 2 次,过滤,合并 2 次滤液和西瓜汁,并浓缩至稀膏状。先入阿胶烊化,再加入适量蜂蜜(每 500 克清膏对蜜 1500 克)收膏。冷后分装,每瓶装 60 克,备用。【用法】口服。每次 15 克,1 日 2 次,温开水冲服。【功能】清热生津、化痰止咳。【主治】口干舌燥,痰中带血,咳嗽痰多。【附记】引自《集验中成药》。屡用效佳。风寒外感咳嗽者忌服。

65. 治 喘 片

【组成】胡颓子(叶)、盐肤木各 1 克,黄荆子、七叶一枝花各 0.5 克,氨茶碱 0.015 克,氯苯那敏 0.0007 克(以上为每片剂量)。【制法】片剂。按片剂制剂要求制片。每片重 0.5 克。分装,备用。【用法】口服。每次 4 片,1 日 3 次,温开水送服。【功能】止咳平喘。【主治】支气管炎及支气管哮喘引起的咳嗽。【附记】引自《中草药通讯》。屡用效佳。

66. 泻 白 丸

【组成】麻黄、薄荷、瓜蒌子、川贝母、甘草、桑白皮、款冬花各 100 克,石膏、甘杏仁、紫菀、紫苏叶、前胡各 150 克,葶苈子 50 克。【制法】蜜丸。按蜜丸制剂要求制丸。每丸重 3 克,分装,备用。【用法】口服。每次 1 丸,1 日 2 次,温开水送下。周岁以内小儿酌减。【功能】宣肺解热、化痰止咳。【主治】伤风咳嗽,痰多胸满,口渴舌干,鼻塞不通。【附记】引自《集验中成药》。屡用效佳。

67. 除痰降火丸

【组成】大黄 70 克,黄芩 40 克,栀子(姜制)、枳实(麸炒)、前胡、连翘、枳壳(麸炒)、天花粉、桔梗各 30 克,陈皮 10 克。【制法】水丸。上药共研极细末,水泛为丸,如绿豆大,贮瓶备用。【用法】

口服。每次6克,1日1次,温开水送下。【功能】清热止嗽、降火化痰。【主治】实热咳嗽,痰涎壅盛,咽喉肿痛,口鼻生疮,大便干燥,小便赤黄。【附记】引自《集验中成药》。屡用效佳。

68. 橘 红 丸

【组成】橘红、生石膏、紫菀、川贝母、款冬花、法半夏、茯苓、橘皮、紫苏子、杏仁、瓜蒌皮各30克,麦冬、地黄各20克,桔梗15克,甘草10克。【制法】蜜丸。按蜜丸制剂要求制丸。每丸重6克。分装,备用。【用法】口服。每次2丸,1日2次,温开水送服。【功能】清肺、化痰、止咳。【主治】肺热咳嗽,痰多气促,胸中满闷,口苦咽干,饮食无味。【附记】引自《集验中成药》。屡用效佳。风寒患者慎服。忌食辛辣油腻食物。

69. 通宣理肺丸(二)

【组成】紫苏叶144克,前胡、黄芩、桔梗、枳壳(去心麸炒)、陈皮、葛皮、葛根、麻黄、茯苓各96克,甘草、半夏、杏仁(去皮炒)各72克。【制法】蜜丸。按蜜丸制剂要求制丸。每丸重15克。分装,备用。【用法】口服。每次1丸,1日2次,淡姜汤或温开水送(化)服。久嗽不止,梨汤或萝卜汁送服。【功能】清热解表、宣肺止嗽。【主治】外感风寒引起的咳嗽,气促吐白痰,鼻塞声重,鼻流清涕,发热恶寒,头痛无汗,肢体酸懒。【附记】引自明代王肯堂《证治准绳》。屡用效佳。孕妇忌服。忌食辛辣油腻生冷食物。

70. 清气化痰丸

【组成】半夏(制)、胆南星各150克,瓜蒌霜、苦杏仁、茯苓、枳实、陈皮、黄芩(酒炒)各100克。【制法】水丸。上药共研细末,水泛为丸,如绿豆大,贮瓶备用。也可制成糊丸、药汁丸。【用法】口服。每次6～9克,1日2次,温开水送服。【功能】清肺止咳、降逆化痰。【主治】肺热咳嗽,痰多黄稠,气急呕恶,胸脘满闷。可用于

79

急性支气管炎、慢性支气管炎急性发作及支气管扩张伴有感染等症。【附记】引自叶显纯《常用中成药》。屡用效佳。风寒咳嗽和干咳无痰者不宜服用。忌食辛辣油腻食物。

71. 清肺宁嗽丸

【组成】黄芩、桔梗、天花粉、桑白皮、枳壳、浙贝母、知母、百部、麦冬、苦杏仁、前胡、甘草、橘红各30克,朱砂12克。【制法】蜜丸。按蜜丸制剂要求制丸。每丸重9克,分装,备用。【用法】口服。每次1丸,1日2次,温开水送服。小儿酌减。【功能】清肺、止嗽、化痰。【主治】肺热咳嗽,痰多黏稠,气急呕吐,口燥。【附记】引自《集验中成药》。屡用效佳。

72. 清肺止咳散

【组成】清半夏、苦杏仁、白果仁、松花粉各200克,黄芩、葶苈子各150克,川贝母、大青叶、清茶叶各100克,青黛10克,冰片1克。【制法】散剂。上药共研极细末,过100目筛,贮瓶备用。【用法】口服。周岁小儿,每次0.5克;2—3岁,每次1克;4—6岁,每次1.5克。1日2次,温开水送服。【功能】清肺止咳。【主治】感冒咳嗽,百日咳,支气管炎。【附记】引自《集验中成药》。屡用效佳。忌食辛辣油腻之物。

73. 清肺化痰丸

【组成】桔梗、法半夏(砂炒)、杏仁、瓜蒌仁、黄芩(酒炙)、陈皮、枳壳(炒)、茯苓各60克,胆南星(砂炒)、川贝母、莱菔子(炒)、白芥子、麻黄(炙)、款冬花(炙)、甘草各30克。【制法】蜜丸。按蜜丸制剂要求制丸。每丸重9克,分装,备用。【用法】口服。每次1丸,1日2次,温开水送(化)服。【功能】降气化痰、止咳平喘。【主治】肺热咳嗽,痰多作喘,痰涎壅盛,胸膈满闷,肺气不畅。【附记】引自《集验中成药》。屡用效佳。

74. 清肺丸（二）

【组成】陈皮、枳实、苦杏仁(炒)、玄参、前胡、清半夏、地骨皮、桔梗、瓜蒌子各 50 克,甘草 25 克,紫苏、款冬花、桑白皮、葛根各 75 克,黄芩 100 克。【制法】蜜丸。按蜜丸制剂要求制丸。每丸重 9 克,分装,备用。【用法】口服。每次 1 丸,1 日 2 次,温开水送服。【功能】清肺化痰、清热抑火,消炎止咳。【主治】肺经不清,痰喘咳嗽,伤寒发热,恶寒头痛,无汗鼻塞,体倦无力。【附记】引自《集验中成药》。屡用效佳。孕妇忌服。忌食辛辣油腻食物。

75. 蛇胆半夏散

【组成】蛇胆汁 50 克,半夏(制)500 克。【制法】散剂。先将半夏研为细末,加入蛇胆汁拌匀,晾干,贮瓶备用。【用法】口服。每次 0.3～0.6 克,1 日 2 次,温开水送服。【功能】化痰止咳、和胃止呕。【主治】咳嗽,呕吐,痰液阻滞,胸满气喘等症。【附记】引自《集验中成药》。屡用效佳。

76. 蛇胆陈皮散

【组成】陈皮(蒸)6172.5 克,地龙炭、朱砂、僵蚕各 1234.5 克,琥珀 123.5 克,蛇胆汁 12.9 克,白酒 205.5 毫升。【制法】散剂。先将前 5 味药共研为粗末,加入蛇胆汁、白酒,混合均匀,晒干后研为细末,过 100 目筛。分装,备用。【用法】口服。每次 0.6 克,2 岁以下小儿每次 0.3 克,1 日 2 次,温开水送服。【功能】祛风除痰、镇惊定喘。【主治】由痰迷心窍引起的风热发狂、精神不安及咳痰喘促,痰多呕逆。【附记】引自《集验中成药》。屡用效佳。忌烟、酒、油腻、辛辣、生冷等食物。

77. 解热清肺散

【组成】老鹳草 25 克,栀子、拳参、关木通、紫草茸、诃子、川楝子、北沙参各 15 壳,木香、紫草、石膏、茜草各 10 克。【制法】散剂。上药共研极细末,过 100 目筛,贮瓶备用。【用法】口服。每次 5 克,1 日 2～3 次,温开水送服。小儿酌减。【功能】清热解毒、理肺化痰、止咳。【主治】由伤风感冒引起的肺热咳嗽,久嗽多痰,痰中带血,舌边尖红,苔薄黄,脉浮数。可用于急性支气管炎及慢性支气管炎急性发作者。【附记】引自《集验中成药》。屡用效佳。风寒感冒咳嗽者不宜服用。

78. 解肌宁嗽丸(二)

【组成】麻黄、甘草各 30 克,杏仁 48 克,生石膏 96 克,桑叶、桔梗、陈皮、紫苏叶、浙贝母各 60 克,前胡、菊花、黄芩、枳壳各 12 克。【制法】蜜丸。按蜜丸制剂要求制丸。每丸重 3 克。分装,备用。【用法】口服。每次 1 丸,1 日 1～2 次,温开水送服。3 岁以下小儿酌减。【功能】解肌清热、止咳化痰。【主治】小儿内热外感风寒,憎寒发热,咳嗽痰多,喘息气促。【附记】引自《集验中成药》。屡用效佳。本方系《伤寒论》麻杏石甘汤加味方,为小儿感冒咳嗽的常用成药。忌食生冷油腻食物。

79. 感冒咳嗽颗粒

【组成】金银花、桔梗各 150 克,枇杷叶 360 克,百部 110 克,天花粉 50 克,桉油 7 毫升。【制法】颗粒。按颗粒制剂要求制成颗粒。分装,备用。【用法】口服。每次 15 克,1 日 2～3 次,开水冲服。【功能】清热解毒、止咳化痰。【主治】感冒发热,头痛咳嗽,咽喉疼痛,舌尖红苔薄黄,脉浮数(风热型)。【附记】引自《集验中成药》。屡用效佳。风寒感冒咳嗽者忌服。忌食辛辣油腻食物。

80. 镇咳宁片

【组成】桔梗、甘草各 100 克,罂粟壳 125 克,枇杷叶 250 克,侧柏叶(鲜)、车前草(鲜)各 500 克(或干品 125 克),氯化铵 50 克,薄荷脑 0.53 克。【制法】片剂。按片剂制剂要求制成片剂。每片重 0.35 克。分装,备用。【用法】口服。每次 2～3 片,1 日 3 次,温开水送服。【功能】清热化痰,镇咳止血。【主治】表邪束肺,咳嗽阵作或连续不止,痰中带血,舌尖红,苔白或薄黄,脉浮数。可用于感冒咳嗽,急、慢性支气管炎。【附记】附自《临床验方集》。屡用效佳。

81. 橘红颗粒

【组成】橘红 75 克,陈皮、茯苓、苦杏仁、瓜蒌皮、川贝母、地黄、麦冬、生石膏各 50 克,法半夏、桔梗、紫苏子、紫菀各 37.5 克,甘草、款冬花各 25 克。【制法】颗粒。按颗粒制剂要求制成。分装,备用。也可制成蜜丸,每丸重 6 克。【用法】口服。每次 7.5 克,1日 2 次,嚼服或温开水冲服。且宜多饮水。【功能】清肺祛湿、止嗽化痰。【主治】由肺胃湿热引起的咳嗽痰盛,呼吸气促,口舌咽干,胸中痞满,饮食无味,舌淡红苔黄腻,脉濡数。可用于急、慢性支气管炎。【附记】引自《集验中成药》。屡用效佳。风寒咳嗽者慎用。忌食辛辣油腻食物。

82. 四 仁 膏

【组成】胡椒 7 粒,桃仁 30 粒,杏仁 4 粒,栀子仁 3 克。【制法】膏药。上药共捣烂如泥,以鸡蛋清调如糊状,备用。【用法】外用。用时每取膏泥适量,分别贴敷于双足底涌泉穴,上盖敷料,胶布固定。1 日换药 1 次。【功能】化痰止嗽。【主治】外感咳嗽。【附记】引自程爵棠《足底疗法治百病》。屡用有效。

83. 葛 根 膏

【组成】紫苏叶、前胡、半夏、广皮、桔梗、甘草、瓜元、党参各 6克,云茯苓、葛根各 12 克,木香 3 克,枳壳 9 克。【制法】膏剂。将上药加清水煎煮 2 次,至味尽,过滤,合并 2 次滤液,并浓缩至稀膏状,用红糖适量熬成糊状收膏,贮瓶备用。【用法】口服。每次 9

克,1 日 3 次,温开水送服。【功能】清肺、化痰、止咳。【主治】感冒咳嗽,发热头痛,气管炎。【附记】引自王光清《中国膏药学》。屡用效佳。忌食生冷及刺激性食物。

84. 五 味 膏

【组成】五味子、当归、青皮、桑皮、甘草、川贝母、清半夏、茯苓各 6 克,杏仁 3 克。【制法】膏剂。以上 9 味药加清水煎煮 2 次,至味尽过滤去渣,合并 2 次滤液,并浓缩至稀膏状,用冰糖适量,熬成糊状收膏。贮瓶备用。【用法】口服。每次 6 克,1 日 3 次,用温开水送服。【功能】止咳、平喘、化痰。【主治】支气管炎,气管炎。【附记】引自王光清《中国膏药学》。屡用效佳。禁烟、茶及刺激性食物。

85. 清火贵金膏

【组成】生地黄、条芩、川芎、黄柏、菊花各 500 克,黄连 90 克,当归 100 克,白芍 750 克,生栀子、生石膏(打碎)、竹茹、茯苓、半夏各 250 克,砂仁(捣碎)120 克。【制法】膏剂。上药加清水煎煮 3 次,至味尽过滤去渣,合并 3 次滤液,并浓缩至糊状。每 180 克兑蜂蜜 300 克,煎熬收膏,冷后,分装,备用。【用法】口服。每次 1 汤匙,1 日 3 次,开水和服。【功能】清肺活血、化痰止咳。【主治】肺热咳嗽。【附记】引自《全国中药成药处方集》。屡用效佳。

86. 通宣理肺膏

【组成】苏叶 500 克,枳壳(麸炒)、生桑皮各 240 克,甘草 1000克,生石膏 60 克,麻黄、杏仁(去皮炒)、桔梗、制半夏各 180 克,款冬花、浙贝母各 90 克,前胡 360 克,广皮、葛根、百合各 120 克。【制法】膏剂。上药加清水煎煮 3 次,至味尽过滤,去渣,合并 3 次滤液,并浓缩成清膏状。每 500 克清膏,兑蜜 1000 克,煎熬成糊状收膏,冷后,装瓶备用。【用法】口服。每次 30 克,1 日 2 次,开水冲服。【功能】疏风解表、清肺化痰。【主治】感冒风寒,咳嗽,气喘,发热,头痛,鼻塞不通。【附记】引自《全国中药成药处方集》。屡用效佳。

87. 雪 梨 膏

【组成】秋梨 5000 克,白糖(后入)20 000 克,萝卜、藕汁、贝母、麦冬、白茅根各 500 克,鲜生姜、生地黄各 250 克。【制法】膏剂。将上药捣烂加清水煎煮 2 次,至味尽过滤去渣,合并 2 次滤液,并浓缩至清膏。每 500 克清膏,兑蜜 1000 克和白糖,煎熬收膏,冷后装瓶备用。【用法】口服。每次 15 克,1 日 2～3 次,开水冲服。【功能】止咳化痰、凉血止血。【主治】咳嗽痰喘,咯血口渴。【附记】引自《全国中药成药处方集》。屡用效佳。风寒外感咳嗽者忌服。

88. 清金止嗽膏

【组成】红梨汁、白梨汁、萝卜汁、白蜂蜜各 90 克,杏仁、川贝母各 60 克。【制法】膏剂。先将杏仁、川贝母捣碎研细,待用。将三汁置砂锅内,加入杏仁、川贝母末,炭火煎熬,过滤去渣,加白蜂蜜收膏,瓷罐收贮,备用。【用法】口服。每次 6 克,一日 2～3 次,温开水冲服。【功能】清肺、润燥、止咳。【主治】肺热咳嗽,肺痿肺燥,干咳,呛咳,失音失血,咽喉肿痛,哮喘声嘎,痰咳不爽:呼吸迫促。【附记】引自《全国中药成药处方集》。屡用效佳。忌咸辣刺激性食物。

89. 清肺抑火膏

【组成】黄芩 7 千克,黄柏、前胡各 2 千克,花粉、生栀子、桔梗各 4 千克,大黄 6 千克,苦参、知母各 3 千克。【制法】膏剂。上药加清水煎煮 3 次,至味尽过滤去渣,合并 3 次滤液,并浓缩至清膏状。每 500 克清膏兑蜂蜜 1000 克煎熬收膏,冷后装瓶备用。【用法】口服。每次 30 克,1 日 1～2 次,温开水冲服。【功能】清肺止咳、降火生津。【主治】肺热咳嗽,痰涎壅盛,咽喉肿痛,大便干燥,小便赤黄。【附记】引自《全国中药成药处方集》。屡用效佳。外感风寒咳嗽者及孕妇忌服。

90. 秋 梨 膏

【组成】秋梨96 000 克,麦冬、百合、贝母各960 克,款冬花720克,冰糖19 200 克。【制法】膏剂。将前5 味药共捣烂,加清水煎煮2 次,至味尽过滤去渣,合并2 次滤液,并浓缩成清膏状。每480 克清膏兑蜂蜜480 克,煎熬收膏,冷后装瓶备用。【用法】口服。每次15 克,1 日2 次,开水温化送下。【功能】润肺利咽、生津止嗽。【主治】咳嗽口干,失音气促。【附记】引自《全国中药成药处方集》。屡用效佳。忌辛辣油腻食物。

91. 枇 叶 膏

【组成】鲜枇杷叶(洗净、去毛)2500 克,川贝母、天冬各15 克,莲子(去心)、麦冬、红枣、生地黄、元参(去芦)各300 克,蜂蜜适量。【制法】膏剂。上药加清水煎煮3 次,至味尽过滤去渣,合并3 次滤液,并浓缩成清膏状。每500 克清膏兑蜂蜜1000 克,煎熬收膏,冷后装瓶备用。【用法】口服。每次30 克,1 日2 次,温开水冲服。【功能】清热、化痰、止嗽。【主治】支气管炎,虚热咳嗽,气逆喘促,咽肿声哑,口燥舌干,痰中带血。【附记】引自《全国中药成药处方集》。屡用效佳。忌食辛辣油腻等物。

92. 梨 贝 膏

【组成】秋梨50 000 克,萝卜、麦冬各500 克,鲜藕节700 克,鲜生姜240 克,浙贝母550 克。【制法】膏剂。将上药洗净捣碎,加清水煎煮2 次,至味尽过滤去渣,合并2 次滤液,并浓缩成清膏。每500 克清膏兑蜂蜜1000 克,冰糖500 克,煎熬收膏。冷后装瓶备用。【用法】口服。每次20～30 克,1 日2 次,温开水冲服。【功能】止嗽化痰,生津凉血。【主治】咳嗽,痰喘,痰中带血,咽干口渴,声重音哑。【附记】引自《集验中成药》。屡用效佳。

93. 保 赤 散

【组成】大白、桔梗、川贝母各 200 克,赤石脂 50 克,巴豆霜、朱砂各 25 克。【制法】散剂。上药经过精选,除去杂质。先将前 4 味药共研极细末,再加巴豆霜(去净油)、朱砂研匀至极细(以入水即化为度)。贮瓶备用。【用法】口服。初生－1 岁,每次 0.07～0.1克(内含霜 0.005 克);2－3 岁,每次 0.2～0.3 克;4 岁,每次 0.3克。小儿痰积重者可酌加。【功能】止咳祛痰、镇惊除烦、涤积荡滞。【主治】小儿咳嗽,痰稠气逆,抽搐夜啼,乳食停滞。【附记】引自《中国当代中医名人志》郭襄家传秘方。屡用极效。凡痨瘵、腹痛、腹泻者忌服。服药 1～3 小时内勿饮热汤。

94. 保 金 丸

【组成】姜半夏、白术、川贝母、茯苓各 120 克,麻黄、生梨汁、鲜荸荠汁、鲜白萝卜汁、鲜生姜汁、鲜藕汁、鲜韭菜汁、米醋各 180 克。【制法】蜜丸。按蜜丸制剂要求制成小粒蜜丸。分装,备用。【用法】口服。每次 6～9 克,1 日 2 次,温开水送服。【功能】清肺化痰、止咳平喘。【主治】肺热咳嗽,痰多气喘,口渴津干等症。【附记】引自叶显纯《常用中成药》。屡用效佳。胃寒、便溏者慎服。

95. 气 管 炎 片(五)

【组成】枇杷叶(去毛)、红枣各 480 克,党参 240 克,桑叶、罂粟壳、生石膏各 120 克,前胡、半夏、白前、远志、紫苏子、黄芩、紫菀、薤白、旋覆花、浙贝母、茯苓、百部、桔梗、白芍、海浮石各 60 克,蛤壳 46.2 克,杏仁 45 克,甘草、川贝母、射干、橘红、款冬花、葶苈子、五味子、马兜铃各 30 克,干姜 22.8 克,细辛 18 克,青黛 14.4 克,麻黄膏 7.68 克,肉桂油 0.6 克。【制法】片剂。按片剂制剂要求制成片剂。每片重 0.5 克,分装,备用。【用法】口服。每次 6 片,1日 2 次,温开水送服(吞服)。小儿酌减。【功能】镇咳、祛痰、定喘。【主治】咳嗽痰多,老年痰喘,支气管炎病症。不论新病、久病,或肺热、肺寒所致,一般气管炎患者都可应用。【附记】引自叶显纯《常用中成药》(上海中药制药二厂)。屡用效佳。

96. 三仁蛇鱼口服液

【组成】苇茎、薏苡仁、鱼腥草、白花蛇舌草各 30 克,桃仁、冬瓜仁、法半夏各 15 克,瓜蒌壳、黄芩各 20 克,桔梗 12 克。【制法】浓缩液。上药加水煎煮 3 次,合并 3 次滤液,加热浓缩成口服液,每毫升含生药 2 克。贮瓶备用。【用法】口服。每次 20～30 毫升,1日 3 次。【功能】清热解毒、抗感染、化痰止咳。【主治】急、慢性支气管炎或肺部感染,尤其是老年人肺下部感染尤宜。【加减】若初起体温略高或兼表证者,酌加柴胡 20 克,防风 15 克;胸紧气喘者,酌加麻黄 5～10 克(如有高血压者,改用薤白 20 克代之)。【附记】引自《名医治验良方》郭子光方。本方即千金苇茎汤合小陷胸汤加味而成,平淡之中,自有抗感染之妙。用之临床,常收良效。

97. 参 贝 散

【组成】沙参 15 克,川贝母 30 克。【制法】散剂。上药共研细末,混匀,分成 6 包,备用。【用法】口服。每次 1 包,温开水送服。儿童每次 1/3 包,温开水送服。均为 1 日 2 次,连服 3 天为 1 个疗程。【功能】养阴调肺、止咳化痰。【主治】急性支气管炎。症见低热、咳嗽、舌红而干、少苔或无苔等。【附记】引自《常见病中医处方手册》。用此方治疗 45 例;治愈 33 例;显效 12 例。总有效率达 100%。

三、慢性支气管炎

1. 痰饮丸

【组成】紫苏子、白芥子、莱菔子、苍术各9克,肉桂3克,附子、甘草各6克。【制法】水丸。上药共研细末,水泛为丸,如梧桐子大,贮瓶备用。【用法】口服。每次6克,1日2次,温开水送服。1个月为1个疗程。【功能】温补脾肾、降气化痰。【主治】慢性支气管炎。本方对脾肾阳虚型慢支尤为适宜。【附记】引自胡熙明《中国中医秘方大全》。屡用有效。本方起效时间较慢,但近期疗效与远程疗效比较稳定。若能坚持服用,其效始著。

2. 小儿肺宝散

【组成】人参、白术、鳖甲、麦冬、鸡内金各等份。【制法】散剂。上药共研极细末,每袋装3克,封口备用。【用法】口服。1岁以内每次服0.5～0.75克;1—3岁每次服0.75～1克;3—6岁每次服1～1.25克;6—9岁每次服1.25～1.50克;9岁以上者每次服1.5～2.5克。1日3次,温开水送服。7天为1个疗程。【功能】止咳化痰、补气定喘、健脾益肺。【主治】外邪已尽,咳嗽迁延不愈的小儿肺脾两虚、气阴不足的咳嗽。【附记】引自胡熙明《中国中医秘方大全》程绍恩方。屡用效佳。

3. 新方气管炎片

【组成】闹羊花、法半夏、红枣、甘草各16克,麦冬32克,西党

参、炒粳米各 24 克。【制法】片剂。先将闹羊花、粳米共研细末,过
120 目筛;取红枣、麦冬、甘草、法半夏、西党参共熬浓过滤,去渣取
汁,微火浓缩成膏状,加入闹羊花、炒粳米末拌匀后烘干,研成小颗
粒,过 30 目筛,继用 2‰润滑剂(滑石粉护钢模)压片,每片重 0.25
克。分装,备用。【用法】口服。每次 4 片,每晚 1 次,小儿酌减。
温开水吞服。久咳喉内不适者亦可含服。【功能】补脾益肺、镇咳
平喘、化痰祛湿。【主治】慢性支气管炎(肺脾气虚、痰湿壅盛型)。
【附记】引自《千家妙方》(上)王定寰方。屡用效佳。若因过量服用
出现中毒症状者,可立即平卧休息,重者可口服葡萄糖或白糖水
200 毫升(含糖 40 克左右),1～2 小时后可恢复正常。

4. 益 气 丸

　　【组成】党参 15 克,黄芪、当归、白芍、焦白术、茯苓、制半夏、紫
菀、山萸肉各 9 克,陈皮、远志、旋覆花各 6 克,煅牡蛎 30 克,麻黄
2 克,桂枝、防风各 1.5 克。【制法】丸剂。上药共研细末,过筛,水
泛为丸,如梧桐子大,贮瓶备用。【用法】口服。每次 10～15 克,1
日 3 次,温开水送服。若症情甚者,可用本方水煎服,每日 1 剂。
待症情缓解后再服丸剂。【功能】培土生金、补脾益肺。【主治】慢
性支气管炎并肺气肿。【附记】引自《集验百病良方》。坚持服用,
效果甚佳。

5. 久 咳 丸

　　【组成】五味子 50 克,罂粟壳 600 克,枯矾 30 克,杏仁 72 克。
【制法】蜜丸。上药共研极细末,炼蜜为丸,如绿豆大,晾干,贮瓶备
用。【用法】口服。每次 10～15 粒,1 日 2 次,白糖开水送下。【功
能】定喘止咳、收敛肺气。【主治】慢性久咳(慢性气管炎久咳不已
者)。【附记】引自《名医特色经验精华》朱良春方。本方力专效宏,
用之多效。

6. 参灵止咳糖浆

【组成】党参、五灵脂、生姜、苍术各 10 克。【制法】糖浆剂。上药加清水煎煮 3 次，至味尽过滤去渣，合并 3 次滤液，并浓缩至 200 毫升（为 3 日量），加入适量蔗糖，和匀即可。分装，备用，勿令泄气。【用法】口服。每次 10～20 毫升，1 日 3 次，连服 1～2 个月。于每年的 11 月至次年 3 月开始服药。【功能】益气活血、散寒除湿。【主治】慢性支气管炎。【附记】引自《集验百病良方》。屡用效佳。总有效率为 93% 以上。

7. 三参百部丸

【组成】炙百部、炙白前各 25 克，炙紫菀、炙化红、川贝母、北沙参、枇杷叶、炒杏仁、南沙参各 30 克，云茯苓、云茯神、野党参、白术、半夏曲、炒远志、玉竹、冬虫夏草各 50 克，炙甘草 15 克。【制法】蜜丸。上药共研细面，炼蜜为丸，每丸重 10 克。分装，备用。【用法】口服。每日早、晚各 1 丸，白开水送服。【功能】补肺健脾、止咳化痰。【主治】慢性支气管炎（肺脾两虚型）。【附记】引自祝谌予《施今墨临床经验集》。坚持服用，效果甚佳。并嘱其加强锻炼，防止外感。

8. 止嗽化痰丸

【组成】知母、杏仁、玄参、百合、麦冬各 2880 克，紫菀、米壳、贝母各 1440 克，款冬花 4320 克。【制法】蜜丸。取上药上品，炮制合格，称量配齐。杏仁、麦冬、玄参单放。将知母等 6 味药，共轧为粗末，取部分粗末，与麦冬、玄参同捣烂，晒干或低温干燥，轧为细粉，再将杏仁轧碎，掺知母等细粉轧细，陆续掺入其余细粉，和匀过 80～100 目细罗。取炼蜜［每药粉 300 克，约用炼蜜（120℃）300 克，和药时蜜温 100℃］与上述药粉搅拌均匀，成滋润团块，分坨，搓条，制丸。每丸重 4.5 克，一料制 9470 丸。分装，备用。【用法】

口服。每次 2 丸,1 日 2 次,温开水送服。【功能】润肺化痰、止嗽定喘。【主治】由肺气不足引起的咳嗽痰黏,气喘,夜卧不安。【附记】引自《北京市中药成方选集》。屡用效佳。

9. 橘　红　丸

【组成】橘红 72 克,紫菀、法半夏、紫苏子(炒)、桔梗各 36 克,生石膏、川贝母、茯苓、橘皮、麦冬、生地黄、杏仁(炒)、瓜蒌皮(蜜炙)各 48 克,款冬花、甘草(蜜炙)各 24 克。【制法】蜜丸。取上药上品,炮制合格,称量配齐。紫苏子、杏仁、麦冬、地黄单放。先将橘红等 11 味轧为粗末,取部分粗末,与地黄、麦冬同捣烂,晒干或低温干燥,与其余药末掺和轧细,和匀,过 80～100 目细罗。再将紫苏子、杏仁轧碎,陆续掺入细粉轧细,和匀,过 60 目细罗。取炼蜜[每药粉 300 克,约用炼蜜(120℃)375 克,和药时蜜温 100℃]与上述药粉搅拌均匀,成滋润团块,分坨,搓条,制丸。每丸重 6 克。一料制 220 丸。分装,备用。【用法】口服。每次 2 丸,1 日 2 次,温开水送服。【功能】清肺祛湿、止嗽化痰。【主治】由肺胃湿热引起的咳嗽痰盛,呼吸气促,口舌咽干,胸中痞满,饮食无味。【附记】引自《北京市中药成方选集》。屡用效佳。本方也可制成片剂。

10. 二　陈　丸

【组成】姜半夏、橘皮各 150 克,茯苓 90 克,甘草 45 克。【制法】药汁丸,蜜丸。取上药上品,称量配齐。将上药共轧为细粉,和匀,过 80～100 目细罗。即可制丸。制药汁丸:另取生姜 30 克,捣烂,取汁去渣,酌加冷开水,与上药粉泛为小丸,晒干或低温干燥,分装,备用。制蜜丸:取炼蜜[每药粉 300 克,约用炼蜜(115℃)360 克,和药时蜜温 100℃]与上药粉搅拌均匀,成滋润团块,分坨,搓条,制丸。每丸重 6 克,一料制 196 丸。分装,备用。【用法】口服。药汁丸:每次 6～9 克,1 日 1～2 次,温开水或姜、枣汤送服。蜜丸:每次 2 丸,1 日 1～2 次,温开水或姜枣汤送服。【功能】除痰化湿、和胃调气。【主治】由痰湿内停引起的咳嗽,胸腹胀满,恶心呕吐,头目眩晕,心悸不安等症。【附记】引自《中华人民共和国药典》1963 年版。屡用效佳。

11. 桑 麻 丸

【组成】桑叶 480 克,黑芝麻 120 克。【制法】蜜丸、水丸。取上药上品,称量配齐。先将黑芝麻洗净微晾,加热蒸熟,捣烂,桑叶轧为细粉,过 80～100 目细罗。取捣烂的黑芝麻置乳钵内或铁研内,与桑叶细粉陆续配研,和匀过罗,制丸。制蜜水丸:取炼蜜(每药粉 300 克,约用炼蜜 150 克)加适量开水,与上药粉,泛为小丸,晾干。分装,备用。制水丸:取上药粉,用冷开水泛为小丸,晾干或低温干燥。分装,备用。【用法】口服。每次 9 克,1 日 2 次,淡盐汤或温开水送服。【功能】清热补虚。【主治】由肝经虚热引起的头眩目花,久咳不愈,津枯便秘,皮肤粗糙不润等症。【附记】引自《中药成方选集》(武汉)。屡用效佳。

12. 控 涎 丹

【组成】甘遂(醋炙)、白芥子(炒)、红芽大戟(醋炙)各 60 克。【制法】糊丸、水丸、蜜丸。取上药上品,称量配齐。白芥子单放。先将甘遂、大戟轧为细粉,过罗;再将白芥子轧碎,陆续掺入细粉轧细,和匀,过 80～100 目细罗。制丸。制糊丸:另取黄米粉 24 克,置于铜锅内,以适量清水加热打成稠糊。取糊与上药粉充分搅拌,搓揉均匀,成滋润团块,搓成细条,捻为小丸,晾干。分装,备用。制水丸:取上药粉,用冷开水泛为小丸,晒干或低温干燥,分装,备用。制蜜丸:取炼蜜[每药粉 30 克,约用炼蜜(120℃)30 克,和药时蜜温 100℃]与上药料搅拌均匀,成滋润团块,分坨,搓条,制丸。每丸重 3 克。一料制 110 丸。分装,备用。【用法】口服。糊丸、水丸:每次 1.5～3 克,1 日 1～2 次,温开水送服;或遵医嘱服用。蜜丸:每次 1～2 丸,1 日 1～2 次,温开水送服;或遵医嘱服用。【功能】攻泻痰饮。【主治】由停痰伏饮引起的咳嗽胁痛、瘰疬痰核、痰迷癫痫等症。【附记】引自《全国中药成药处方集》。屡用效佳。虚人慎用。

13. 二 冬 膏

【组成】天冬、麦冬各960克。【制法】膏剂。取上药上品,称量配齐。将上药洗净置于铜锅内,加适量清水,加热煎煮,水量蒸发减少时,可适当续水。煮3～5小时,将煎汁取出静置。续入清水再煎,如此3～4次,将残渣取出压榨,榨出汁与煎汁合并过滤,静置。取清汁置于铜锅内,加热煎炼,表面起有泡沫时,随之捞出,汁转浓时,即降低火力,同时用铜勺轻入锅底,不停搅动,防止焦化,炼成清膏,取少许滴于能吸潮的纸上检视,以不渗纸为度。每取清膏300克,另取蜂蜜300克合并入锅,加热微炼,搅拌均匀,取出过滤,除去泡沫,入缸待凉。分装(每瓶60克),备用。【用法】口服。每次9～15克,一日1～2次,温开水冲服。【功能】润肺生津止渴。【主治】由肺阴不足引起的咳嗽,咽喉疼痛,声哑失音,或痰中带血等症。【附记】引自《全国中药成药处方集》。屡用效佳。风寒咳嗽、湿盛痰多者忌服。消化不良、便溏者不宜服用。忌食生冷、油腻及辛辣之物。

14. 玉 竹 膏

【组成】玉竹、冰糖各2400克。【制法】膏滋。取上药上品,称量配齐。将玉竹酌予碎断,洗净,以清水加热煎煮,水量蒸发减少时,适量续水,煎煮4～5小时,将汁取出,续入清水再煎。如此3～4次,取出残渣压榨,榨出汁与煎汁合并过滤,静置。将冰糖捣碎,取部分清汁溶化过滤,合并清汁置铜锅内,加热熬炼,表面起有泡沫时,随时捞出,汁转浓时,降低火力,用铜勺轻入锅底不停地搅动,防止焦化。炼成稠膏,取少许滴于能吸潮的纸上检视,以不渗纸时,取出药液,入缸除净浮沫待凉。分装,备用。【用法】口服。

每次 15 克,1 日 2 次,温开水冲服。【功能】滋阴润肺、宁心除烦。【主治】由肺热阴虚、脾胃虚弱引起的干咳烦躁,胸脘不舒。【附记】引自《全国中药成药处方集》。屡用效佳。

15. 胆荚片

【组成】猪胆膏粉 1440 克,皂荚、草河车膏粉 3510 克,糖粉 396 克,滑石粉 120 克。【制法】片剂。①猪胆膏粉制法:取鲜猪胆汁过滤后,浓缩成稠膏,晒干或低温干燥,轧成细粉。②皂荚、草河车粉制法:取净选的皂荚 9000 克,草河车 30 000 克,用煮提法提取 2 次,第一次加水 10 倍量,煮沸 2 小时;第二次加水 8 倍量,煮沸 1 小时,滤取药液,浓缩成稠膏,低温干燥后轧成细粉。取上药上品,称量配齐。取猪胆膏粉至糖粉 4 味,混合均匀,过 80～100 目细罗。将上药细粉喷洒适量沸水,搅拌均匀,分成小块,晾干或低温干燥,打成颗粒,过 16～18 目筛网,整粒。取合格颗粒,与滑石粉拌匀,压成片剂。每片重 0.36 克,一料制 15 800 片。用糖浆、滑石粉包衣,烘干。分装,备用。【用法】口服。每次 5 片,1 日 3 次,温开水送服。【功能】止咳化痰、平喘消炎。【主治】老年慢性支气管炎。【附记】引自中医研究院中药研究所《中药制剂手册》。屡用效佳。

16. 养阴清肺糖浆

【组成】牡丹皮、浙贝母、白芍各 4800 克,生地黄 12 000 克,玄参 9600 克,麦冬 7200 克,甘草 2400 克,薄荷冰 15 克。【制法】糖浆。取上药上品,称量配齐。各药单放。取牡丹皮、浙贝母、白芍分别轧为 3 号粗末,混合用 7 倍量 60% 乙醇按渗漉法提取,全部渗漉液约 85 000 毫升。又取玄参、生地黄、麦冬以清水泡至透心,连同浸泡液与甘草一起用煮提法提取 2 次。第一次加水 10 倍量,煮沸 3 小时;第二次加水 8 倍量,煮沸 2 小时。滤取 2 次药液,合并浓缩至约 75 000 毫升。取渗漉液与煮提浓缩液,混合搅匀,静

置 3 天,吸取上清液,留存 38 000 毫升另放。下余药液,加入 70％
乙醇 75 000 毫升,充分搅拌,静置 3 天,吸出上清液,沉淀物再加
70％乙醇 75 000 毫升,搅匀静置 3 天,吸出上清液,用细白布滤除
沉淀物。合并 2 次转溶液,减压回收乙醇,并浓缩至约 60 000 毫
升。取上留存液 38 000 毫升,与转溶液 60 000 毫升,混合,测算合
醇量,求出需追加的乙醇量,并折成 95％乙醇,将薄荷冰溶于需追
加的 95％乙醇内,兑入混合液中,再加入单糖浆 44 400 毫升(按应
出数 30％),苯甲酸钠 444 克(按应出数 0.3％)搅拌均匀,静置 15
天,测定含醇量在 10 ％～20％,调整应出量至足数约 148 000 毫
升。分装,备用。【用法】口服。每次 20 毫升(约 2 汤匙),1 日 2
次,温开水冲服。【功能】清热润肺、止咳化痰。【主治】由阴虚肺热
引起的咳嗽、口渴咽干、喉痛声哑、痰中带血等症。【附记】引自中
医研究院中药研究所《中药制剂手册》。屡用效佳。

17. 琼　玉　膏

【组成】生地黄 1920 克,党参 180 克,茯苓 360 克。【制法】膏
滋。上药洗净酌予碎断,置于铜锅内,以适量清水加热煎煮,水量
蒸发减少时,适量续水,煮 4～6 小时,将煎汁取出静置,续入清水
再煎,如此 3～4 次,将残渣取出压榨,榨出液与煎汁合并过滤,静
置。取清汁置铜锅内,加热熬炼,表面起有泡沫时,随时捞出,汁转
浓时,即降低火力,同时用铜勺轻入锅底不停搅动,防止焦化。炼
成清膏,取少许滴于能吸潮的纸上检视,以不渗纸为度。另取炼净
的蜂蜜 960 克与清膏合并入锅,搅和均匀,加热微炼,取出过滤,除
去泡沫,入缸待凉。分装,备用。【用法】口服。每次 9～15 克,1
日 2 次,温开水冲服。【功能】养阴润肺、益气健脾。【主治】由虚损
劳伤引起的肺胃燥热,气阴不足,久咳,干咳无痰,失血,以及虚劳
消瘦,腰酸腿软等症。【加减】若兼气滞加琥珀、沉香粉各 15 克。
【附记】引自《中药成方集》及《蒲辅周医疗经验》。屡用效佳。

18. 二 子 膏

【组成】紫苏子、广柑皮各 500 克,鲜橙子 1 个,冰糖、白糖、红糖各 500 克。【制法】膏滋。将上药置于瓦罐内,加开水适量后密封,用稻壳或锯木面,微火煎熬 15 小时左右,待冷后用纱布过滤,取汁再煎去其水分收膏,装瓶备用。【用法】口服。每日早、晚各 15～20 毫升,开水送下。【功能】润肺止咳、平喘化痰。【主治】慢性支气管炎,喘咳。【附记】引自龚志贤《龚志贤临床经验集》。如服之有效,病未愈者,可续服一二料。同时应严戒烟酒,忌食辛辣。

19. 哮 喘 膏

【组成】制南星、桔梗、川贝母(去芯)、细辛、杏仁(去皮)、生甘草各 15 克,白苏子、生紫菀、生麻黄各 9 克,麻油 187 毫升。【制法】膏滋。将诸药投入麻油中煎熬,至药焦枯时,用云皮纸过滤,去药渣,再加白蜜 125 克,生姜汁 125 毫升,慢火浓缩成膏,约重 375 克。贮罐备用。【用法】口服。成人每次一汤匙(约 10 毫升),每日五更用开水冲服。小儿酌减。【功能】畅肺豁痰、止咳平喘。【主治】慢性气管炎,哮喘,小儿喘哮病。【附记】引自《中国当代中医名人志》李俊川方。临床屡用,颇为效验。

20. 滋 肺 膏

【组成】人参、天冬、三七粉各 30 克,生地黄、百合各 120 克,麦冬 50 克,旋覆花 90 克,陈皮、青皮、清半夏、马兜铃、白及、川贝母粉、紫苏子各 60 克,冰糖 250 克,诃子肉 150 克,雪梨汁 200 毫升。【制法】膏滋。先将川贝母、三七研为极细末备用。继将诸药(冰糖、雪梨汁除外)水煎 3 次,过滤去渣取汁。三汁混合,用文火浓缩,最后加入川贝粉、三七粉、雪梨汁、冰糖拌匀收膏,盛于瓷瓶内备用。存放阴凉处。【用法】口服。每次两羹匙,1 日 2～3 次。1 个月为 1 个疗程,连服 3 个疗程。【功能】补虚润肺、化痰止咳。

【主治】慢性气管炎,肺气肿,肺心病,支气管扩张等病症。【附记】引自《中国当代中医名人志》王其飞方。坚持服用,均有良放。

21. 缓 图 膏

【组成】潞党参、清炙黄芪、炒白术、怀山药、北沙参(元米炒)、制首乌、光杏仁、杜赤豆、云茯苓、川断肉、霞天曲各 90 克,清炙甘草 15 克,大麦冬(去心)、山萸肉、炒归身、焦白芍、仙半夏、炙款冬、广橘红、侧柏炭、槐花炭、地榆炭、贯众炭、木耳炭各 45 克,煅龙骨、煅牡蛎、生苡仁、大熟地(砂仁 18 克拌炒)、大红枣各 120 克。再加驴皮胶、鳖甲胶各 120 克,冰糖 180 克。【制法】膏滋。以上 29 味药加清水煎煮 2 次,至味尽过滤去渣取汁,2 次滤液混合,并浓缩至清膏状,再加驴皮胶、鳖甲胶、冰糖溶化,拌匀,文火收膏,收贮备用。【用法】口服。冬令服用。每次 10～15 克,1 日 2～3 次,温开水冲服。【功能】益气和营、凉血止血。【主治】脾肺两虚所致之咳嗽、便血。【附记】引自程爵棠《百病中医膏散疗法》秦伯未方。屡用屡验,每收良效。盖由肺气虚则腠理不密,邪侵,咳嗽时作;脾虚则统血失职,营弱便血常见。为谋根治,益气以充实其上,和营以充实其下,收攘外安内之功。使脾肺得健,气血充沛,从而母与子相生,营卫调和,疾病不生,方能达到根治的目的。

22. 咳 嗽 膏

【组成】熟附片 30 克,川桂枝 9 克,大白芍 45 克(以上两味同炒),潞党参、清炙黄芪、大熟地(砂仁 24 克拌炒)、山萸肉、怀山药、炒白术、制黄精、菟丝子、补骨脂、熟女贞子、金毛狗脊(炙)、甘枸杞、柏子仁、云茯神、光杏仁、川贝母、嫩桑枝(酒炒)各 90 克,炒当归 60 克,仙半夏、橘络、丝瓜络各 45 克,白莲肉、核桃肉各 120 克,再加驴皮胶 120 克,龟鹿二仙胶 60 克,冰糖 250 克。【制法】膏滋。以上 26 味药加清水煎煮 2 次,至味尽过滤去渣取汁,将两汁混合,并浓缩成清膏。再加驴皮胶、龟鹿二仙胶、冰糖溶化拌匀,文火熬炼收膏,贮瓶备用。【用法】口服。每次取本膏适量(1～2汤匙),1日服2～3次,温开水冲服。【功能】益肾健脾、宣肺化痰。【主治】咳嗽(慢性咳嗽)。【附记】引自程爵棠《百病中医膏散疗法》秦伯未方。本证属脾肾阳虚,肺气不足,故方以温补为主,三脏兼顾。处方恰到好处,故用之疗效颇著。

23. 十味贝砂散

【组成】川贝母30～60克,硼砂4～80克,石膏、胆南星各40～280克,橘红20～50克,半夏、甘草各20～40克,麻黄15～30克,冰片5～10克(另研),朱砂20～40克(另研)。【制法】散剂。上药共研极细末,加入冰片、朱砂同研和匀,高压灭菌或用高温蒸30～40分钟后,以3.5克为一包,收贮备用。【用法】口服。1—2岁每次服0.1～0.5克;3—6岁每次服1～1.5克;7—15岁每次服2～2.5克;16岁以上每次服3.5克。每日早、晚用温开水各冲服1次。【功能】化痰降逆、止咳平喘。【主治】慢性气管炎,喘息性气管炎。【附记】引自程爵棠《百病中医膏散疗法》贾锐方。临床屡用,效果甚佳。据临床观察,总有效率达98%以上。

24. 润肺百花膏

【组成】杏仁、天冬、麦冬各60克,茯苓、百合各120克,阿胶15克,款冬花30克,川贝母6克。【制法】膏滋。上药加清水适量,煎煮3次,至味尽过滤去渣取汁,合并3次滤液,并浓缩成清膏,加白蜜1240克溶化,拌匀收膏,冷后,贮瓶备用。【用法】口服。每次15克,一日2次,温开水冲服。【功能】润肺止咳。【主治】肺弱咳嗽,痰中带血。【加减】方中既有二冬之润,阿胶黏腻,何能化痰,且有碍消化,又能增加血压,种种不宜,应予减去,不如加元参,有滋阴强壮之功,而不嫌其如阿胶之滞;沙参有皂素的一般药理作用,可以豁痰,治慢性衰弱性气管发炎甚宜;更加桑白皮祛痰,合枇杷叶清降火道;如带血,再加白及或仙鹤草,其方更善。【附记】引自郑显庭《丸散膏丹集成》。屡用效佳。

25. 温中补肺片

【组成】淫羊藿、北沙参各 100 克,生黄芪 150 克,黄芩 90 克,莪术 60 克。【制法】片剂。以上 5 味药分别水煎 3 次,合汁浓缩,制成糖衣片。每片重 0.3 克,分装,备用。【用法】口服。每次 6～9 片,1 日 3 次,温开水送服。【功能】温肾益气、清肺祛瘀。【主治】肾不纳气,气喘气短,动辄加剧。可用于慢性支气管炎临床缓解期,阻塞性肺气肿无合并感染者,老年患者尤宜。【附记】引自《中国当代中医名人志》刘宝厚方。屡用效佳。

26. 芩连止嗽散

【组成】连翘、黄芩、枇杷叶各 15 克,桔梗、陈皮、百部各 9 克,紫菀 12 克,甘草 6 克。【制法】散剂。上药共研极细末,贮瓶备用。【用法】口服。每次 9～15 克,1 日 3 次,温开水送下。【功能】清肺、止咳、化痰。【主治】外感风热或风寒化热咳嗽。可用于急、慢性支气管炎,或慢性急性发作。【附记】引自《中国当代中医名人志》萧慧钧方。屡用效佳。

27. 保 肺 丸

【组成】熟地黄、枸杞各 20 克,制附子、五味子各 10 克,党参 30 克,巴戟天、牡丹皮、山药、泽泻、茯苓、陈皮、川贝母、川厚朴、麦冬各 15 克。【制法】蜜丸。上药共研细末,炼蜜为丸,每丸重 10 克。分装,备用。【用法】口服。每次 1 丸,每日早、晚各 1 次,温开水送服。【功能】补肾益气、活血止咳。【主治】慢性支气管炎,肺气肿,肺心病之缓解期。【附记】引自《中国当代中医名人志》刘畅方。坚持服用效佳。

28. 红参固本丸

【组成】红参、胡桃仁各 60 克,紫河车 50 克,白芥子 15 克,北细辛 5 克,北五味子、白果仁、川贝母、白术、茯苓、广橘红、法半夏各 30 克,蛤蚧 1 对,炙甘草 10 克。【制法】蜜丸。上药共研为细末,炼蜜为丸,每丸重 9 克。分装,备用。【用法】口服。每次 1 丸,每日早、晚空腹各 1 次,温开水送下。【功能】益肺健脾、补肾纳气、祛痰平喘。【主治】虚喘。如慢性支气管炎、哮喘属于肺脾肾虚者。【附记】引自《中国当代中医名人志》杨宗善方。坚持服用效佳。

29. 镇 咳 丸

【组成】五味子 50 克,枯矾 30 克,罂粟壳、杏仁各 100 克。【制法】蜜丸。上药共研极细末,炼蜜为丸,如绿豆大。贮瓶备用。【用法】口服。成人每次 10～15 粒,一日 2～3 次。【功能】敛肺镇咳。【主治】慢性支气管炎(咳嗽日久者)。【附记】引自《中国当代中医名人志》杨宗善方。屡用效佳。

30. 久 咳 膏

【组成】麻黄、老生姜各 240 克,老陈皮、老苏梗各 500 克。【制法】膏滋。将上述药物切细(陈皮后下 2 小时),加水煮沸 4～5 小时,过滤后再煮沸 4～5 小时(加红糖 500 克),最后熬成膏状。贮瓶备用。【用法】口服。每次 10～20 毫升,小儿每次 2～5 毫升,成人 1 日 3 次,温开水冲服。【功能】理气散寒、止咳定喘。【主治】阴虚劳热的久咳症(症见舌尖红,两颧发赤或痰中带血,脉虚数等)。【附记】引自《集验中成药》。屡用效佳。肺结核患者及属于热性病例不宜用。

31. 止嗽定喘片

【组成】麻黄、杏仁(去皮)、生石膏、甘草各 50 千克。【制法】片剂。先将麻黄、杏仁、甘草 3 味按水煮法制成浸膏,生石膏研成细粉,作赋形剂用。再将浸膏、赋形剂、淀粉混匀后,按水制颗粒法制成颗粒。整粒,压片,每片重 0.6 克。分装,备用。【用法】口服。每次 4 片,1 日 2 次,温开水送下。【功能】宣通肺气、止嗽定喘。【主治】肺胃湿热所致之咳嗽痰盛,喘促气逆,胸膈满闷。【附记】引自《天津市中成药规范》(附本)。屡用效佳。

32. 复方三颗针糖浆

【组成】三颗针、蒲公英各 2.5 千克,黄芩、金银花各 1.25 千克。【制法】糖浆剂。将上药洗净,切碎,放于锅内,加清水以浸没药物为度,然后煎煮 3 次,合并滤液,并浓缩成 30 升,加适量白糖及 0.1% 苯甲酸防腐,即得。分装,备用。【用法】口服。成人每次 30 毫升,1 日 3 次,温开水送服。【功能】清热解毒、抗菌消炎。【主治】慢性支气管炎。【附记】引自《黑龙江省防治老年慢性气管炎资料选编》。屡用效佳。

33. 杏苏止咳糖浆

【组成】杏仁(串碎)、桔梗各 30 克,紫苏叶 50 克,黄芩、平贝母(串碎)各 20 克,五味子(串碎)8 克,蔗糖 80 克。【制法】糖浆剂。将以上 6 味药加水适量,煎煮 3 次,过滤取汁,合并 3 次滤液,蒸发浓缩,加入蔗糖,搅拌溶解后,加适量的冷开水至 1000 毫升即得。分装,备用。【用法】口服。每次 20 毫升,1 日 3 次,温开水送服。【功能】清热化痰、润肺止咳。【主治】支气管炎,风寒咳嗽。【附记】引自《吉林省中草药栽培与制剂》。屡用效佳。

34. 麻杏止咳糖浆

【组成】麻黄(小段)120 克(如缺,可麻黄素 1 克代),生石膏(碎)120 克,甘草浸膏 20 克,杏仁(捣碎)60 克。另加苯甲酸钠 5克,乙醇(95~6)15 毫升,蔗糖 700 克。【制法】糖浆剂。取干净的麻黄、生石膏、杏仁,装入布袋中加适量水浸泡 2 小时,加热煮沸 2 小时,收集煎液,残渣再加水煎煮 1 次,收集煎液及压榨液与第一次煎液合并,加热浓缩至 500 毫升,加苯甲酸钠,继续煮沸 5 分钟,静置,沉降 48～72 小时,取上清液,加甘草浸膏及蔗糖,加热煮沸,搅拌溶解,放置 30 分钟,冷却后,用新煮沸放冷的水加至 1000 毫升,充分搅拌,静置澄清,滤过即得。分装,备用。【用法】口服。每次 15 毫升,1 日 3 次或遵医嘱。【功能】镇咳祛痰。【主治】慢性支气管炎。【附记】引自《吉林省中草药栽培与制剂》。屡用效佳。

35. 棉百糖浆

【组成】棉花根、黄药子、黄荆子各 5000 克,艾叶、百部各 2500 克,麻黄 1500 克,糖 5000 克,糖精钠 5 克,苯甲酸钠 25 克,蒸馏水适量。【制法】糖浆剂。将上中草药分别洗净、切碎,置蒸气锅或紫铜锅内加 5～6 倍净水,煮沸 2 小时,倾出过滤,其残渣再加水,煮沸,过滤为第二次,再煮沸收第三次滤液。将 3 次滤液合并,在铜锅内煮沸浓缩至 3800 毫升后,加入糖、糖精钠及苯甲酸钠,搅拌溶化后,用 6 层纱布过滤,制成 5000 毫升(加蒸馏水至定量),分装,备用。【用法】口服。每次 10 毫升,1 日 3 次。7 天为 1 疗程。【功能】温肾补气、止喘平喘。【主治】慢性气管炎。【附记】引自《武汉新医药》。屡用效佳。

36. 满山红糖浆

【组成】满山红(叶)2000 克,榆白皮(榆树内层白皮)1000 克,白糖 80 克,苯甲酸钠 2 克。【制法】糖浆剂。将满山红、榆白皮置锅内,加水 10 000 毫升,煮沸 2 小时,用纱布过滤去渣。将滤液加热浓缩成 2000 毫升,加入白糖、苯甲酸钠溶化拌匀。分装,备用。【用法】口服。成人每次 10～15 毫升,1 日 3 次,饭后服。温开水送服。小儿酌减。【功能】祛痰止咳。【主治】老年慢性气管炎。【附记】引自福建《防治老年慢性气管炎方剂选编》(第一辑)。屡用效佳。

37. 气管炎胶囊

【组成】蚧蛤蟆1只,大枣1枚,白矾9克。【制法】胶囊剂。将白矾、大枣放入蛤蟆口内,阴干后焙黄,研成细末,装入胶囊(每粒0.5克),收贮备用。【用法】口服。成人每日4～8粒,分2～3次,饭后用温开水或黄酒冲服。全疗程一般200～300粒(相当于5～7只蛤蟆)。【功能】消肿解毒。【主治】慢性气管炎。【附记】引自福建《防治老年慢性气管炎方剂选编》。临床屡用,疗效甚佳。

38. 支气管炎片

【组成】七叶一枝花4000克,凤茄花300克,蛇倒退、棉花根、黄荆子各5000克,蜂蜜500毫升。【制法】片剂。先将七叶一枝花及凤茄花分别研成细粉末,过120目筛,备用。再取棉花根、蛇倒退、黄荆子洗净,放入铜锅内加5～6倍量水,煮沸2小时后,将药液倾出,用6层纱布过滤,残渣再加4～5倍量水,煮沸、过滤,方法同上,共2次,合并3次滤液,放入铜锅内,加热浓缩成糊状。取七叶一枝花及凤茄花细粉,加入以上糊状之浓缩液,并加蜂蜜,充分拌匀至成颗粒状,烘干,加入滑石粉及硬脂酸镁,和匀,整粒,压制成片,每片重0.6克,一料制10 000片。分装,备用。【用法】口服。每次5片,1日3次,温开水送服。7天为1个疗程。【功能】清热解毒、化痰止咳。【主治】慢性支气管炎。【附记】引自《武汉新医药》。屡用效佳。服药后,少数患者有轻度口干、痰稠,可能系凤茄花之作用。

39. 牛胆止咳片

【组成】鲜牛胆汁40%,马兜铃20%,瓜蒌仁15%,百部10%,甘草流浸膏5%,麦冬10%。【制法】片剂。先将上列分量的马兜铃、瓜蒌仁、百部、麦冬加水煮沸5小时,取液浓缩为1号溶液。将牛胆汁 40％加入 1 号溶液中，浓缩为 2 号溶液。将甘草流浸膏 5％加入 2 号溶液中，再浓缩成流浸膏。在浓缩的流浸膏中加入淀粉待干燥后捣碎成粉末。又在此药末中加入适量的 2％硬脂酸镁、1％的碳酸钙、白糖 500 克混合均匀后压片，每片重 0.5 克，上糖衣，每片含牛胆汁 1 克。分装，备用。【用法】口服。每次 2 片，1 日 3 次，饭后服。10 天为 1 个疗程（总药量 60 片）。【功能】止咳、化痰、消炎。【主治】老年慢性支气管炎。【附记】引自曹春林《中药制剂汇编》。屡用效佳。

40. 气管炎片（一）

【组成】麻黄、白果各 6 克，杏仁、百部、补骨脂各 12 克，黄芩 9 克，一方加地龙 12 克。【制法】片剂。先取 50％黄芩，研细末，过筛备用。杏仁、白果、补骨脂研碎（包煎），与其余药共煎煮 3 次，每次开锅后 40 分钟滤出，合并滤液，浓缩至 1:1（浸膏生药），加 95％乙醇 1.2 倍置凉处沉淀 12 小时过滤，滤渣弃去，滤液回收乙醇，浓缩成膏状，摊搪瓷盆中，送烘干房 80℃烤干，取下干膏，研捻粉碎过粗罗与黄芩粉混匀，加适量硬脂酸镁混匀，压制成片，每片重 0.5 克。分装，备用。【用法】口服。每次 5 片（加味方 6 片），1 日 3 次，饭后用温开水送服。【功能】止咳平喘。【主治】老年慢性气管炎。【附记】引自《防治老年慢性气管炎方剂选编》（第一辑）。临床验证，确有较好的疗效。

41. 安 咳 片

【组成】胆汁粉 20％，桉叶粉 40％，胎盘粉 10 克，地龙粉 10％，甘草流浸膏 20％（以毫升计算）。【制法】片剂。取胆汁浓缩烤干磨粉，桉叶磨碎，过 120 目筛；新鲜胎盘在 70℃以上之烤箱内烤干磨粉，地龙以甘草水浸过，烘干磨粉，然后按比例混合均匀，加入甘草流浸膏及淀粉少许，制成颗粒，压制成片，每片重 0.3 克，包糖衣即成。分装，备用。【用法】口服。每次 3 片，1 日 3 次，温开水送服。【功能】清热化痰。【主治】慢性气管炎。【附记】引自《武汉新医药》。屡用效佳。

42. 复方地龙片

【组成】地龙 10 克,黄芩素 0.48 克(按 100% 含量计算),猪胆酸 0.50 克(按总胆酸 100% 含量计算),氯化铵 0.40 克。【制法】片剂。①黄芩素提取方法:生药加水 10 倍,加热煮至沸后,持续 1 小时,出第一次药液;残渣加水 8 倍,按上法煎煮 1 小时,出第 2 次药液。合并 2 次药液,加浓盐酸化至 pH 1～2,并加热至 80℃ 左右,使黄芩素粗品析出凝聚,收集沉淀物,加入适量水,用 40% 氢氧化钠溶液溶解。调节至 pH 7 再加入等量 95% 乙醇,搅匀使黄芩素溶解,再加浓盐酸调节至 pH 1～2,充分搅拌,加热使黄芩素析出过滤,以少量 50% 乙醇洗涤,干燥即黄芩素,再以 6～7 倍量 95% 乙醇洗涤,干燥得黄芩素(精制品)。②猪胆酸提取方法:取粗猪胆酸液(即除胆红素钙盐的下脚),加 1.5 倍量氢氧化钠皂化 12 小时,冷却后加 50% 硫酸液酸化至 pH 1～2,猪胆酸粗品或固体析出,并经清水适当漂洗除去酸性,然后晾干除去水分,以此猪胆酸粗品,加入 4 倍量 95% 乙醇及 20% 活性炭,回流 2 小时,待猪胆酸溶解后,趁热过滤,滤液减压回收乙酸,真空干燥即得(此干燥品经含量测定含胆酸的总量为 60% 左右)。③地龙提取方法:原药加水加热煎煮 2 小时,放出头次药液;残渣再加水煎煮 2 小时,出第二次药液,合并 2 次药液浓缩至生药量的 1:1 左右为度,加 95% 乙醇 2 倍量搅拌,沉淀夜,过滤,滤液减压浓缩至稠膏状,经减压干燥即得。④配制方法:取经干燥的地龙浸膏,以摇摆式颗粒机擦 1 次,使成颗粒状,然后加入已测定含量的黄芩素、猪胆酸及氯化铵,充分搅拌均匀,加入适量润滑剂,称总颗粒量,按处方的料数,以每料轧 9 片的含量计算片重,然后包糖衣即得。分装,备用。【用法】口服。每次 3 片,1 日 3 次,温开水送服。【功能】清热解毒、止咳平喘。【主治】老年慢性气管炎等病。【附记】引自曹春林《中药制剂汇编》。屡用效佳。

43. 复方棉冬片

【组成】棉花根 60 克,四季青(叶,或小叶冬青)、胡颓子叶各 30 克,虎杖根 9 克。【制法】片剂。将棉花根、虎杖根切片加水煎煮沸 4 小时,过滤取汁,药渣加水再煮沸 3 小时,过滤弃渣。合并 2 次滤液加 95％乙醇(超过药液 1 倍量以上)沉淀,过滤,去渣回收乙醇共 4 次。再将胡颓子叶 27 克,四季青叶 30 克,加水煮沸 2 小时取滤液,药渣再煮 1 小时,取滤液,与上二根的滤液合并浓煎成浸膏药液。胡颓子叶 3 克,研细末过筛,将油粉调入浸膏药液中,搓成颗粒,过 20 目筛烘干,再加赋形剂淀粉,硬脂酸镁(或滑石粉),适量,和匀,再过 20 目筛。压制成片,每片重 0.25～0.30 克。分装,备用。【用法】口服。每次 3～4 片,1 日 3 次,饭后用温开水送服。【功能】补气平喘、消炎止咳。【主治】老年慢性气管炎。【附记】引自浙江《科技简报》。屡用效佳。注意:浓煎药液宜用文火,颗粒烤干宜 50～60℃,药片宜密封,以防受潮。

44. 复方棉胆片

【组成】棉花根(干品)10 克,鱼腥草(干品)3 克,猪胆汁 4 毫升,白果仁 2 克(以上为 1 次量)。【制法】片剂。将棉花根(粉碎)、白果仁(去壳、衣、心,粉碎)、鱼腥草置于不锈钢锅内加清水,煎煮 3 次。第一次煮沸 1 小时,第二次半小时,第三次 20 分钟,3 次煎出液过滤后浓缩成浸膏,烘干,猪胆汁在 50～60℃烘干,研成细粉;加适量淀粉、硬脂酸镁,搅拌均匀,压制成片,每片重 0.25～0.30 克。分装,备用。【用法】口服。每次 4 片,1 日 3 次,饭后用温开水送服。【功能】利肺止咳、清热化热。【主治】老年慢性气管炎。【附记】引自《防治老年慢性气管炎方剂选编》(第一辑)。屡用效佳。

45. 咳 必 停 片

【组成】胆汁50%,瓜蒌仁25%,麦冬20%,甘草流浸膏5%。【制法】片剂。诸药置锅内加水适量,用文火煎煮3次,过滤,合并滤液,浓缩成浸膏,干燥,研成细粉,加适量淀粉,和匀,制成颗粒,压制成片剂,外包糖衣,每片含胆汁1克。每片重0.5克。分装,备用。【用法】口服。每次2片,1日3次,温开水送服。7天为1个疗程。总药量为42克。【功能】清热化热、润肺止咳。【主治】慢性支气管炎。【附记】引自《武汉新医药》。屡用效佳。

46. 克咳宁糖浆

【组成】棉花根150千克,佛耳草25千克,白毛夏枯草25千克,麻黄7.5千克,食糖41.5千克,酒石酸适量,尼泊金乙酯适量。【制法】片剂。将方中全部药材,约加14倍量的清水煮沸3小时,滤取煎液,残渣约再加7倍量的水(约按原生药重量计)煮沸2小时,合并2次滤液,静置沉淀8小时,取上清液浓缩成清膏。再将食糖,经加水适量的酒石酸煮沸,溶化炼透,去泡沫,静置沉淀6小时,过滤,即得糖滤液。然后合并药液清膏与糖滤液,浓缩至波美度36～37度,冷后加适量尼泊金乙酯溶液即得。一料制32 000毫升糖浆。分装,备用。【用法】口服。每次10毫升,1日2次,温开水送服。【功能】镇咳、化痰、平喘、消炎。【主治】老年慢性气管炎及一般慢性气管炎。【附记】引自《中草药通讯》。屡用效佳。

47. 蟾 龙 丸

【组成】蟾酥10克,地龙5000克,桔梗500克,甘草250克。【制法】胶囊。将地龙熬成膏剂,蟾酥用热酒溶化,桔梗、甘草制成粉末。上药共放在一起,搅拌均匀,阴干后压成粉末,装入胶囊,备用。【用法】口服。每次3～5粒(1～1.5克),1日3次,饭后用温开水送服。10天为1个疗程。【功能】止咳化痰。【主治】老年慢性气管炎。【附记】引自《锦州科技》。屡用效佳。

48. 气 管 炎 丸

【组成】矮茶风(干品)30 克,鲜冬青叶、鲜枇杷叶(去毛)60 克,鲜土百部 60 克。【制法】浓缩丸。将矮茶风研末过筛,取粗末连同另三味药加清水煎煮 3 次,滤渣,合并滤液,浓缩,加入饴糖及防腐剂(苯甲酸钠 2.5%～5%),搅匀后,加入矮茶风细末,和匀,做成药丸备用。【用法】口服。每次 2 丸,1 日 3 次。10 天为 1 个疗程。【功能】止咳化痰、清热祛湿。【主治】老年慢性气管炎。【附记】引自《四川中草药通讯》。屡用有效。

49. 侧 矮 丸

【组成】侧耳根(干品)、女贞子、矮地菜、墨旱莲各 7.5 千克,破故纸 3.15 千克,五味子 2.5 千克。【制法】浓缩丸。先将前 5 味药加水煎煮 3 次,过滤去渣,合并滤液,浓缩成浸膏。再将五味子轧为细粉,加入浸膏中,再加苯甲酸钠适量,混匀,制丸,一料制丸 1000 粒。分装,备用。【用法】口服。分两个阶段,先用侧矮合剂[侧耳根、矮茶风、墨旱莲各 5 克(鲜品各 30 克),水煎服,每日 1 剂]控制急性发作。急性发作控制后(脓痰消失,肺部啰音及哮鸣音消失,咳嗽基本控制),再用本方巩固疗效(每日 2 次,每次 1 丸,连服 30 天)。【功能】清热解毒、敛肺止咳。【主治】老年慢性气管炎。【附记】引自《四川中草药通讯》。屡用皆效。

50. 百 甘 丸

【组成】十大功劳、百部各 9 克,白眉、白前各 6 克,土甘草 3 克,黄糖 6 克。【制法】浓缩丸。先将白眉、白前轧为细粉,过 100 目筛;再将十大功劳、百部、土甘草水煎,浓缩成膏,膏粉混合,加黄糖及 10% 淀粉和匀为丸,每丸重 10 克。分装,备用。【用法】口服。每次 1 丸,每日早、晚各 1 次。10 天为 1 疗程。【功能】补肺利气、止咳化痰。【主治】老年慢性气管炎。【附记】引自广西《医药科技资料》。为广西民间验方。屡用效佳。据临床观察,总有效率达 99% 以上。一般在服药后 3～4 天见效,食欲增加,无不良反应。

51. 化痰药片

【组成】麻黄、乌贼骨、海浮石各 18 克,生石膏 3.6 克,杏仁 12 克,甘草、五味子各 9.6 克,桔梗、远志各 9 克,氯化铵 13.5 克。【制法】片剂。先将前 9 味药(除乌贼骨外)加清水煎煮 2 次,每次煮沸 1 小时,过滤去渣,合并滤液,浓缩成浸膏,加入氯化铵及乌贼骨粉,和匀,压片阴干,一料压 12 片。分装、备用。【用法】口服。每次 3～4 片,1 日 3 次,温开水送服。【功能】止咳化痰。【主治】慢性单纯性支气管炎。【附记】引自《感冒·气管炎验方选编》。屡用效佳。

52. 龙 百 片

【组成】琥珀酸钠 1 克,紫苏子、五味子各 6 克,百部 15 克。【制法】片剂。以上为 1 日量。先将后 3 味药加水煎煮 3 次,取滤液蒸发浓缩呈膏状后,用 95% 乙醇提取 3 次,提取液蒸发回收乙醇至稠膏状,加原配方 5% 左右的生药细粉及琥珀酸钠混匀烤干,研成 20 目左右的颗粒,加 0.5%～1% 硬脂酸镁混匀后,压制成片,包糖衣,一料压 12 片。分装、备用。【用法】口服。每次 4 片,1 日 3 次。10 天为 1 个疗程。【功能】敛肺降气、止咳平喘。【主治】慢性单纯性支气管炎。【附记】引自《感冒·支气管炎验方选编》。屡用效佳。

53. 冬 龙 片

【组成】冬虫夏草、地龙肉各 60 克,土鳖虫 21 克,降香、苦杏仁各 9 克。【制法】片剂。将冬虫夏草 50%、土鳖虫 70%、杏仁(榨油)磨粉,其余药加水煎煮炼膏,烘干和原粉混匀压片,每片重 0.5 克,包糖衣。分装,备用。【用法】口服。"冬病夏治",即于农历大暑节 7 月 25 日至 8 月 3 日投药;农历处暑节(8 月 14 日至 8 月 23 日)投药;农历白露节(9 月 3 日至 9 月 12 日)投药,计分 3 个疗程。每次 8 片,一日 3 次,温开水送服。【功能】补肝肾、益气血、止咳平喘。【主治】老年慢性气管炎。【附记】引自曹春林《中药制剂汇编》。屡用效佳。

54. 复方龙沙片

【组成】地龙 18 克,沙参、款冬花各 15 克,半夏 9 克,五味子 6 克,紫苏子、黄芩各 12 克。【制法】片剂。先将地龙、沙参(12 克)、半夏、五味子、紫苏子、款冬花、黄芩加水煎煮 2 次,将滤液合并浓缩,用 95% 乙醇 2～3 倍量沉淀蛋白与杂质,回收乙醇 2 次,将浓度比重为 1:4 的提取药,掺入 3 克的剩余沙参粉,揉成块状,晾干粉碎,过筛制成颗粒后,压片,一料压成 6 片。每片重 0.5 克。分装,备用。【用法】口服。每次 2 片,1 日 3 次。10 天为 1 个疗程。【功能】清肺化痰、止咳平喘。【主治】慢性单纯性支气管炎。【附记】引自《感冒·气管炎验方选编》。屡用效佳。

55. 复方麻龙片

【组成】麻黄 3 克,野荞麦、蒲公英各 9 克,地龙 6 克,胆南星 7.5 克。【制法】片剂。先用麻黄炒地龙,待麻黄药性渗入地龙后,筛去麻黄粉,取用地龙,与胆南星、野荞麦、蒲公英等药物一起用乙醇浸泡。将乙醇提取物制成颗粒,压片,包糖衣。一料压成 6 片,为一日量。【用法】口服。每次 2 片,1 日 3 次(饭后服)。10 天为 1 个疗程。【功能】止咳、化痰、消炎。【主治】慢性单纯性支气管炎。【附记】引自《感冒·气管炎验方选编》。屡用效佳。

56. 复方棉桃壳片

【组成】棉桃壳 75％，紫花地丁 12.5％，山豆根 12.5％，紫参适量。【制法】片剂。将上述药物分别粉碎，加水煎煮，合并滤液，浓缩至 1∶1（W/V）的体积后，放冷，加入 95％的乙醇，使含醇量达 60％以上，沉淀，过滤，回收乙醇，浓缩为浸膏，以 95％乙醇制成颗粒，压片，每片重 0.2 克。分装，备用。【用法】口服。每次 3～4 片，1 日 3 次。10 天为 1 个疗程。【功能】清热解毒、补虚利肺。【主治】慢性气管炎。【附记】引自曹春林《中药制剂汇编》。屡用效佳。一方用棉桃壳 75％，侧柏叶 25 克。制用法同上。在补气平喘同时，一方佐清热解毒，一方佐凉血消炎。可随证选用。

57. 臭 蒲 膏

【组成】臭蒲根粉 120 克，干姜粉 12 克，松香 300 克，樟脑 90 克。【制法】药膏。先将松香溶化，停止加热，先入樟脑，后入臭蒲根粉及干姜粉，搅拌均匀制成膏剂。贮罐备用。【用法】外用。每取此膏适量，分别贴于前心（即鸠尾、巨阙、上脘穴位）和后心（即肝、胆、脾、胃俞穴处），每晚于膏药上热敷。每隔 3～5 天换药 1 次，10 天为 1 个疗程。【功能】散寒止咳。【主治】老年慢性气管炎。【附记】引自安徽省中医药研究所《临床科研资料选编》。屡用效佳。若要增强止咳平喘作用，可去干姜粉加洋金花 6 克。

58. 双仁百合丸

【组成】核桃仁、杏仁、生姜各 30 克，地龙、麻黄、百合各 15 克。【制法】蜜丸。上药共研细末，炼蜜为丸，制成 54 丸，备用。【用法】口服。每次 1 丸，1 日 3 次，共服 18 天。【功能】补肾益肺、止咳平喘。【主治】咳嗽，喘息，咯痰。可用于慢性支气管炎，合并肺气肿、肺心病及喘息性支气管炎。【附记】引自《中国中医秘方大全》沈阳市卫生局方。屡用效佳。

59. 云 芝 膏

【组成】野生云芝 30 克,鱼腥草 10 克,干地龙 20 克,法半夏 15 克,陈皮 5 克。【制法】膏滋。上药加水煎煮 3 次,过滤去渣,合并滤液,浓缩成浸膏,加蜂蜜适量,制成膏滋 200 毫升,收贮备用。【用法】口服。每次 15～30 毫升,1 日 3 次,温开水冲服。【功能】扶正祛痰、消炎镇咳。【主治】慢性气管、支气管炎。【附记】引自《集验中成药》。屡用效佳。

60. 白芥子膏

【组成】白芥子、元胡各 30 克,甘遂 15 克,细辛 9 克,麝香适量。【制法】药膏。上药共研细末,用麻油适量调和成膏状,收贮备用。【用法】外用。根据"冬病夏治"原则,每取此膏适量,分别贴于肺俞(双)、神阙穴,或贴于前心和后心穴位(具体穴位详见上列 57 方)。于农历 7 月 25 日、8 月 14 日和 9 月 3 日贴敷,每阶段连敷 10 天即可。外加包扎固定。【功能】化饮祛痰、开窍通阳、理气止痛。【主治】寒痰壅滞,咳嗽气逆。可用于慢性支气管炎。【附记】引自《集验中成药》。屡用效佳。

61. 十 铁 丸

【组成】一支箭、叶下白草、疮腮树根、铁扫帚、十大功劳叶、甘草各等份。【制法】蜜丸。上药共研细末,炼蜜为丸(按 1:1.7 比例配制),每丸重 10 克,分装,备用。【用法】口服。每次 1 丸,1 日 2 次。10 天为 1 个疗程。【功能】清热消炎、镇咳平喘。【主治】慢性气管、支气管炎。【附记】引自胡熙明《中国中医秘方大全》云南玉溪地区卫生局方。屡用效佳。据临床观察,有效率为 89.6%,其中显效率为 58.3%。

62. 化痰定喘颗粒

【组成】紫苏子、白芥子、莱菔子、法半夏各 1500 克,陈皮、茯苓、金沸草、大枣各 2000 克,白糖细粉适量。【制法】颗粒。先将陈皮加水适量,通水蒸气蒸馏,收集挥发油。浸出液过滤,药渣再加水煎煮一次过滤,合并 2 次滤液。再将其余药物加水煎煮 3 次,合并 3 次滤液及陈皮滤液,合并浓缩成糖浆状,量体积,加入乙醇使含醇量为 50%,搅匀,密闭放置一夜后过滤,回收乙醇,于水浴上浓缩至稠膏状,称量。取稠膏四倍量的糖粉,将稠膏徐徐加入其中,边加边揉搓,加完后再酌情添加适量糖粉搓匀,制成松散软材,过 8 目筛。颗粒于 60℃ 左右烘干,将陈皮挥发油喷于颗粒上混匀。分成 480 包,塑料袋装,封口贮存。每包为 1 次剂量,相当于原生药 10 克。【用法】口服。每次 1 包,1 日 3 次,开水冲服。【功能】宣肺平喘,化痰降逆。【主治】寒邪外束所致浊痰内蕴、咳嗽喘甚、气促痰多等症。亦适用于哮喘性及慢性支气管炎、肺气肿之具有上述症状者。【附记】引自曹春林《中药制剂汇编》。

63. 益肾定喘颗粒

【组成】巴戟天、淫羊藿、鹿衔草各 5000 克,沉香、炒紫苏子各 3000 克,白糖细粉适量。【制法】颗粒。将前五种药物混合置于大锅内,加清水适量,煎煮 3 次,过滤,味尽去渣,合并 3 次滤液,浓缩成浓糖浆状,量体积,加乙醇使含醇量为 50%,搅匀,密闭,放置一夜过滤。滤液回收乙醇,于水浴上浓缩成稠膏状,称量。取稠膏四倍量的糖粉,将稠膏缓缓加入其中,边加边揉搓,加完后再酌情添加适量糖粉,搓匀制成松散软材,过 8 目筛,颗粒于 60℃ 左右烘干,称重,分装成 960 包。每包为 1 次剂量,相当于原生药 21 克,塑料袋装,封口贮存。【用法】口服。每次 1 包,1 日 3 次,用开水少许冲服。【功能】益肾定喘。【主治】气管炎恢复期。【附记】引自曹春林《中药制剂汇编》。屡用效佳。

64. 惯支灵颗粒

【组成】飞天擒罗 45 克，五指毛桃 60 克，胡颓子叶 30 克，鱼腥草、山白芷各 24 克，淮山粉适量，糊精适量。【制法】颗粒。取飞天擒罗、五指毛桃、胡颓子叶、山白芷、鱼腥草等加清水煎煮 2 次，过滤，合并 2 次滤液，并浓缩成流浸膏状，加入 95% 乙醇，使含醇量达 70%，静置过夜，滤取上层清液，回收乙醇，浓缩成流浸膏状，加入 5 倍量怀山粉及适量糖精，混合均匀，制成颗粒，干燥即得。分装，每包重 10 克，封口贮存备用。【用法】口服。每次 1 包，1 日 1～2 次，温开水冲服。【功能】止咳平喘。【主治】老年慢性气管，支气管炎，咳嗽，哮喘等症。【附记】引自《广州市中草药资料选编》。屡用效佳。

65. 化痰补肾片

【组成】棉花根 60 克，淫羊藿、黄芩各 120 克，制附子 1.5 克。【制法】片剂。将上药加清水煎煮 3 次，过滤去渣，合并 3 次滤液，并浓缩至稠粥状，烘干轧为细末，加 90% 乙醇，适量，和匀，制成颗粒，加适量硬脂酸镁，混匀，压片，每片重 0.5 克，分装，备用。【用法】口服。每次 5 片，一日 3 次，温开水送服。【功能】补肾消炎、止咳化痰。【主治】慢性气管炎。【附记】引自石家庄市《防治慢性气管炎资料选编》。屡用效佳。

66. 化痰清肺片

【组成】棉花根 60 克，黄芩、沙参、白前各 12 克，葶苈子 3 克。【制法】片剂。将上药置锅内，加清水适量，煎煮 3 次，过滤去渣，合并 3 次滤液，并浓缩至稠粥状，烘干，轧为细末，加 90% 乙醇适量，和匀，制成颗粒，加适量硬脂酸镁，和匀，压片，每片重 0.75 克，分装，备用。【用法】口服。每次 5 片，1 日 3 次，温开水送服。【功能】清热泻肺、止咳化痰。【主治】慢性气管、支气管炎。【附记】引自石家庄市《防治慢性气管炎资料选编》。屡用效佳。

67. 乌 胆 片

【组成】乌贼骨、地龙、半夏各 7500 克,洋金花 750 克,蛤蟆、猪胆汁、甘草各 3750 克,硬脂酸镁 225 克。【制法】片剂。将蛤蟆烘干,与半夏、地龙同煎(3 次)去渣,合并滤液,浓缩成膏。胆汁浓缩成膏,甘草制成流浸膏,其余药物研成极细末。将上各药混合,加入 10% 淀粉糊混合均匀,压片,每片重 0.45 克。分装,备用。【用法】口服。每次 3 片,1 日 2 次,温开水送服。10 天为 1 个疗程。【功能】止咳化痰、利肺平喘。【主治】慢性气管、支气管炎。【附记】引自曹春林《中药制剂汇编》。屡用效佳。

68. 气管炎片(二)

【组成】①猪胆汁、延胡索粉各 120 克,地龙粉 300 克,白芥子粉(炒)、皂荚粉、枯矾粉各 30 克,枳实粉、细辛、姜粉各 45 克,威灵仙 90 克,山楂、乌梅各 250 克。②姜粉、细辛各 0.6 克,白芥子粉(炒)1.5 克,胆粉 2.1 克,枯矾 0.45 克,枳实粉、附子各 6 克,麻黄 0.9 克,地龙、熟地黄各 12 克,皂荚、延胡索各 9 克。【制法】片剂。一号方制法:将猪胆粉、地龙粉、白芥子粉、枳实粉、皂荚粉、细辛粉、威灵仙粉、姜粉、延胡索粉、枯矾粉等各药均取净粉,过 80 目筛备用。再将山楂、乌梅煎汁,头汁出药液 6 倍量,次汁出药液 4 倍量,合并滤液,浓缩成膏状,加入适量的蜜,再加入备用药粉,混合均匀,制成颗粒,压制成片,每片重 0.35 克。分装,备用。二号方制法:将姜粉、白芥子粉、胆粉、枯矾粉、枳实粉、细辛粉等各药均取净粉,过 80 目筛备用。再将麻黄、地龙、皂荚、延胡索、附子、熟地黄等 6 味药煎汁,头汁出药液 6 倍量,次汁出药液 4 倍量,过滤,沉淀,浓缩成膏状,加入备用药粉,混合均匀,烘干轧为细粉,过 18 目筛,混合均匀,制成颗粒,压制成片,每片重 0.4 克。分装,备用。【用法】口服。一号方每次 4 片,1 日 3 次,温开水送服。10 天为 1

个疗程,连续服 2 个疗程。二号方每次服 17 片,1 日 3 次,每晚加服氨苯那敏 4 毫克。温开水送服。10 天为 1 个疗程,连续服 2 个疗程。【功能】①清热化痰、敛肺止咳。②温化寒痰、消炎止咳。【主治】慢性气管炎(热痰用一号方,寒痰用二号方)。【附记】引自曹春林《中药制药汇编》。屡用效佳。

69. 鸡 胸 片

【组成】半夏 15 克,茯苓 12 克,广木香、川牛膝各 3 克,川附子 9 克,补骨脂 4.5 克。【制法】片剂。先取 1/2 量附子和广木香,在 80℃下烘干轧为细粉,过 100 目筛备用。其余药物加水煎煮 2 次,每次煎煮 2 小时,合并滤液,浓缩成稠膏状,80℃下烘干,粉碎,过 100 目筛,与前药粉充分混合均匀,用 70% 乙醇制成颗粒,60℃烘干,加 1% 硬脂酸镁拌匀,然后压片,每片重 0.5 克。分装,备用。【用法】口服。每次 5 片,1 日 2～3 次,温开水送服。【功能】补虚散寒、利湿化痰。【主治】慢性气管炎。【附记】引自山东《青岛医药科技简报》。屡用效佳。

70. 二百二冬糖浆

【组成】天冬、麦冬、百部、百合各 20 千克,白及 30 千克,蜂蜜 60 千克。【制法】糖浆剂。先将前五味药洗净投入锅内,加清水适量,浸泡 24 小时。煎煮 3 次,过滤,合并滤液,浓缩至 100 千克,加入蜂蜜,继续浓缩呈糖浆状约 140 千克。分装,备用。【用法】口服。每次 30 毫升,1 日 3 次,温开水冲服。【功能】清热润肺、化痰止咳。【主治】慢性气管、支气管炎,肺结核等。【附记】引自湖北《麻城中草药制剂选编》。屡用效佳。

71. 复方矮地茶颗粒

【组成】矮地茶 2187.5 克,忍冬藤、大青叶、白茅根、岗梅、沙参各 718.8 克,糖粉 1750 克。【制法】颗粒。上药除糖粉外,取处方量,加水煎煮 3 次,每次煮沸 2 小时,合并 3 次煎液,过滤,滤液浓缩至稠膏状,加 2 倍量 95%乙醇搅匀,放置 24 小时,吸取上清液,于残渣中再加 2 倍量 95%乙醇搅匀,放置后滤取醇液,合并 2 次醇液,回收乙醇,并浓缩至稠膏状。放冷,加入糖粉,混合均匀,压过 16 目筛,制成颗粒,60℃干燥,分装成 100 包即可。封口贮存备用。【用法】口服。每次 1 包,1 日 2 次,用温开水冲服。【功能】清肺平喘、止咳祛痰。【主治】慢性支气管炎。【附记】引自《湖南中草药制剂方剂选编》。屡用效佳。

72. 克咳宁片

【组成】棉花根 9375 克,白毛夏枯草、佛耳草各 1562.5 克,麻黄 312.5 克。【制法】片剂。先取麻黄 187.5 克,研细过 100 目筛备用。再将余下麻黄及其他药材全部加水,煎煮 2 次。2 次煎液合并沉淀,取上清液浓缩至生药量的一半,冷却后加乙醇,调含醇量达 70%,放置沉淀 24 小时,取上清液滤过,回收乙醇,浓缩成浸膏,比重 1.38。然后取浸膏与备用细粉,混合均匀,80℃烘干,研成粗粉,过 20 目筛,制成颗粒,加入适量硬脂酸镁,混匀,压片,每片重 0.3 克,一料压 1600 片,包糖衣。玻璃瓶装,每瓶 300 片。【用法】口服。每次 5 片,1 日 3 次,温开水送服。【功能】镇咳、化痰、平喘、消炎。【主治】慢性气管炎,尤其是老年慢性支气管炎。【附记】引自《集验中成药》。屡用效佳。

73. 复方阴阳莲片

【组成】虎杖粗提物 1000 克,十大功劳粗提物、枇杷叶粗提物各 250 克,辅料适量。【制法】片剂。虎杖粗提物:取根茎切片,水煎 3～4 次,合并煎出液,过滤,滤液浓缩至浸膏状,用乙醇反复提取 5～6 次,醇提取液过滤浓缩,干燥即得。十大功劳粗提物:取粗粉,用 1%盐酸溶液渗漉,渗漉液用饱和氢氧化钠液调 pH 值为 9 左右,加 15%氯化钠(克/毫升)充分搅拌使全部溶解,静置 48 小时以上,过滤,沉淀物用少量水洗涤,再过滤、干燥。枇杷叶粗提物:取叶水煎 3 次,合并煎出液,过滤,滤液浓缩成膏状,用热乙醇提取数次,趁热过滤,乙醇液放置 4 天,滤取沉淀物,干燥。按处方比例混合、研碎,加入适量滑石粉,和匀,过 80 目筛,用乙醇适量,混匀,制成颗粒,烘干,加入淀粉和硬脂酸镁适量混匀后,压片,包糖衣,每片重 0.35 克。分装,备用。【用法】口服。每次 3~4 片,1日 3 次,温开水送服。【功能】止咳祛痰、消炎平喘。【主治】慢性气管炎。【附记】引自《广西赤脚医生》。屡用效佳。

74. 复方百咳宁片

【组成】禽胆粉 1.25 克,麻黄粉 1.1 克,四季青粉 0.4 克,皂荚粉 3.7 克,姜粉 2.5 克。【制法】片剂。将鲜禽胆捣碎后,然后去渣取液,再进行浓缩,最后烘干,制成颗粒备用。取四季青、皂荚,拣去杂质,切碎,加水煎煮 2 次,去渣取汁,合并滤液,然后进行浓缩,再烘干后制成颗粒备用。麻黄拣去杂质,打成粉后,做成颗粒备用。生姜洗净泥土杂质,打成粉,再按配方量混匀,再制成颗粒压片,每片重 0.5 克。分装,备用。上料可压 10 片。【用法】口服。每次 3~4 片,1 日 3 次,温开水送服。遵医嘱。【功能】止咳平喘。【主治】慢性气管、支气管炎。【附记】引自《新医药学杂志》。屡用效佳。

75. 外用止咳膏

【组成】大戟 160 克,芫花、甘遂、细辛、白芥子、干姜、地肤子各 100 克,洋金花 200 克,麻油 344 毫升,松香 1000 克。【制法】膏药。将大戟、芫花、干姜、地肤子、洋金花加水煎煮 3 次,合并 3 次所得滤液,浓缩成稠膏状。再将甘遂、细辛、白芥子共同粉碎,过 80 目筛,加入上述冷后浓缩稠膏中,搅拌均匀,烘干粉碎,过 80 目筛。将麻油适当熬炼后,加入松香(粉碎过 80 目筛)炼至滴水成珠,待温度降低后(以不烧焦药粉为度),掺入上述药粉,搅匀即得。

摊成 4 厘米×4 厘米大小的膏药。贮存备用。【用法】外用。贴于
一、三、五胸椎棘突旁两侧,每侧 3 张,小儿每侧 2 张。每帖 4 天,
如需再贴要隔 3～5 日。若出现痒疹,待消退后再贴。【功能】止咳
平喘。【主治】慢性气管炎,百日咳。【附记】引自《山西药品制剂手
册》。屡用效佳。注意贴前贴后必须保持皮肤清洁卫生。

76. 石飞止咳糖浆

【组成】石椒草、飞龙掌血各 200 克,灯台叶、桔梗、白及、紫菀
各 100 克,陈皮 50 克,甘草 40 克,薄荷脑 0.3 克。尼泊金乙酯 0.5
克,苯甲酸钠 3 克。【制法】糖浆剂。取以上前 8 味中药加水煎煮
2 小时,滤取滤液,药渣再加水煮沸 1 小时,滤过,合并 2 次滤液,
放置过夜,滤过,滤液浓缩至 500 毫升,趁热加入蔗糖,煮沸,搅拌
至溶,加入苯甲酸钠、尼箔金、薄荷脑,搅拌溶解,加冷开水至 1000
毫升。分装,备用。【用法】口服。每次 10～20 毫升,1 日 3 次,温
开水送服。【功能】祛痰、驱风、镇咳。【主治】急、慢性支气管炎,感
冒咳嗽。【附记】引自《云南省农村中草药制剂规范》(第一集)。屡
用效佳。

77. 气管炎对症片

【组成】黄芩、杏仁、桔梗、茯苓、山药、莱菔子、紫苏子、诃子肉
各 4000 克,紫花地丁 10 000 克,焦四仙 2000 克,蔗糖 4000 克,阿
拉伯胶 50 克,硬脂酸镁适量。【制法】片剂。先将山药、桔梗、诃子
肉粉碎。余药加水煎煮 3 次,合并煎液,并浓缩,加 1.5 倍量 95%
乙醇,放置过夜,取上清液,减压回收乙醇,浓缩成膏,再加入上列
细粉,混合制粒,过 14 目筛,烘干,整粒,加 1% 硬脂酸镁,混匀压
片,每片重 0.45 克。分装,备用。【用法】口服。每次 4～5 片,1
日 3 次,温开水送服。【功能】清热消炎、止咳平喘。【主治】气管
炎。【附记】引自北京友谊医院《制剂手册》。屡用效佳。每片含黄
芩、杏仁、桔梗、茯苓、山药、莱菔子、紫苏子、诃子肉各 0.1 克,紫花

地丁 0.25 克,焦四仙 0.05 克。

78. 气管炎固本片

【组成】生黄芪、党参、莱菔子、紫苏子、诃子肉、车前子、桑白皮各 3 千克,茯苓、山药各 5 千克,砂糖 3 千克,阿拉伯胶 60 克,硬脂酸镁按总量 1%。【制法】片剂。先取党参、山药和诃子肉粉碎,过 80 目筛,备用。再取其余药材加清水煎煮 3 次,过滤,合并 3 次滤液,浓缩,加 1.5 倍量 95% 乙醇,放置过夜,取上清液,减压回收乙醇,浓缩成膏,趁热加砂糖和阿拉伯胶使溶,加上列细粉,混合制粒(14 目筛),烘干,整粒,加 1% 硬脂酸钠,和匀,压片,每片重 0.5 克,分装,备用。【用法】口服。每次 4～5 片,1 日 3 次,温开水送服。【功能】扶正固本。【主治】老年性气管炎,有气虚或肺气肿症状者。【附记】引自北京友谊医院《制剂手册》。屡用效佳。每片含黄芪、党参、莱菔子、苏子、诃子肉、车前子、桑白皮各 0.1 克,茯苓、山药各 0.166 克。

79. 二母安嗽丸

【组成】浙贝母 100 克,知母、百合、麦冬、玄参各 200 克,款冬花 600 克,紫菀、苦杏仁(炒)各 200 克,罂粟壳 400 克。【制法】蜜丸。上药共研细末,炼蜜为丸,每丸重 9 克。分装,备用。【用法】口服。每次 1 丸,1 日服 2～3 次,温开水送服。【功能】润肺化痰、止咳定喘。【主治】可用于慢性支气管炎,支气管哮喘,症见虚劳久咳,春秋举发,口燥舌干,咳嗽痰喘,骨蒸潮热,音哑声重,痰涎壅盛。【附记】引自《集验中成药》。屡用效佳。凡外感风寒咳嗽忌用。忌食辛辣,油腻,烟酒。

80. 十五味沉香丸

【组成】悬钩子茎(去皮、心)200 克,紫檀香、土木香、高山辣根菜、诃子(去核)各 150 克,沉香、红花、木藤蓼(去皮)、石灰华、余甘子各100克,毛诃子(去核)80克,檀午香野姜、广枣各50克,肉豆蔻25克。【制法】水丸。上药共研细末,水泛为丸,每丸重0.5克。贮瓶备用。【用法】口服。每次2丸,1日3次,温开水送服。【功能】调和气血、止咳安神。【主治】气血郁滞所致胸痛,干咳气短,失眠。【附记】引自《中华人民共和国药典》1985年版。藏族验方。屡用效佳。肾病患者忌服。

81. 止 咳 膏

【组成】生杏仁250克,百部、白前各500克。【制法】膏滋。上药加清水适量,煎煮3次,过滤,合并3次滤液,并浓缩至糊状,加入蜂蜜150克收膏,贮瓶备用。【用法】口服。每次10~20毫升(1~2茶匙),1日2~3次,温开水送服。小儿酌减。【功能】润肺止咳、定喘祛痰。【主治】病邪犯肺,肺气上逆所致之咳嗽、痰多等症。可用于急、慢性支气管炎,感冒咳嗽及小儿百日咳。【附记】引自《集验中成药》。临证应用,可随症加减。屡用效佳。

82. 止 咳 丸

【组成】天南星(矾灸)45克,法半夏、大黄、蛤粉各100克,干姜25克,白牵牛子(炒)200克,黄柏75克,白矾50克。【制法】水丸。上药共研细末,水泛为丸,如绿豆大,分装,备用。也可制浓缩丸(小丸)。【用法】口服。每次2.5克,1日2次,温开水送服。【功能】止咳祛痰。【主治】肺经实热所致之咳嗽痰盛,气促痰鸣,胸膈满闷,二便不调,或酒食积聚、饮饱喘促、腹胁痞胀等症。【附记】引自明代朱橚《普济方》屡用效佳。孕妇忌服,体弱者慎服。

83. 止咳化痰丸

【组成】知母、杏仁、玄参、百合、麦冬、紫菀、米壳、贝母、款冬花各适量。【制法】蜜丸。上药共研细末,炼蜜为丸,每丸重4.5克,分装,备用。【用法】口服。每次2丸,1日2次,温开水送服。【功能】顺气止咳、化痰定喘。【主治】肺气不足所致之咳嗽痰黏、气喘、夜卧不安、气急喉鸣、哮喘痰盛等症。可用于慢性支气管炎,喘息性支气管炎,支气管哮喘等。【附记】引自《实用中成药手册》。风寒感冒,咳嗽忌服。

84. 宁嗽化痰丸

【组成】地黄、桑白皮、紫菀各 500 克,天冬、玄参、黄芩、甘草、紫苏子(炒)、旋覆花、款冬花、杏仁(炒)各 100 克,天花粉、五味子、栀子、知母、半夏曲(麸炒)、桔梗、当归、川贝母各 350 克,前胡、百合、麦冬、橘红各 400 克,百部 200 克。【制法】蜜丸。上药共研细末,炼蜜为丸,每丸重 7.5 克。分装,备用。【用法】口服。每次 1丸,1 日 2 次,温开水送服。【功能】止咳化痰、清热定喘。【主治】阴虚肺燥所致之咽干口渴,痰中带血,多年咳嗽,老病痰喘,胸闷气短。可用于慢性支气管炎等。【附记】引自《集验中成药》。屡用效佳。外感咳嗽忌服。

85. 太 平 丸

【组成】天冬、麦冬、知母、川贝母、款冬花、杏仁(炒)、黄连、地黄、阿胶珠、当归各 24 克,蒲黄炭、香墨、薄荷、桔梗各 16 克。【制法】蜜丸。按蜜丸制剂要求制成,每丸重 9 克。分装,备用。【用法】口服。每次 1 丸,1 日 2 次,温开水送服。【功能】清肺宁嗽、止喘养阴。【主治】阴虚火盛所致之劳伤咳嗽、咯血吐血、胸膈胀满及肺痿、肺痈等症。【附记】引自明代《十药神书》。屡用效佳。忌食辛辣、油腻、生冷之物;大便稀溏者不宜服用。外感咳嗽忌服。

86. 气喘炎片

【组成】麻黄 400 克,蒲公英 200 克,紫苏子(去油)、海浮石、白前各 150 克,麦冬 125 克,紫菀、百合、甘草、白果(去壳)、罂粟壳、橘红各 50 克。【制法】片剂。按片剂制剂要求压片。每片重 0.25

克,分装,备用。【用法】口服。每次 5 片,1 日 3 次,温开水送服。
小儿酌减。【功能】理肺豁痰、止嗽定喘。【主治】急、慢性支气管
炎。【附记】引自《山东省药品标准》。屡用效佳。高血压,心脏病
患者忌服。

87. 海 蛤 散

【组成】海浮石 100 克,蛤壳 200 克。【制法】散剂。上药共研
细末,贮瓶备用。【用法】口服。每次 9 克,1 日 1～2 次,布袋包煎
服之。【功能】顺气化痰、清肺平喘。【主治】肺虚咳嗽,气急痰黏。
可用于慢性支气管炎。【附记】引自《集验中成药》。屡用效佳。

88. 橘红化痰丸

【组成】苦杏叶(炒)、锦灯笼各 1000 克,橘红、罂粟壳、甘草、川
贝母、明矾、五味子各 750 克。【制法】蜜丸。按蜜丸制剂要求制
成,每丸重 10 克。分装,备用。【用法】口服。每次 1 丸,1 日服 2
次,温开水送服。【功能】扶虚止嗽、化痰定喘。【主治】虚热咳嗽,
气促喘急,痰涎壅盛,胸闷作满。【附记】引自《集验中成药》。屡用
效佳。外感咳嗽忌服。

89. 双角止咳丸

【组成】水牛角(代)30 克,羚羊角(代)75 克,石膏 45 克,白檀
香、红花、拳参、川楝子、草决明、诃子肉、蓖麻子、栀子、五味子各
30 克,草果仁、菊花、紫檀香、枳壳、丁香、益智仁各 2.5 克,白巨胜
子、肉豆蔻、青皮各 25 克,瞿麦、鹿茸(去毛)、木香各 15 克,牛黄 5
克。【制法】蜜丸。按蜜丸制剂要求制成,每丸重 10 克。分装,备
用。【用法】口服。每次 1 丸,1 日 2 次,温开水送服。【功能】清热
化痰、止咳定喘。【主治】肺虚所致之咳嗽,咳痰脓血,胸闷气短,阴
虚盗汗,肺痨。可用于慢性支气管炎,肺结核咳嗽,盗汗。【附记】
引自《集验中成药》。屡用效佳。孕妇慎服。

90. 痰可消片

【组成】暴马子皮 5000 克,麻黄素 7 克,黄芩、满山红各 1500 克,氯化铵 150 克。【制法】片剂。按片剂制剂要求压片,每片重 0.3 克,包糖衣,分装,备用。【用法】口服。每次 6 片,1 日 3 次,温开水送服。【功能】止咳平喘、祛痰消炎。【主治】急、慢性支气管炎,支气管哮喘,症见咳嗽气急,喘息胸憋,喉间痰鸣。【附记】引自《集验中成药》。屡用效佳。

91. 痰 喘 丸

【组成】前胡、半夏曲、紫菀、紫苏子、海浮石、桔梗、旋覆花、远志、茯苓、白芍、白前、百部、黄芩、薤白各 100 克,杏仁、贝母各 150 克,桑叶、石膏、鲜姜各 200 克,青黛 230 克,枇杷叶 370 克,党参 400 克,大枣 800 克,海蛤壳 77 克,桂枝、甘草、款冬花、五味子、橘红、射干、葶苈子、马兜铃各 50 克,麻黄 70 克,细辛 30 克。【制法】水丸。以上 34 味共研极细末,水泛为丸,如梧桐子大,晾干,贮瓶备用。【用法】口服。每次 6 克,1 日 2 次,温开水送服。小儿酌减。【功能】散风祛痰、镇咳定喘。【主治】外感风热之邪引起的肺热咳嗽,痰涎壅盛,胸膈胀满,喘息痰鸣,舌红苔黄腻,脉浮数。可用于急、慢性支气管炎,支气管哮喘,或慢支急性发作。【附记】引自《集验中成药》。屡用效佳。

92. 四白半夏丸

【组成】法半夏 4800 克,白芷、细辛、川芎、枳壳、白术、青皮、泽泻、白芍、山楂、五味子、酸枣仁各 1920 克,甘草、橘皮各 2880 克,干姜 1280 克,川贝母、肉桂、白豆蔻、沉香、丁香、明党参各 480 克,朱砂(飞)240 克,天竺黄 180 克,薄荷油 32 克。【制法】水丸。以上 24 味药共研极细末,水泛为丸,如绿豆大,贮瓶备用。或制成茶曲剂、散剂、蜜丸或片剂。【用法】口服。每次 3～5 克,1 日 2～3

次,温开水送服。【功能】温补脾肾、化痰理气、止咳平喘。【主治】急、慢性支气管炎及新老咳嗽,痰多气喘。【附记】引自《集验中成药》。屡用效佳。

93. 麻杏止咳膏

【组成】炙麻黄、桂枝、白芥子各100克,细辛60克,干姜、五味子、炙甘草各50克,杏仁、半夏、白芍药、紫苏子、莱菔子各150克。【制法】膏滋。上药加清水煎煮3次,滤汁去渣,合并滤液,加热浓缩为清膏,再加蜂蜜300克收膏即成。贮瓶备用。【用法】口服。每次15～30毫升,1日2次,开水调服。【功能】疏风散寒、降逆化饮。【主治】慢性支气管炎(外寒内饮型),症见恶寒,周身酸楚,咳嗽痰多,色白黏腻,气短喘息,舌苔白滑。【加减】如怕冷明显者,加附子50克;痰白而多者,加茯苓150克,苍术、薤白各100克。【附记】引自汪文娟《中医膏方指南》。屡用效佳。

94. 桑麻止咳膏

【组成】炙麻黄、大枣各100克,桑白皮、生石膏各300克,生姜15克,甘草50克,黄芩200克,制半夏、杏仁、紫苏子、山栀各150克。【制法】膏滋。上药加清水煎煮3次,滤汁去渣,合并滤液,加热浓缩为清膏,再加蜂蜜300克,收膏即成。贮瓶备用。【用法】口服。每次15～30克,1日2次,开水调服。【功能】清热化痰、理肺止咳。【主治】慢性支气管炎(痰热郁肺型),症见咳嗽喘息,胸满气粗,痰黄黏稠,烦躁口渴,溲黄便干,舌红苔黄。【加减】如痰稠咯出不易者,加瓜蒌皮150克,鱼腥草300克;痰鸣喘息者,加射干、葶苈子各150克。【附记】引自汪文娟《中医膏方指南》。屡用效佳。

95. 滋阴止咳膏

【组成】五味子100克,生地黄、山药、龟甲胶各200克,山茱萸、牡丹皮、泽泻、茯苓、桑白皮各150克。【制法】膏滋。上药除龟甲胶外,余药加清水煎煮 3 次,滤汁去渣,合并滤液,加热浓缩为清膏,再将龟甲加适量黄酒浸泡后隔水炖烊,冲入清膏中和匀,最后加蜂蜜 300 克,收膏即成。贮瓶备用。【用法】口服。每次 15～30克,1 日 2 次,开水调服。【功能】滋肾益肺、化痰止咳。【主治】慢性支气管炎(肺肾阴虚型),症见气短动则甚,腰膝酸软,夜尿频数,咳甚遗尿,咯痰量少,舌红少苔。【加减】如气喘明显者,加生白果(打碎)150 克,代赭石 200 克;咯痰不爽者,加川贝母 100 克,瓜蒌皮 150 克。【附记】引自汪文娟《中医膏方指南》。屡用效佳。

96. 归地止咳膏

【组成】熟地黄 200 克,当归、黄芩、白术、半夏、紫苏子、莱菔子各 150 克,陈皮、大枣各 100 克,生姜 30 克。【制法】膏滋。上药加清水煎煮 3 次,滤汁去渣,合并滤液,加热浓缩为清膏,再加蜂蜜300 克,收膏即成。贮瓶备用。【用法】口服。每次 15～30 克,1 日2 次,开水调服。【功能】健脾益肺、降逆止喘。【主治】慢性支气管炎(肺脾两虚、痰浊内阻型),症见痰多咳喘,少气懒言,困倦乏力,胃胀纳差,大便溏薄,反复感冒,舌苔白厚。【加减】如喘咳气短,动则甚者,加沉香 10 克;痰色转黄者,加鱼腥草 300 克,黄芩 200 克。【附记】引自汪文娟《中医膏方指南》。屡用效佳。

97. 益气化瘀膏

【组成】人参 50 克,黄芪、山药各 300 克,熟地黄 200 克,红花100 克,白术、山茱萸、党参、桃仁、赤芍药、茜草、阿胶各 150 克。【制法】膏滋。上药除阿胶、人参外,余药加清水煎煮 3 次,滤汁去渣,合并滤液,加热浓缩为清膏,人参另煎兑入,再将阿胶加适量黄酒,浸泡后隔水炖烊,冲入清膏和匀,最后加蜂蜜 300 克收膏即成。贮瓶备用。【用法】口服。每次 15～30 克,1 日 2 次,开水调服。【功能】益气化瘀。【主治】慢性支气管炎(气虚血瘀型),症见自汗恶风,反复感冒,气短难续,动则益甚,口唇发绀,舌质淡有瘀斑。

【加减】如喘咳气短者,加胡桃肉 150 克,淫羊藿 200 克;咯痰量多者,加茯苓 150 克,陈皮 100 克,瓜蒌 200 克。【附记】引自汪文娟《中医膏方指南》。屡用效佳。

98. 补肾纳气膏

【组成】人参、五味子、阿胶各 100 克,冬虫夏草 30 克,茯苓、枸杞子、女贞子、淫羊藿、山茱萸、丹参、鹿角胶各 150 克,蛤蚧 1 对。【制法】膏滋。上药除人参、冬虫夏草、蛤蚧、阿胶、鹿角胶外,余药加清水煎煮 3 次,滤汁去渣,合并滤液,加热浓缩为清膏,将冬虫夏草、蛤蚧烘干研为细粉,阿胶、鹿角胶加适量黄酒浸泡后炖烊,人参另煎兑入,一并冲入清膏和匀,再加蜂蜜 300 克收膏即成。贮瓶备用。【用法】口服。每次 15～30 克,1 日 2 次,开水调服。【功能】补肾益肺、纳气平喘。【主治】慢性支气管炎(肺肾气虚型),症见咳嗽气喘,动则加重,乏力,腰膝酸软,夜尿频数等。【加减】如面色暗、唇舌紫者,加桃仁 150 克,红花 100 克;气短明显者,加蛤蚧一对(烘干研粉),胡桃肉 150 克。【附记】引自汪文娟《中医膏方指南》。屡用效佳。

99. 归 皮 膏

【组成】当归、青皮、五味子、桑皮、甘草、川贝母、半夏、茯苓、杏仁各 12 克,乳香、没药各 6 克,丁香 3 克。【制法】膏药。用香油 150 毫升,将前 9 味药熬枯去渣,再将乳香、没药、丁香研细粉掺入后,搅匀,最后加入黄丹 120 克收膏。收贮备用。【用法】外用。贴背部第四、五胸椎体处两侧。【功能】止咳化痰、活血化瘀。【主治】慢性气管炎(久咳者)。【附记】引自王光清《中国膏药学》。屡用效佳。

100. 贝 红 膏

【组成】川贝母、橘红、款冬花、党参、远志各 9 克,麻黄、前胡各

10 克,杏仁、五味子、马兜铃各 6 克。【制法】膏药。上药用香油 150 毫升炸枯去渣后,加入黄丹收膏。贮存备用。【用法】外用。摊贴支气管区。【功能】止咳、平喘、祛痰。【主治】慢性气管炎(久咳病)。【附记】引自《集验中成药》。屡用效佳。

101. 归 子 膏

【组成】当归、五味子、青皮、桑皮、甘草、川贝母、半夏、茯苓、杏仁各 6 克。【制法】膏药。用香油 150 毫升将上药熬煎至焦枯后去渣,加入黄丹 120 克收膏。贮存备用。【用法】外用。摊贴气管区。【功能】止咳化痰。【主治】慢性气管炎(久咳病)。【附记】引自王光清《中国膏药学》。屡用效佳。

102. 冬 花 膏

【组成】款冬花、川贝母、橘红、党参、远志、前胡各 6 克,杏仁、五味子各 3 克,麻黄、马兜铃各 5 克。【制法】膏滋。上药加清水煎煮 3 次,滤汁去渣,合并滤液,加热浓缩为清膏,加入适量红糖,熬成糊状收膏。贮存备用。【用法】口服。每次 6 克,1 日 3 次,用开水调服。【功能】止咳、平喘、祛痰。【主治】慢性气管炎(久咳病)。【附记】引自王光清《中国膏药学》。屡用效佳。

103. 贝母二冬膏

【组成】川贝母 30 克,天冬、麦冬、冰糖各 500 克。【制法】膏滋。先将川贝母研为细粉,备用。再将天冬、麦冬加清水煎煮 3 次,滤汁去渣,合并滤液,加热浓缩为清膏,加入冰糖,和匀令冷,入川贝母粉,搅匀即成。贮存备用。【用法】口服。每次 1 匙(约 10 毫升),1 日 3 次,开水调服。【功能】消痰润肺、生津清火。【主治】肺胃燥热、痰喘咳嗽。【附记】引自王光清《中国膏药学》。屡用效佳。

104. 龙 壳 散

【组成】半夏、罂粟壳、五味子、乌梅、地龙、杏仁各 6 克。【制法】散剂。按处方量取 95% 药材,加水淹过药料面 1～2 寸,煮沸 30 分钟,过滤,按此法煮沸 3 次,收集 3 次滤液,混合浓缩至糖浆状,再将原方 5% 生药研成细粉,再与稠膏混匀烘干,研末,过 80 目筛,用 5% 淀粉糊水溶液喷雾湿润(如制粒困难可加黏合剂),筛除细粉,过 20 目筛,制成颗粒,置 40℃ 温度干燥即可,贮瓶备用。一料为 1 包量。【用法】口服。每次半包,1 日 2 次,温开水冲服。10 天为 1 个疗程。【功能】敛肺止咳。【主治】慢性支气管炎合并肺气肿。【附记】引自曹春林《中药制剂汇编》。屡用效佳。

105. 复方枇杷叶膏

【组成】枇杷叶 62.5 克,橙皮 20.83 克,氯化铵 20 克,干芦根 31.25 克,甘草浸膏 3.646 克,苯甲酸 1 克,盐酸麻黄碱 0.3 克,饴糖 916.6 克,桔梗 20.83 克,蔗糖 69.61 克,紫菀 20.83 克。【制法】膏滋。先取橙皮,用水蒸气蒸馏制取芳香水约 33 毫升,将橙皮残渣与枇杷叶、桔梗、紫菀、干芦根加 6 倍量清水煎煮 1 小时,滤过,再加 3 倍量水继续煎煮 1 小时,滤液合并以蒸气浓缩使成约 170 毫升,同时将盐酸麻黄碱及氯化铵溶于浓缩液中,滤过,取饴糖加蔗糖、甘草浸膏、苯甲酸加热煮沸,滤过,放冷加入芳香水及浓缩液,使全量成 1000 克即得。贮瓶备用。【用法】口服。每次 10～15 毫升,1 日 4～5 次,温开水冲服。【功能】祛痰镇咳。【主治】咳嗽。【附记】引自曹春林《中药制剂汇编》。屡用效佳。

106. 安 咳 膏

【组成】川乌、草乌、麻黄、桂枝、干姜各 200 克,白芥子 100 克。【制法】膏药。上药用麻油煎熬至焦枯,去渣,加黄丹收膏摊成黑膏药,每张 15 克,即成"安咳膏"。或用乙醇提取以上药物有效成分,均匀摊于医用胶浆中,用与制作"伤湿止痛膏"相类似的工艺过程。制成"安咳胶膏"。【用法】外用。单纯型:贴敷膻中穴,肺俞穴(双);喘息型:贴敷膻中穴,定喘穴(双)。每次贴2天,持续换药,10天为1个疗程。【功能】祛风散寒、止咳平喘。【主治】老年慢性气管炎。【附记】引自曹春林《中药制剂汇编》。屡用效佳。

107. 养阴清肺丸

【组成】生地黄150克,玄参120克,麦冬90克,浙贝母、白芍、牡丹皮各60克,薄荷39克,甘草30克。【制法】蜜丸。按蜜丸制剂要求制成,每丸重9克,分装,备用。【用法】口服。每次1丸,1日2次,用开水化服。【功能】清热、润肺、止咳。【主治】阴虚肺热所致的咳嗽痰少,咽干口渴,痰中带血等症。【附记】引自清代《重楼玉钥》。屡用效佳。或按本方制成膏剂——养阴清肺膏,每次15～30克,1日2次。余同上。

108. 百合固金丸

【组成】百合、川贝母、当归、甘草、白芍各30克,熟地黄90克,生地黄60克,麦冬45克,玄参、桔梗各24克。【制法】蜜丸。按蜜丸制剂要求制成,如梧桐子大,贮瓶备用。【用法】口服。每次6～9克,1日2次,温开水送服。【功能】养阴、润肺、止咳。【主治】肺虚久咳,咽燥口干,痰中带血,午后潮热等症。【附记】引自清代汪讱庵《医方集解》赵蕺庵方。屡用效佳。

109. 气管炎糖浆

【组成】蒲公英300克,紫菀、百部各150克,麻黄90克(或膏粉15克),甘草90克。【制法】糖浆剂。按糖浆制剂要求制成糖浆。每瓶165毫升(约含生药261克)。【用法】口服。每次18毫升,1日3次。【功能】平喘、止咳、化痰、消炎。【主治】老年慢性支气管炎。【附记】引自叶显纯《常用中成药》。屡用效佳。

110. 润　肺　膏

【组成】橘饼 240 克,川贝母(研细后调入)120 克,沙参、麦冬、天冬、花粉、枇杷叶(去毛)、甜杏仁、核桃(末)、冰糖(研细后下)各 500 克。【制法】膏滋。上药加清水煎煮 3 次,滤汁去渣,合并滤液,加热浓缩成清膏,再加入川贝母末、冰糖末,和匀,以白蜜 6000 克收膏即成。分装,备用。【用法】口服。成人每次 15 克,1 日 2 次,用开水冲服。小儿酌减。【功能】润肺止咳。【主治】肺阴不足所致慢性气管炎、咽呛干咳或咳吐黏痰等症。【附记】引自王光清《中国膏药学》。屡用效佳。痰多而大便滑泻者忌服。

111. 固本止咳胶囊

【组成】黄芪 30 克,百部 10 克,淫羊藿、白术各 12 克。【制法】胶囊。上药共研细末,和匀,装入胶囊,每粒 0.36 克,贮瓶备用。【用法】口服。每次 4 粒,温开水送服,1 日 3 次。连用 3 个月为 1 个疗程。【功能】补肺益肾、健脾化痰。【主治】慢性支气管炎迁延期。属肺肾两虚,痰浊阻肺症者,症见咳嗽、气短、动则气喘、淡白色泡沫痰、自汗、恶风、纳差、便溏、餐后腹胀、腰膝酸软、遗尿、夜尿增多、舌淡或淡胖、苔薄白、脉滑或缓。【附记】引自《常见病中医处方手册》。用此方治疗 30 例,近期治愈 8 例,显效 10 例,有效 11 例,无效 1 例。总有效率为 97%。治疗后喘鸣音和哮喘音消失率为 84%。另外,此方还具有改善心肺功能和增强机体免疫力的作用。

112. 温补止咳丸

【组成】附子、补骨脂、淫羊藿、肉桂、黄芪、党参、白术、葛根各 10 克,丹参、赤芍、川芎各 15 克。【制法】丸剂。先将党参制为粉剂,其他诸药共入水煎之。将先后两次水煎药液混合,过滤,加热浓缩制成浸膏剂。最后将党参粉与浸膏剂混合加适量蜂蜜为 1

丸,每丸含生药剂量如上。【用法】口服。每次 1 丸,1 日 2 次,连服 3 个月。为巩固疗效,从第 4 个月开始每日晚服 1 丸,连服 1 年停药。【功能】温补脾肾、扶正止咳。【主治】老年性慢性支气管炎。【附记】引自《河北中医》。王书田方。用此方治疗 168 例,服药 3 个月,近期治愈 11 例,显效 59 例,好转 72 例,无效 26 例。总有效率为 84.50%。2 年后远期疗效:治愈 33 例,显效 65 例,好转 53 例,无效 17 例。

四、喘息型慢性支气管炎

1. 咳喘丸（一）

【组成】紫河车1个,蛤蚧1对,黄芪40克,白术30克,川贝母20克,甘草10克。【制法】蜜丸。上药共研细末,炼蜜为丸,每丸重3克,分装,备用。【用法】口服。每日早、晚各1丸,温开水送下。6岁以下小儿剂量减半。【功能】补益脾肾、止咳平喘。【主治】喘息型慢性支气管炎（咳喘）。【附记】引自程爵棠《单方验方治百病》。一般服药2个月便可止喘,半年可根治。治疗期间要注意避风寒,忌食腥荤、油腻及生冷之物,戒烟酒。

2. 冬虫夏草丸

【组成】冬虫夏草、葶苈子、紫苏子、五味子各30克,蛤蚧1对,人参20克。【制法】蜜丸。上药共研细末,炼蜜为丸（小粒）,贮瓶备用。【用法】口服。每次3～5克,1日2次,温开水送服。【功能】补虚扶正、纳气平喘。【主治】喘息型慢性支气管炎。【附记】引自程爵棠《单方验方治百病》笔者家传秘方,多年应用,治验甚多,近期治愈率达65%以上。

3. 麻矾朱冰丸

【组成】麻黄浸膏50克,白矾、朱砂、冰片各5克。【制法】药丸。先将白矾、朱砂、冰片各研为细粉。再将白矾末与麻黄浸膏和匀,冷却,后加入朱砂、冰片和匀泛丸,每丸约重12克。分装,备用。【用法】口服。每丸分 5 次吞服,1 日 2～3 次,饭后即服。1 个月为 1 个疗程。【功能】止咳定喘、解毒消炎。【主治】由风、寒、痰、热而致的久病咳喘。【附记】引自胡熙明《中国中医秘方大全》卢庆会方。凡感冒咳嗽(体温升高者),小儿咳喘(小儿肺炎),喘息(过敏性支气管喘息,心脏性喘息)者忌用。治疗 1060 例,年龄 20－40 岁,病程 2～4 年,多可治愈。合并心力衰竭、肺结核、支气管扩张者症状可好转,但多难治愈。本方原无剂量,上述剂量由笔者临证时拟加。验之临床,效果亦佳。

4. 硇砂四季丸

【组成】①巴豆霜 2 克,朱砂、硇砂各 15 克,银朱 12 克;②巴豆霜 1.5 克,朱砂、硇砂各 24 克,银朱 12 克;③五灵脂 33 克,巴豆霜 15 克,朱砂 40 克,硇砂 33 克,银朱 12 克,枣肉(去皮去核)60 克;④巴豆霜 6 克,朱砂、硇砂各 60 克,银朱 30 克。【制法】丸剂。将上药(任何一方)加赋形剂,制成丸剂。方①～③丸如绿豆大小,方4 丸如豌豆大小。贮瓶备用。【用法】口服。方 1～3,每次 7～10粒,1 日 1 次;方④,每次 1 粒,每隔 2～3 天 1 次。连服 5 次为 1 个疗程,可连服 2～3 个疗程。【功能】化痰、止咳、平喘。【主治】喘息型慢性支气管炎。【附记】引自胡熙明《中国中医秘方大全》丁风华方。屡用效佳,但以方④疗效为优。

5. 止嗽定喘散

【组成】金礞石、西月石、炙白前、九节菖蒲、天竺黄、陈胆星各 4 克。以上为 1 日剂量。【制法】散剂。上药共研极细末,贮瓶备用。【用法】口服。每次 12 克,1 日 2 次,分别用鲜竹沥 30 毫升调服。可连服 3 日。【功能】清热豁痰、平喘止咳、开窍宣气、消风行痰。【主治】热病喘咳,痰闭上焦,肺实喘促,气逆喘咳等。【附记】引自《中国当代中医名人志》黄华农方。屡用屡验,效果颇佳。

6. 咳喘颗粒（一）

【组成】桔梗、川贝母、白芥子、黄芩、怀山药各 30 克,杏仁 40 克,地龙 50 克,洋金花 2 克,罂粟壳 15 克。【制法】颗粒。上药共研极细末,分装 60 袋,每袋约 4 克,收贮备用。【用法】口服。每次 1～2 袋,1 日 3 次,用开水冲服。【功能】止咳平喘。【主治】老年人久虚咳嗽,外感咳喘及痰喘痼疾。【附记】引自《名医特色经验精华》赵吉顺方。经长期临床观察,效果较好。

7. 清 金 膏

【组成】天冬 240 克,麦冬、贝母、杏仁(去皮)、白粉葛末各 120 克,蜂蜜 500 克。【制法】膏滋。先将前 4 味药共研粗末,加清水适量,煎煮 3 次,过滤去渣取汁,合并 3 次滤液,加热(文火)浓缩至 2500 毫升,再加入葛粉、蜂蜜搅拌均匀,共熬制成稠膏,入坛内,重汤煮 1 日,成膏取出,贮存备用。【用法】口服。每日不拘时,频频服之。或每次 15～30 克,1 日 3 次,温开水送服。【功能】养阴润肺、化痰止咳。【主治】久嗽痰喘。尤适宜于能饮酒者。【附记】引自明代龚廷贤《寿世保元》。屡用效佳。

8. 喘 咳 散

【组成】瓜蒌(煨焦)180 克,麻黄、甘草各 45 克,黄芩、杏仁、炙百部、紫菀、款冬花、胆南星各 60 克,皂角炭、明矾各 30 克,鹅管石、半夏各 60 克。【制法】散剂。上药共研极细末,贮瓶备用。亦可炼蜜为丸,每丸重 9 克。【用法】口服。每次 7～8 克(或 1 丸),1 日 2～3 次,温开水送服。【功能】宣肺化痰、止咳平喘。【主治】喘息性支气管炎,反复发作,数年不愈。【附记】引自《中国当代中医名人志》吕同杰方。一般连服 1～2 剂(料)即愈,效佳。本方为治喘息性支气管炎的特效方。凡感冒、肺炎等失治误治,或治疗不彻底引起的慢性喘咳病变可服用。此药待症状缓解期间即可服用。

治疗期间忌食辛辣刺激性食物。避免感冒。

9. 参 芪 膏

【组成】党参 50 克,黄芪、胡桃仁、诃子肉、桑白皮各 15 克,甘草 10 克,氨茶碱 0.3 克,蜂蜜 50 克。【制法】膏滋。先将前 6 味药加水煎煮 3 次,过滤去渣取汁,合并 3 次滤液,用文火浓缩成清膏,再加入氨茶碱(研细)、蜂蜜搅拌均匀,制成稀糊膏状,贮罐备用。【用法】口服。每次 30 毫升,1 日 2 次,于早饭前、晚饭后服之。10 天为 1 个疗程。【功能】益气补肺、止咳平喘、扶正固本。【主治】慢支喘息型迁延期(偏气虚者)。【附记】引自《中国当代中医名人志》李忠和方。屡用颇验。

10. 神 吸 散

【组成】鹅管石(火煅醋淬 7 次)、禹余粮(火煅醋淬 7 次)各 3 克,粉草 0.9 克,枯白矾、煅石膏、款冬花各 1.5 克。【制法】散剂。上药共研极细末,贮瓶备用。【用法】口服。每次 1 克,至夜食后,静坐片时,将药末放在纸上,以长竹筒直插喉内,用力吸药,速亦不怕,吸药令尽为度。以细茶 1 口,漱而吞之。同时用公猪肺 1 副,加瘦肉 250 克,栀子适量(1 岁 1 粒,炒成炭),桑白皮不拘多少,同炒至熟烂,去药,至五更,患者不要开言,令人将汤肺喂之,患者嚼吃任用,余者过时再食。【功能】降逆化痰、止咳平喘。【主治】年久近日咳嗽哮吼、喘急等症。【附记】引自明代龚廷贤《寿世保元》。屡用神效。忌食鸡、鱼、羊、鹅一切动风发物,并忌食生冷诸物。

11. 止 喘 膏

【组成】川乌、当归、白及、茯苓、草乌、乌药各 18 克,连翘、白芷、木鳖子、赤芍、白薇、官桂各 24 克,牙皂、桑枝、枣枝、桃枝、柳枝、槐枝各 15 克。【制法】膏药。上药先用麻油 1500 克浸泡一夜后,熬焦去渣,入飞黄丹 500 克,使如麦色,急以桃柳棍两根搅至滴水成珠状,入乳香、没药细末各 12 克,搅匀收膏,摊于 4 厘米×4 厘米细白布上,每张摊药膏 10 克左右,收贮备用。【用法】外用。贴敷肺俞穴(双),每帖 2 天一换,3 帖为 1 个疗程。或配合西药对症治疗。【功能】祛风散寒、除痰开结。【主治】毛细支气管炎(咳喘)。【附记】引自《外治汇要》(二)邹德霖方。屡用效佳,是治喘咳之外用良方。

12. 参蛤胎盘丸

【组成】人参、三七各 30 克,蛤蚧 4 对,胎盘 2 具,蜂蜜 250 克。【制法】蜜丸。先将新鲜胎盘横直切开血管,用水反复洗漂干净,另取花椒一把装入布袋中,加水煎汤去渣,将洗净的胎盘置花椒汤中煮 2～3 分钟,及时捞出,剪成碎片,置于土瓦上焙干,研末。人参、蛤蚧、三七烘干,研细末。将上 4 味药细末和匀,炼蜜为丸,每丸重 3 克,一料制丸约 120 粒。分装,备用。【用法】口服。1－8 岁者,每次 1 丸;9－12 岁者,每次 2 丸;13－15 岁者,每次 3 丸。1 日 2 次,温开水或淡盐汤送服。30 日为 1 个疗程。【功能】益气活血、扶正固本、纳气平喘。【主治】小儿慢性支气管炎,或喘息型慢支。【附记】引自《集验中成药》孔繁伦方。临床屡用,疗效满意。服药期间注意调护,忌食辛辣和绿豆芽。感冒发热时停服。

13. 止咳平喘膏(一)

【组成】黄芩、大黄各 30 克,麻黄 20 克,细辛 6 克,葶苈子 24 克,丹参 15 克。【制法】膏药。上药共研细末,用鲜姜汁调成糊状,制成 0.5 厘米×1 厘米×2 厘米大小药饼备用。【用法】外用。取上药饼,分贴于穴位,用胶布固定。穴取大杼、定喘、肺俞(双)、天突、膻中,每次取 6～7 个穴位,贴 8～12 小时取下。每日换药 1 次,6 次为 1 个疗程。【功能】宣肺化瘀、止咳平喘。【主治】咳喘。【附记】引自《外治汇要》(二)吴秀芳方。屡用效佳。

14. 苏葶滚痰丸

【组成】紫苏子(炒)、苦葶苈(微炒)各 50 克,大黄(酒蒸 1 次)、黄芩各 200 克,沉香、青礞石(水煅如金为度)各 16 克。【制法】水丸。上药共研细末,水泛为丸,如梧桐子大,贮瓶备用。【用法】口服。量儿虚实服之,姜汤送下。【功能】降气化痰、止咳平喘。【主治】小儿食积生痰,热气熏蒸肺气,气促痰壅,频频咳嗽,便秘者;又治小儿痰壅气逆,痰饮作喘,其音如潮响,声如曳锯者。【附记】引自清代吴谦《医宗金鉴》。屡用效佳。

15. 八味麻黄散

【组成】净麻黄、光杏仁、清半夏、广陈皮、云茯苓、生甘草各 30 克,淡干姜、五味子各 20 克。【制法】散剂。上药共研细末,贮瓶备用。【用法】口服。每次 10~15 克,1 日 2~3 次。将药散置于有盖茶杯内,用沸水冲服。【功能】止咳、化痰、散寒、平喘。【主治】小儿喘咳。【附记】引自《集验中成药》。屡用效佳。

16. 清热化痰散(一)

【组成】生石膏、白茅根、金银花、连翘、法半夏各 10 克,牛蒡子、侧柏叶、川贝母、蝉蜕、紫苏叶各 8 克,炙麻黄、杏仁、甘草各 3 克。【制法】散剂。上药共研极细末,贮瓶备用。【用法】口服。每次 15~30 克,1 日 2 次,用开水冲泡服。【功能】清热凉血、祛风化痰、止咳平喘。【主治】小儿喘咳。【附记】引自《集验中成药》。屡用效佳。

17. 人参滋补蜜

【组成】人参、何首乌(制)各 15 克,冬虫夏草 0.2 克,党参、淫羊藿、麦冬各 45 克,枸杞子 30 克,蜂蜜 850 克。【制法】糖浆。将人参等 7 味加水煎煮 2 次,滤取药汁浓缩;另取蜂蜜加热,加入上述浓缩液(药汁),再加入水及适量配料,使成 1000 毫升糖浆,搅匀,瓶装,备用。【用法】口服。每次 10 毫升,1 日 2 次。【功能】益气养血、滋肾养肝、清心安神、滋阴壮阳。【主治】五脏虚损而致的咳嗽喘促,心悸怔忡,失眠健忘,头晕耳鸣,腰腿酸软,潮热盗汗,阳痿遗精,舌淡苔白,脉迟弱者。【附记】引自《湖北省药品标准》。屡用效佳。凡实证、热证患者及阴虚阳亢者忌用。

18. 百花定喘丸

【组成】款冬花、沙参、五味子(醋蒸)、生石膏各 60 克,牡丹皮、橘皮、桔梗、天冬、紫菀、麦冬、杏仁(炒)、黄芩(炒)、麻黄、前胡、百合、天花粉、薄荷各 120 克。【制法】蜜丸。取上药上品,称量配齐。杏仁、天冬、麦冬、五味子单放。将款冬花等 13 味,共轧为粗末,取部分粗末与天冬等 4 味同轧为碎末或捣烂,晒干或低温干燥,与其余药粉共轧为细粉,再将杏仁轧碎,陆续掺入细粉轧细,和匀,过 80～100 目细罗。取炼蜜〔每药粉 300 克,约用炼蜜(110℃)300克,和药时蜜温 100℃〕与上药粉搅拌均匀,成滋润团块,分坨、搓条、制丸,每丸重 9 克,一料制 370 丸。分装,备用。【用法】口服。每次 1 丸,1 日 2 次,温开水送服。【功能】疏风解热、止嗽定喘。【主治】由痰热壅盛引起的咳嗽喘促,胸膈满闷,咽干口渴。【附记】引自《天津市固有成方统一配本》。屡用效佳。忌食辛辣油腻食物,禁房事。因感冒引起的气喘、咳嗽不宜服用。

19. 麦味地黄丸

【组成】熟地黄 240 克,山药 120 克,泽泻、茯苓、牡丹皮、麦冬各 9 克,五味子(醋蒸)6 克,山茱萸(酒蒸)12 克。【制法】蜜丸。取上药上品,炮制合格,称量配齐,熟地黄、山茱萸、五味子、麦冬单放。将山药等 4 味轧为粗末,与熟地黄、山茱萸、五味子、麦冬同研碎或捣烂,晒干或低温干燥,轧为细末,和匀,过 80～100 目细罗。取炼蜜〔每药粉 300 克,约用炼蜜(110℃)240 克,和药时蜜温

100℃]与上药粉,搅拌均匀,成滋润团块,分坨,搓条,制丸,每丸重9克,一料制16丸。分装,备用。【用法】口服。每次1丸,1日2次,温开水送服。【功能】滋肾养肺。【主治】由肺肾两亏、阴虚内热引起的久咳气逆,咽干口燥。【附记】引自《全国中药成药处方集》。屡用效佳。

20. 鸡鸣保肺丸

【组成】阿胶、知母、五味子、清半夏、款冬花(蜜炙)、甘草、紫菀(蜜炙)、陈皮、葶苈子(炒)、杏仁、桔梗、贝母、旋覆花、米壳、天冬、北沙参各120克,马兜铃(蜜炙)60克,麻黄30克。【制法】蜜丸。取上药上品,称量配齐。五味子、杏仁、葶苈子、天冬单放。将知母等14味共轧为粗末,与五味子、天冬同轧碎或捣烂,晒干或低温干燥,轧为细粉,再将杏仁、葶苈子轧碎,陆续与五味子、知母等细粉轧细,和匀过80～100目细罗。取炼蜜[每药粉300克,约用炼蜜(110℃)300克,和药时蜜温100℃]与上药粉搅拌均匀,成滋润团块,分坨,搓条,制丸,每丸重6克,一料制620丸。分装,备用。【用法】口服。每次1丸,1日2次,温开水送服。【功能】消痰、镇咳、定喘。【主治】由痰热壅肺引起的咳嗽气喘,痰多黏滞不爽。【附记】引自《全国中药成药处方集》。屡用效佳。孕妇慎服,忌食生冷、烟酒、腥荤之物。

21. 竹沥化痰丸(一)

【组成】海浮石(煅)、黄连、玄参、杏仁(炒)、贝母各480克,白术(麸炒)、瓜蒌子(炒)、茯苓、百部、莱菔子(炒)各960克,法半夏、香附(醋炙)、枳实(炒)、南山楂各1920克,天南星(制)、熟大黄各1440克,紫苏子(炒)、橘皮、黄芩各2880克。【制法】水丸。取上药上品,称量配齐,瓜蒌子、莱菔子、苏子、杏仁单放。将海乳石等15味共轧为细粉,再将瓜蒌子等4味药轧碎,陆续掺入细粉轧细,和匀过80～100目细罗。每细粉300克,另取竹沥水19毫升,酌加冷开水泛为小丸,晒干或低温干燥。每袋装 18 克,一料制 1335 袋。【用法】口服。每次 6 克,1 日 2 次,温开水送服。【功能】清热化痰、快膈止嗽。【主治】由痰热上攻引起的胸膈满,咳嗽喘促,咽喉不利,以及温热停饮,呕吐痰涎。【附记】引自《北京市中药成方选集》。屡用效佳。孕妇慎用。

22. 止嗽定喘丸

【组成】麻黄、杏仁(炒)、甘草、生石膏各 1500 克。【制法】水丸。取上药上品,称量配齐。杏仁单放。将麻黄等 3 味共轧为细粉,过罗。再将杏仁轧碎,陆续掺入麻黄等细粉,轧细,和匀过 80～100 目细罗。取上药粉,用冷开水泛为小丸,晒干或低温烘干。每 300 克干丸,另取滑石粉 66 克为衣,闯亮,晒干或烘干。每袋装 18 克,收贮备用。【用法】口服。每次 6 克,1 日 2 次,温开水送服。【功能】宣通肺热、止嗽定喘。【主治】由风热壅肺引起的咳嗽气喘,呼吸困难,鼻翼翕动。【附记】引自《北京市中药成方选集》。屡用效佳。

23. 紫苏子降气丸

【组成】紫苏子(炒)、橘皮、法半夏、前胡、甘草(炙)、厚朴(姜炙)各 30 克,当归、沉香各 21 克。【制法】药汁丸。取上药上品,称量配齐。将上药共轧为细粉,和匀过 80～100 目细罗。另取鲜生姜 30 克,洗净切碎,红枣 30 枚劈开,以清水加热煎煮,煮透将残渣取出,压榨去掉,将煎液与榨出液合并过滤。取上药粉,用煎液酌加冷开水泛为小丸,阴干或低温干燥,每袋装 18 克,封口备用。【用法】口服。每次 3～6 克,1 日 2 次,空腹温开水送服。【功能】降气化痰、止咳平喘。【主治】由肺胃气逆引起的痰湿壅盛,咳嗽喘促,胸膈痞塞。【附记】引自《全国中药成药处方集》。屡用效佳。

24. 珍 珠 丸

【组成】鸡内金、夏枯草各 15 克,轻粉、巴豆霜、牛黄各 2.4 克,六神曲 270 克,珍珠 3 克,黄连 6 克,枳实(炒)、陈胆星、天竺黄、川贝母、半夏(制)、桔梗、僵蚕、全蝎、雄黄、玄参各 9 克。【制法】水丸。取上药上品,称量配齐。珍珠、牛黄、轻粉单包。先将珍珠、牛黄、轻粉分别研为细粉;余药黄连等 15 味,共轧为细粉,和匀过80～100 目细罗。先将轻粉置乳钵内,依次与牛黄细粉、珍珠细粉,配研均匀,再与黄连等 15 味细粉,陆续配研,和匀过罗。取上药粉,用冷开水泛为小丸,晾干。再取干丸药,另取朱砂细粉 48 克为衣,闯亮、晒干或低温干燥。每瓶装 9 克,一料制 46 瓶,密封备用。【用法】口服。一岁每次 2 粒,每增一岁增加一粒。10 岁以上者 10 粒为度,每日 2 次,温开水送服。【功能】化痰、消积、镇惊。【主治】由热结痰多引起的咳嗽喘急,腹部膨胀疳积,虫积,以及惊风抽搐等症。【附记】引自《江苏省中药成药标准暂行规定汇编》(第一册)。屡用效佳。忌食生冷及不易消化之物。

25. 清气化痰丸

【组成】姜半夏、胆南星(酒蒸)各 45 克,瓜蒌仁霜、杏仁(炒)、茯苓、枳实(麸炒)、橘红、黄芩(酒炒)各 30 克。【制法】药汁丸。取上药上品,称量配齐。瓜蒌仁霜、杏仁单放。将姜半夏等 6 味共轧为细粉,过 80～100 目细罗。再将杏仁轧碎或捣烂,陆续掺入细粉与瓜蒌仁霜配研均匀,过 60 目细罗,即可制丸。药汁丸:另取生姜60 克取汁,酌加冷开水与上药粉泛为小丸,晒干或低温干燥。分装,备用。糊丸:另取姜汁 30 克,淡竹沥 60 克,酌加米粉(每药粉300 克,约用米粉 90 克),打成稠糊,与上药粉,搅拌均匀,成滋润团块,分坨,搓成细条,捻为小丸,晾干,分装,备用。【用法】口服。每次 6～9 克,1 日 2 次,温开水送服。【功能】清肺止嗽、降逆化痰。【主治】由痰热气逆引起的咳嗽喘促,胸膈痞闷,恶心呕吐。

【附记】引自《全国中药成药处方集》。屡用效佳。风寒咳嗽和干咳无痰者不宜服用。忌食酸辣之物。

26. 鱼花止咳糖浆

【组成】鱼腥草、金银花各 500 克,前胡、杏仁、海蛤粉各 300 克,生石膏 1000 克,橘红 100 克,川贝母 200 克,北沙参 30 克,青黛、木蝴蝶各 50 克。【制法】糖浆。上药除海蛤粉、青黛外,共研为粗末,加清水煎煮 2 次,过滤去渣取汁,合并滤液,加热浓缩至糖浆状,加入白糖、蜂蜜、调味剂、防腐剂各适量,和匀,然后消毒,装瓶密封,备用。【用法】口服。1 岁小儿每次 5～7 毫升,1 日 3～5 次;5 岁每次 10～15 毫升,1 日 3～4 次;10 岁每次 20～25 毫升,1 日 3～4 次。均为开水冲服。【功能】清热化痰、止咳平喘。【主治】小儿呼吸系统疾病,如急性支气管炎、慢性支气管炎、喘息性支气管炎、支气管肺炎、支气管哮喘等。尤以急性支气管炎效果最佳。【附记】引自《集验中成药》乌荫笃方。屡用均效。

27. 涌 泉 膏

【组成】大海龙 1 对,生附子 75 克,零陵香、穿山甲(代)、锁阳、冬虫夏草、高丽参、川椒、母丁香各 15 克,香麻油 1000 毫升,黄丹 325 克,制阳起石末、麝香 25 克。【制法】膏药。先将生附子切去节头,用童便、甘草水浸泡一天后,洗净,与大海龙、零陵香、穿山甲、锁阳一起切碎,用香麻油浸(春 5 天、夏 3 天、秋 7 天、冬 10 天)。然后用木炭火熬至药枯,焦去净渣,将油再熬至滴水成珠时,称准重量,每 500 克药油加黄丹 325 克,用小火熬至滴水成珠,用槐枝不住手搅拌,再下制阳起石末、麝香末各 25 克,冬虫夏草末、高丽末、川椒末、母丁香末各 15 克,搅匀,埋土内 7 天以去火毒,收贮备用。【用法】外用。每用膏 3 克,摊如钱大,贴两足心(涌泉穴),10 天 1 换,直至治愈为度。【功能】温肾固精、散寒通络、舒筋止痛。【主治】下元虚损,五劳七伤,咳嗽痰喘气急,左瘫右痪,手足麻木,筋骨疼痛,腰脚软弱,男子遗精,白浊,妇女赤白带下等症。
【附记】引自清代《外治寿世良方》。坚持贴敷,均有良效。

28. 河车大造丸

　　【组成】胎盘(紫河车)1 具;川牛膝、淡苁蓉、天冬、川黄柏(盐
水炒)、五味子、锁阳、全当归各 21 克,大熟地黄 60 克,大生地黄、
枸杞子各 45 克,杜仲 30 克。【制法】蜜丸。上药共研细末,炼蜜为
丸,每丸重 9 克,分装,备用。【用法】口服。每次 1 丸,1 日 2 次,
白开水送下。【功能】益肾润肺。【主治】咳喘(慢性喘息性支气管
炎)。【附记】引自中医研究院《岳美中医案集》。屡用效佳。又单
用单味鲜紫河车,用河流水漂净污血,切块炖食,治愈一位 40 余岁
之男性慢性喘息性支气管炎。于平时服用 4 具后,宿疾顿除,追踪
访问 4 年未复发。

29. 老年健身丸

　　【组成】大黄、黄精各 60 克,丹参、隔山消、淮山药各 30 克,黄
芪、白术、川芎各 25 克,人参、龟甲、当归、山楂各 15 克,荜茇、泽
泻、神曲、三七、鹿胶、郁金、甘草各 10 克,防风、荷叶、肉桂、法半
夏、陈皮各 6 克。【制法】蜜丸。上药共研细末,炼蜜为丸,如梧桐
子大,贮瓶备用。【用法】口服。每次 3～6 克,每日早、晚各 1 次,
温开水送服。【功能】祛邪扶正、祛瘀生新。能祛气血痰食郁积湿
火诸邪,有健脾强肾、益气补血使阴阳互生之功。【主治】易患感
冒,咳喘,长期低热,胸痹胸痛,心烦心悸,怔忡健忘,易惊少寐,失
眠多梦,口干舌燥,唇焦口疮,小溲黄赤,吐血便血,大便干结,牙齿
松动及龈肿出血等;腹胀腹痛,脘痞不舒,胁痛,嗳气吞酸,完谷不
化,或消谷善饥,消渴淋证,癃闭,水肿,头晕身重,少气乏力,嗜睡,
或羸瘦纳减,督脉虚寒,腰酸背痛,畏寒肢冷,阳痿少精,小便频数,
淋漓不尽,头痛头晕及高血压,冠心病,肥胖症,胆石症,慢性肝炎,
肾炎、前列腺炎等。【附记】引自《中国当代中医名人志》王敬璇方。

屡用效佳。

30. 止 咳 丸

【组成】米壳 12 克,五味子 10 克,杏仁 15 克,枯矾 6 克。【制法】蜜丸。上药共研细末,炼蜜为丸,如梧桐子大,备用。【用法】口服。每次 20 丸,1 日 1 次,连服 5～7 日。【功能】敛肺止咳。【主治】咳喘病。【附记】引自《中国当代中医名人志》张明昌方。屡用效佳。

31. 二母安嗽糖浆

【组成】浙贝母 3000 克,款冬花 18 000 克,紫菀、百部、知母、玄参、麦冬、杏仁各 6000 克,罂粟壳 12 000 克。【制法】糖浆。浙贝母用 70% 乙醇,款冬花、紫菀、百部、知母用 60% 乙醇,按液剂浸渍法提取浸液。浙贝母、百部、知母第一次浸液不回收乙醇,款冬花第一次浸液部分回收乙醇,紫菀第一次浸液回收乙醇;以上 5 种第二次浸液全部回收乙醇。玄参、麦冬、罂粟壳,以水煮法提取煎液。杏仁先加热榨油,然后水解蒸馏得杏仁水 3 倍(水解时间最低不得少于 4 小时)。先将煎液及回收液在容器中加入杏仁水,再加入浙贝母、百部、知母等浸出液,搅拌均匀,静置 7 天,调醇,至应出原液数 110.400 升,并加入单糖浆 36.800 升,测其含醇量 20%～25%。分装,备用。【用法】口服。每次 10 毫升(均为 1 汤匙),1 日 3 次,用温开水调服。【功能】清肺化痰、止嗽定喘。【主治】虚劳久嗽,春秋举发,症见咳嗽痰喘,骨蒸潮热,音哑声重,口燥舌干,痰涎壅盛。【附记】引自《天津市中药成方制剂标准》。屡用效佳。

32. 二母安嗽片

【组成】款冬花 18 千克,紫菀、杏仁(去皮)、知母、麦冬、玄参、百合各 6 千克,罂粟壳 12 千克,浙贝母 3 千克。【制法】片剂。款冬花、紫菀用 60% 乙醇按渗漉法制成清膏。杏仁、知母、玄参、麦冬、罂粟壳按煎煮法制成浸膏。百合、浙贝母制成细粉,作赋形剂用。再将浸膏、赋形剂及药用淀粉混匀后,按水制颗粒法制成颗粒。待颗粒干燥后,压片,每片重 0.6 克。分装,备用。【用法】口服。每次 4 片,1 日 2 次,温开水送服。【功能】清肺化痰、止嗽定喘。【主治】虚劳久咳,春秋举发,症见咳嗽痰喘,骨蒸潮热,音哑声重,口燥舌干,痰涎壅盛。【附记】引自《天津市中成药规范》(附本)。屡用效佳。

33. 百花定喘片

【组成】陈皮、前胡、紫菀、款冬花、麻黄、天冬、麦冬、杏仁(去皮)、黄芩、牡丹皮、桔梗、天花粉、百合各 14 千克,五味子(酒蒸)、沙参、生石膏各 7 千克,薄荷冰 0.07 千克。【制法】片剂。将陈皮提取挥发油,前胡、紫菀、款冬花、麻黄、天冬、五味子、麦冬、杏仁、黄芩 9 味按水煮法制成浸膏。牡丹皮、桔梗、沙参、天花粉、百合、生石膏 6 味制成细粉,作赋形剂用。将浸膏、赋形剂用淀粉混合后,按水制颗粒法制成颗粒。待颗粒冷后,加入薄荷水(薄荷每千克折合薄荷水 5 克)混匀后,压片,每片重 0.6 克。分装,备用。【用法】口服。每次 4 片,1 日 2 次,温开水送服。【功能】疏风解热、止嗽定喘。【主治】咳嗽痰喘,不能安息,呼吸困难,胸满不畅,咽干口渴。【附记】引自《天津市中成药规范》(附本)。屡用效佳。

34. 通宣理肺片

【组成】款冬花、浙贝母各 28.125 千克,前胡 112.5 千克,葛根、陈皮、百合各 37.5 千克,甘草 300 千克,桑皮、枳壳各 75 千克,麻黄、杏仁(去皮)、桔梗、半夏(制)各 56.25 千克,生石膏 18.75 千克,紫苏叶 150 千克。【制法】片剂。将款冬花、前胡、葛根、麻黄、甘草、桑皮、杏仁、枳壳、陈皮提取挥发油后以水煮法制成浸膏。桔梗、半夏、百合、生石膏、浙贝母 5 味制成细粉,作赋形剂备用。紫苏叶提取挥发油,残余药液再浓缩成膏。将浸膏、赋形剂用淀粉混匀后,制成颗粒,干燥,应出颗粒 576 千克。待颗粒冷后,加入挥发油及紫苏叶油(每千克紫苏叶折合紫苏叶油 1.6 毫升),混匀后压片,每片重 0.6 克。分装,备用。【用法】口服。每次 4 片,1 日 2 次,温开水送下。【功能】发汗解表、化痰止咳。【主治】风寒咳嗽,气喘发热,头痛无汗,鼻塞不语,周身作痛。【附记】引自《天津市中成药规范》(附本)。屡用效佳。

35. 止咳平喘颗粒

【组成】麻黄、沙参各 750 克,远志、桔梗、五味子、桑皮各 500 克。【制法】颗粒。取麻黄、桔梗共轧为细粉,其余 4 味药加水煎煮 3 次,合并滤液,并浓缩成膏 1900 克,加入麻黄、桔梗细粉,混匀,制成颗粒,烘干,分装,备用。【用法】口服。每次 5 克,1 日 3 次,温开水冲服。【功能】润肺化痰、止咳平喘。【主治】喘咳。【附记】引自曹春林《中药制剂汇编》。屡用效佳。

36. 创治咳喘片

【组成】桉叶粉 30%,地龙粉 30%,百部粉 10%,甘草粉 28.5%,洋金花叶粉 0.5%(最大量用至 2%),麻黄素 1%。【制法】片剂。先将桉叶、地龙、百部、甘草晒干或烘干,各研成极细末,过 120 目筛,按以上组成的比例加入洋金花、麻黄素混合均匀,过 60 目筛 2～3 次,充分混匀,然后加入 15% 淀粉及 15% 阿拉伯胶拌成颗粒状,烘干后压制成片,每片重 0.4 克,分装,备用。或将诸药粉装入胶囊服用。【用法】口服。成人每次 3～5 片,1 日 3～4 次,饭后用温开水送服。儿童酌减。【功能】止咳化痰、利肺定喘。【主治】慢性气管炎(喘息型)。【附记】引自《武汉新医药》院方。屡用效佳。

37. 复方通光散片

【组成】50% 通光散(内含生药 22.5 克),40% 石椒草(内含生药 18 克),5％灯台树皮(内含生药 2.25 克),5％桉叶(内含生药 2.25 克)。【制法】片剂。将通光散、石椒草制成浸膏,与桉叶粉、灯台树皮粉混匀后,制成颗粒,压制成片,每片重 0.5 克,分装,备用。【用法】口服。每次 5 片,1 日 3 次。15 天为 1 个疗程。【功能】止咳平喘。【主治】喘息型慢性气管炎。【附记】引自曹春林《中药制剂汇编》。屡用效佳。

38. 平 喘 片

【组成】麻黄 15 千克,黄柏、白果各 20 千克,茶叶 7.5 千克。【制法】片剂。将麻黄研为细末,过 90 目筛,备用。白果加水煎煮 2～3 次,每次各煎 3 小时、2 小时、1 小时(或每次各煎 2 小时、1 小时、1 小时,视药材情况而定),过滤,滤液合并备用。将茶叶用热浸法提取(取茶叶加水,加热至 90℃,热浸 2 次,第一次 2 小时,第二次 1 小时),过滤,滤液合并备用。将黄柏用 48％乙醇回流提取,提取后的药液回收乙醇至尽。再将上述药液合并,浓缩成膏,至比重为 1.38～1.42(50℃)。加入上述原药粉(麻黄粉)混匀,制成软材,干燥后粉碎成细粉,用 50％稀乙醇作湿润剂制粒,干燥,整粒,加 0.5％硬脂酸镁混匀,压片,每片重 0.4 克,分装,备用。【用法】口服。每次 4 片,1 日 2 次,温开水送服。【功能】宣肺散寒、消炎止咳。【主治】由风寒闭肺引起的咳嗽痰多、胸满气促作喘。【附记】引自《北京市中草药制剂选编》。屡用效佳。

39. 咳喘颗粒(二)

【组成】麻黄、地龙、半夏、五味子各 200 克,紫苏子、沙参各 300 克,淀粉适量,黄芦木 500 克,薄荷脑 0.05 克。【制法】颗粒。将上药(除淀粉、薄荷脑外)置锅内浸渍 30 分钟,煎煮三次(第一次 60 分钟,第二次 40 分钟,第三次 30 分钟),三次滤液合并,浓缩至 168 克,加淀粉适量,混合均匀,再加适量乙醇调节湿度,过筛,得湿颗粒,置 60℃干燥,将薄荷脑用 95％乙醇溶解喷入干颗粒中,分装,一料装 20 袋,分装,备用。【用法】口服。每次服半袋,1 日 2 次,用热开水冲服。【功能】止咳平喘。【主治】单纯偏热型气管炎及喘息性支气管炎。【附记】引自曹春林《中药制剂汇编》。屡用效佳。

40. 定喘养肺丸

【组成】木香 1680 克,煅石膏 1200 克,陈皮、甘草各 2400 克,苦桔梗 9600 克,麻黄 240 克,五味子炭 4800 克。【制法】糊丸。取上药上品,称量配齐。取苦桔梗 3600 克,甘草 1500 克,木香 900 克加水煎煮 2 次,第一次 2.5 小时,第二次 1.5 小时,过滤,合并 2 次滤液。取陈皮 2400 克提油 8 小时,油尽收药液。再取苦桔梗 6000 克,木香 780 克,五味子炭 4800 克,麻黄 240 克,煅石膏 1200 克,甘草 900 克,粉碎成细粉,过 100 目细罗,混匀。然后合并煮提药液,过滤沉淀,减压浓缩至比重(1.30)、温度(50℃)的稠膏。取原药粉及稠膏按比例制丸,用低温干燥,上胶衣闯亮。每百粒干丸重 15 克,分装,备用。【用法】口服。每次 2～3 克,1 日 2 次,温开水送服。【功能】润肺止咳、化痰定喘。【主治】由肺经虚弱引起咳嗽痰盛,气促作喘,胸膈不畅,口苦咽干,喉痛咽哑,久嗽失眠。【附记】引自《北京市中成药规范》。屡用效佳。未成年者禁服。

41. 贝 母 片

【组成】贝母、硼砂各 300 克,麻黄 140 克,橘红、甘草、炒苦杏仁、百部各 100 克,石膏 200 克。【制法】片剂。将贝母、橘红、硼砂、石膏共研为细粉,过 120 目筛备用。又将麻黄、甘草、苦杏仁、百部酌予碎断,加水煎煮 3 次,分次过滤,合并滤液,浓缩成膏。再将上述药粉、浓缩膏,加适量的黄糊精,混合均匀,制成颗粒,干燥,整粒,加硬脂酸镁少许,混合均匀,压制成片,包衣,打光,每片重 0.45 克。分装,备用。【用法】口服。每次 3～6 片,1 日 2～3 次,温开水送服。【功能】清热化痰、止咳平喘。【主治】肺热咳嗽,喘息。【附记】引自《吉林省中成药暂行标准》。屡用效佳。

42. 复方咳喘片

【组成】生天南星 125 克,黄芩苷(以 100% 计)40 克,蚯蚓 1660 克,干姜 175 克。【制法】片剂。以上 4 味,将生天南星、黄芩苷共研细粉,过 100 目筛。将蚯蚓、干姜水煎 2 次,每次煎 2 小时,药汁滤过,澄清,浓缩,待冷,在搅拌中加入二倍量乙醇,静置沉淀,分去沉淀粉,药液浓缩成清膏。将清膏与上述混合细粉 165 克搅和,干燥,制成颗粒,压制 1000 片,包糖衣,分装,备用。【用法】口服。每次 4 片,1 日 3 次,温开水送服。【功能】止咳、化痰、平喘。【主治】慢性气管炎(喘息型)。【附记】引自《上海市药品标准》。屡用效佳。

43. 咳喘丸(二)

【组成】麻黄 90 克,桔梗、五味子、桑皮各 30 克,远志、沙参各 60 克。【制法】丸剂。先将沙参、桔梗,粉碎得细粉;将其余药材粗碎,加水煎煮 3 次,合并煎煮液,加热浓缩至糊膏状,与沙参、桔梗细粉混合均匀,制成丸块,分制成黄豆大小的药丸。分装,备用。【用法】口服。每次 3 克,1 日 2 次,温开水送服。【功能】止咳、化痰、平喘。【主治】气管炎,喘息。【附记】引自沈阳药学院《常用药物制剂》。屡用效佳。

44. 息 喘 丸

【组成】五指毛桃、白花鬼灯笼各 1687 克,陈皮 281 克,无患子根、穿破石、胡颓子叶、枇杷叶、党参、五指柑、甘草各 1125 克,白前 421 克,旱莲草、苦杏仁各 843 克,桑白皮 562 克,盐酸麻黄碱 32.7 克。【制法】丸剂。以上 15 味,先取无患子根等 12 味药,加水煎煮 2 次,第一次煎 4 小时,第二次煎 2 小时,过滤,合并滤液,浓缩至浸膏。另取苦杏仁去油,与胡颓子叶共研粗粉,加入浸膏中,打匀,干燥,研成细粉,过筛,另取盐酸麻黄碱溶解于水,泛制为丸(小丸),金礞石适量为衣,打光即得,贮瓶备用。【用法】口服。每次15丸,1日3次,温开水送服。【功能】镇咳、平喘、益肺养阴。【主治】慢性支气管炎,咳嗽,短气喘息,早期肺气肿。【附记】引自《中草药通讯》(广州中药四厂)。屡用效佳。

45. 气管炎丸

【组成】麻黄、五味子、远志、紫菀各 240 克,生石膏 620 克,半夏、陈皮、甘草各 180 克,桔梗、生杏仁、黄芩各 500 克。【制法】蜜丸。先将石膏、桔梗、陈皮、半夏 4 味药材磨为细粉,过筛,混匀,备用。生杏仁捣碎,加水湿浸 12 小时,滤出浸液,加碳酸钠溶液适量使滤液呈碱性。杏仁渣与其余 6 味药材共同加水煮提 3 次,合并煮出液与杏仁浸液,共同蒸发浓缩至膏状(约 1240 克),再加炼蜜 500 克,与药粉混匀,制成软材,搓条制丸,每丸重 2.9 克,分装,备用。【用法】口服。每次 1~2 丸,1 日 3 次,温开水送下。【功能】祛痰、止咳、平喘、消炎。【主治】喘息型急、慢性气管炎。【附记】引自北京医学院(现北京大学医学部)《药剂学及制剂注解》(第三分册)。屡用效佳。

46. 气管炎片

【组成】白果 10 千克,玄参 7.5 千克,胆粉 893 克,甘草酸铵 500 克,盐酸麻黄碱 60 克,异丙嗪 25 克,杏仁腈 12.5 毫升,硬脂酸镁适量。【制法】片剂。先将白果压碎,加常水煮提 2 次,每次煮 1 小时。提取液过滤后合并,浓缩成 1:1,加 1.5 倍量 95% 乙醇,搅匀,放置 12 小时。滤取上清液,减压回收乙醇,浓缩成糖浆状。称取玄参 1/3 量粉碎,取 100 目筛细粉备用。所余的玄参常水煮提 2 次,每次煮沸 1 小时。煮提液过滤后合并,浓缩成糖浆状,与白果浸膏合并,为制颗粒时之黏合剂。麻黄碱、异丙嗪、甘草酸铵、胆粉与玄参粉(全量的 1/3)充分混合均匀,与上得的白果浸膏、玄参浸膏混匀制成软材,分割成小块,60℃左右烤干,粉碎,过 14 目筛,即得干颗粒,整粒,加入杏仁腈混匀,再与其他颗粒混匀,密闭半小时,加入 0.5% 硬脂酸镁,混匀,压片。一料压制 10 000 片。分装,备用。杏仁腈、甘草酸铵的制备方法:①杏仁腈为合成药物,极不稳定,遇热分解。口服后于体内分解出氢氰酸,有镇咳作用。本品可贮得。必要时亦可从苦杏仁中提取苦杏仁苷代替。方法如下:将苦杏仁粗粉粉碎,压榨去油,再加乙醚或石油醚(1:1)冷浸 3 次,或用自动连续回流提取法(脂肪提取装置)以除尽脂肪油。将脱脂杏仁粉晾干,用 2 倍量的 95% 乙醇回流提取 2～3 次,每次 2 小时。合并醇提液,过滤,滤液减压回收乙醇,并浓缩至约与原药材等量。浓缩液放置过夜,析出白色结晶(加少量乙醚可促使结晶析出),滤集结晶,滤液在 2～4℃冰箱中放置 24 小时,又析出结晶,结晶以少量乙醇洗涤 3 次。自然干燥,即得。②甘草酸铵的制备方法:将甘草粗粉粉碎,加水浸泡片刻,加热提取 3 次,每次 40 分钟。合并提取液,用布过滤。滤液浓缩至 1.5:1(即每毫升相当于生药 1.5 克),在强烈搅拌下逐渐加入稀硫酸出现沉淀,继续加酸,至不再发生沉淀为止。静置 4 小时以上,倾出上清液。沉淀用少量水洗涤 3 次,然后加氨水(27%～29%)适量使其溶解。溶解液加热浓缩至糖浆状,摊在搪瓷盘中,80℃干燥。成品为棕色鳞状片。【用法】口服。每次 2～3 片,1 日 2～3 次,温开水送服。【功能】止咳、平喘、消炎。【主治】慢性气管炎,尤对慢性喘息性气管炎效果较好。【附记】引自北京医学院(现北京大学医学部)《药剂学及制剂注解》(第三分册)。屡用效佳。晚期高血压、器质性心脏病及心律不齐者忌用。本品服后,约有 5% 患者,产生心悸、失眠、口咽发干、头晕、困倦等不良反应,无须停药,3 日后自行消失。

47. 镇 咳 片

【组成】百部 125 克,紫菀、麦冬、枇杷叶(炙)、北沙参、黄芩各 94 克,普鲁木辛 0.9 克,氯苯那敏 0.24 克。【制法】片剂。将北沙参、黄芩粉碎,过筛得细粉 125 克,与预先研细的普鲁木辛、氯苯那敏细粉及淀粉 15 克混匀备用。余渣与其余各药加水煎煮 2 次,每次煮沸 1 小时,滤过,合并滤液,浓缩成稀膏,加入备用细粉,和匀,制成颗粒,低温干燥,加滑石粉或硬脂酸镁混匀,压片即得。每片重 0.3 克。分装,备用。【用法】口服。每次 6～10 片,1 日 3 次,温开水送服。【功能】润肺止咳、脱敏解痉。【主治】咳嗽气喘,过敏性气管炎。【附记】引自山东烟台《中草药制剂验方选编》。屡用效佳。

48. 十六味冬青丸

【组成】冬青叶 150 克,白葡萄干 125 克,石膏、沉香、拳参各 75 克,肉桂、豆蔻、木香、丁香、荜茇、肉豆蔻、红花、广枣、方海、甘草各 50 克,石榴 25 克。【制法】蜜丸。上药共研细末,炼蜜为丸,每丸重 6 克。分装,备用。【用法】口服。每次 1 丸,1 日 1～2 次,温开水送服。【功能】宽胸顺气、止咳定喘。【主治】胸满腹胀,头面水肿,寒嗽痰喘。【附记】引自《中华人民共和国药典》1985 年版。屡用效佳。

49. 七味葡萄散

【组成】白葡萄干 180 克,石膏、红花、甘草各 90 克,香附、肉桂、石榴各 60 克。【制法】散剂。上药共研极细末,和匀,贮瓶备用。【用法】口服。每次 3 克,1 日 1～2 次,温开水送服。【功能】清肺、止嗽、定喘。【主治】虚劳咳嗽,年老气喘,胸满郁闷。【附记】引自《中华人民共和国药典》1985 年版。屡用效佳。

50. 止嗽青果丸

【组成】藏青果 48 克,紫苏子(炒)60 克,苦杏仁(去皮,炒)28 克,麻黄 16 克,浙贝母、款冬花、紫苏叶各 24 克,甘草 10.4 克,桑白皮(蜜炙)、黄芩各 32 克,石膏(煅)8 克,银杏(去壳)80 克,法半夏 96 克。【制法】蜜丸。上药共研细末,炼蜜为丸,每丸重 6 克。分装,备用。【用法】口服。每次 1～2 丸,1 日 2 次,温开水送服。【功能】清热止嗽、润肺化痰。【主治】风寒束肺、肺失宣降所致之气促喘息,咯痰不易出,咳嗽白痰,或痰中带血,伴有怕冷发热、头痛无汗、鼻塞流涕等症。【附记】引自明代王肯堂《证治准绳》。屡用效佳。

51. 气喘炎片

【组成】前胡、紫苏子、旋覆花、甘草、黄芩、白前、紫菀、马兜铃、苦杏仁、百部、石膏、制半夏、细辛、五味子、远志、麻黄、浸膏粉、枇杷叶、海浮石、桑叶、款冬花、茯苓、射干、大枣、海蛤壳、浙贝母、党参、桔梗、薤白、青黛、干姜、白芍各适量。【制法】片剂。按片剂制剂要求制成片剂,每片重 0.4 克,分装,备用。【用法】口服。每次服 6 片,每日服 2 次,温开水送服。【功能】温化寒痰、定喘消炎。【主治】咳嗽多痰、老年痰喘、支气管炎。【附记】引自《上海市药品标准》。屡用效佳。

52. 牛黄清肺散

【组成】牛黄 2 克,梅片 3 克,沉香、生石膏各 10 克,半夏、川贝母、白前、百部、黄芩各 15 克,茯苓、广角各 20 克。【制法】散剂。上药共研极细末,和匀过筛,贮瓶备用。【用法】口服。小儿 5 岁以下者每次 1 克;周岁以下者每次 0.5 克,白开水送服。成人每次 3～4 克,1 日 1～2 次。【功能】清肺化痰、消炎止嗽。【主治】痰涎壅盛,胸满胁痛,气滞喘促,肺热咳嗽,大便燥结。【附记】引自《集验中成药》。屡用效佳。忌食辛辣油腻,孕妇忌服。

53. 竹沥化痰丸(二)

【组成】竹沥水 60 克,黄芩、陈皮、法半夏、熟大黄、白术(麸炒)各 100 克,金礞石(煅)35 克,沉香 5 克,甘草 50 克。【制法】水丸。

上药共研细粉,水泛为丸如绿豆大,贮瓶备用。【用法】口服。每次6克,1日1～2次,温开水送服。【功能】开郁豁痰、利湿通便。【主治】湿热痰盛,顽痰壅滞,咳嗽喘促,胸膈阻塞,郁闷便燥。【附记】引自明代龚廷贤《万病回春》。屡用效佳。孕妇慎服。

54. 消痰补肺丸

【组成】桑白皮(蜜炙)60克,陈皮40克,平贝母、桔梗、黄芪、紫菀(蜜炙)、怀山药(炒)、玄参、茯苓、麦冬、百合、天冬、百部(蜜炙)、清半夏、枇杷叶(蜜炙)、橘红、马兜铃(蜜炙)各30克,款冬花(蜜炙)、黄芩、生地黄、天花粉、五味子、苦杏仁、阿胶、党参、甘草、知母各20克。【制法】蜜丸。按蜜丸制剂要求制成。每丸重10克,分装,备用。【用法】口服。每次1丸,1日2次,温开水送服。【功能】润肺补阴、清痰止嗽。【主治】肺虚有热,久咳痰多,喘息气逆。【附记】引自《集验中成药》。屡用效佳。

55. 麻黄止嗽丸

【组成】麻黄、川贝母各30克,橘红、茯苓各50克,桔梗20克,五味子、细辛各25克。【制法】水丸。上药共研细末,水泛为丸,如梧桐子大,贮瓶备用。【用法】口服。每次4克,1日2次,温开水送服。10岁以下和50岁以上身体虚弱者减半服。【功能】解毒理肺、止咳平喘。【主治】支气管炎,咳嗽痰喘。【附记】引自《集验中成药》。屡用效佳。忌食生冷、辛辣、油腻食物。有汗或汗多者,肺虚痨咳,干咳无痰及心脏病患者忌服。

56. 麻杏止咳片

【组成】麻黄100 000克,桔梗25 000克,陈皮、甘草、石膏各10 000克,苦杏仁(冷榨出油)28 000克。【制法】片剂。按片剂制剂要求压制成片,每片重0.4克。分装,备用。【用法】口服。每次4片,1日2～3次,温开水送服。小儿酌减。【功能】止咳定喘。【主治】感冒咳嗽、气逆喘息。【附记】引自《集验中成药》。屡用效佳。

57. 蛤蚧定喘丸

【组成】蛤蚧 11 克,瓜蒌子、鳖甲、黄芩、甘草、麦冬、苦杏仁各 50 克,紫菀、百合各 75 克,麻黄 45 克,黄连 30 克,紫苏子、生石膏、煅石膏各 25 克,朱砂 20 克。【制法】蜜丸。按蜜丸制剂要求制成。每丸重 9 克,分装,备用。【用法】口服。每次 1 丸,1 日 2 次,温开水送服。【功能】滋阴清肺、止咳定喘。【主治】虚劳久咳,年老哮喘,气短发热,胸满郁闷,自汗盗汗,不思饮食,舌淡苔白,脉细。可用于慢性喘息型支气管炎、支气管哮喘而证属气阴两虚者。【附记】引自《集验中成药》。屡用效佳。避风寒,忌烟酒、辛辣。

58. 橘贝半夏丸

【组成】橘红、桔梗、款冬花各 15 克,木香 14 克,紫菀、甘草各 12 克,黑苏子、前胡、天花粉各 10 克,麻黄 7 克,肉桂 4 克,远志(制)20 克,川贝母 22 克,枇杷叶 150 克,半夏(制)530 克,苦杏仁霜 25 克。【制法】水丸。上药共研细末,水泛为丸,如梧桐子大,贮瓶备用。【用法】口服。每次 3～6 克,每日早、晚各 1 次,开水化服或吞服。【功能】化痰、止咳、平喘。【主治】痰壅喘哮,咳痰不爽,咳呛气急。可用于急、慢性喘息型支气管炎,支气管哮喘。【附记】引自《集验中成药》。屡用效佳。忌食生冷、油腻食物。

59. 甘白喘息膏

【组成】甘遂、白芥子、细辛、白芷、姜半夏各等份。【制法】膏药。上药共研细末,用生姜汁调成糊状,做成 6 个药饼备用。【用法】外用。取上药饼,分别贴敷两侧心俞、肺俞、膈俞穴上,外以敷料覆盖,胶布固定,每日换药 1 次(贴 8～12 小时后取下)。【功能】散寒逐饮、止咳平喘。【主治】慢性支气管炎和喘息性支气管炎。【附记】引自程爵棠《拔罐疗法治百病》。屡用有效。

60. 三子甘遂散

【组成】白芥子、葶苈子、莱菔子、甘遂、白芷、半夏各 15 克。【制法】散剂。上药共研细末,贮瓶备用。【用法】外用。每取本散 50 克,用生姜汁调成糊状,分别外敷于两侧心俞、肺俞、膈俞穴上,外盖敷料,胶布固定。每日或隔日换药 1 次。【功能】散寒逐饮、止咳平喘。【主治】慢性喘息型支气管炎,慢性气管炎。【附记】引自程爵棠《刮痧疗法治百病》。屡用有效。

61. 喘 息 膏

【组成】生蓖麻子仁 350 克,闹羊花 75 克,白芥子 150 克,细辛、半夏、胆南星各 70 克,甘遂、五味子、生明矾各 60 克,冰片 30 克。【制法】膏药。先将上药后 9 味(除后 2 味外)烘干,再共研细末,再将蓖麻子仁捣烂,与上述药粉混合均匀,共捣成泥膏状,贮瓶备用。【用法】外用。每取药膏适量,做成药饼,烘热,趁热敷于肚脐上,或加敷大椎、肺俞穴。每日或隔日换药 1 次。【功能】温化寒痰、止咳平喘。【主治】虚寒性慢性支气管炎及支气管喘息。【附记】引自程爵棠《刮痧疗法治百病》。屡用效佳。

62. 冬 花 膏

【组成】款冬花、川贝母、橘红、党参、前胡、远志各 6 克,麻黄、马兜铃各 5 克,杏仁、五味子各 3 克。【制法】膏滋。上药加水煎煮 3 次,过滤去渣取汁,合并 3 次滤液,加热浓缩成清膏状,加红糖适量熬成糊状收膏,贮罐备用。【用法】口服。每次 6 克,1 日 3 次,温开水冲服。【功能】止咳、平喘、祛痰。【主治】久咳病,慢性喘息型气管炎。【附记】引自王光清《中国膏药学》。屡用效佳。

63. 润肺百花膏

【组成】百合(蒸,焙)、款冬花各 2500 克。【制法】膏滋。上药加水 6 倍量,煮沸 3 小时,反复 3 次,过滤去渣,合并滤液,加热浓缩至 12 500 毫升,加白蜜 5000 克,熬成浓糊状收膏,贮瓶备用。【用法】口服。每次 9 克,1 日 2～3 次,用开水冲服。【功能】润肺止咳。【主治】咳嗽喘息,痰中带血,津少咽干,虚烦潮热。【附记】引自《全国中药成药处方集》。屡用效佳。

64. 神效百花膏

【组成】百合、款冬花、牡丹皮、麦冬、前胡、桔梗、紫菀、天花粉、陈皮各 120 克,乌药 30 克,五味子、沙参、杏仁、川贝母、柿霜各 60 克。【制法】膏滋。上药共研细末,加蜂蜜调和为膏,备用。【用法】口服。每次 9 克,1 日服 3 次,用开水冲服。【功能】润肺化痰、止咳平喘。【主治】咳嗽喘急,痰中带血,津少咽干,虚烦潮热。【附记】引自《全国中药成药处方集》。屡用效佳。

65. 二 母 膏

【组成】麦冬、天冬、知母、川贝母(研面兑入)各 120 克。【制法】膏滋。将前 3 味药加水煎煮 3 次,过滤去渣,合并 3 次滤液,加热浓缩成清膏,再加川贝母末、白蜜收膏,贮罐备用。【用法】口服。每次 10 克,1 日 2～3 次,用开水化服。【功能】养阴清热、润肺止咳。【主治】久咳痰喘慢性气管炎。【附记】引自王光清《中国膏药学》。屡用效佳。

66. 止 咳 散

【组成】鱼腥草、鲜芦根各 6 克,远志、瓜蒌仁、前胡、杏仁、白果各 3 克,紫苏子、川贝母、半夏各 4 克(小儿 3 岁剂量)。【制法】散剂。上药共研细末,贮瓶备用。【用法】口服。每日用药末 40 克,水煎 2 次,过滤,去渣,取汁混合,分 2～3 次温服。【功能】清肺化痰、止咳平喘。【主治】小儿久咳不止,痰多而喘,偏肺热之症。【附记】引自《中国当代中医名人志》王忠民方。屡用效佳。

67. 清热化痰散（二）

【组成】桔梗、川贝母、杏仁、天花粉各 4.5 克，礞石、枳壳、胆南星、石菖蒲、栀子、橘红、大黄、薄荷、甘草各 3 克，麦冬、瓜蒌仁各 6 克。【制法】散剂。上药共研极细末，过筛，贮瓶备用。或制成片剂，每片重 0.3 克，备用。【用法】口服。周岁每次 0.6～0.9 克（或 2～3 片），白开水送下，1 日 2 次。随年龄大小增减剂量。【功能】清热化痰。【主治】咳嗽初愈，惟喉中痰鸣，呼吸有声。【附记】引自张奇文《幼科条辨》。张奇文验方。屡用效佳。

68. 四子麻黄膏

【组成】麻黄 10 克，苍术、细辛、紫苏子、白芥子、莱菔子、葶苈子各 5 克，公丁香、肉桂、天南星、半夏各 3 克，人造麝香 1 克。【制法】药膏。上药共研细末，贮瓶备用。【用法】外用。每取药粉适量（每穴约 5 克），以生姜汁调和成膏状，分别贴敷于膻中、定喘（双）、肺俞（双）穴上。上盖敷料，胶布固定。每日换药 1 次，10 天为 1 个疗程。【功能】宣肺散寒、燥湿化痰、平喘止咳。【主治】慢性喘息性支气管炎（咳喘），兼治慢性支气管炎。【附记】引自程爵棠《穴位贴敷治百病》程爵棠方。多年使用，每收良效。

69. 止咳平喘膏（二）

【组成】黄芩、大黄各 30 克，麻黄 20 克，细辛 6 克，葶苈子 24 克，丹参 15 克。【制法】膏药。上药共研细末，贮瓶备用。【用法】外用。用时每取药粉适量，用鲜生姜汁调和成糊状，制成约 0.5 厘米×1 厘米×2 厘米大小，敷于大杼、定喘、肺俞（均敷双穴）、天突、膻中穴上（每次取 6 或 7 个穴），贴 8～12 小时取下，每日换药 1 次，6 次为 1 个疗程。【功能】止咳平喘。【主治】咳喘。【附记】引自程爵棠《穴位贴敷治百病》。屡用效佳。

70. 定喘口服液

【组成】茯苓、僵蚕、炙麻黄、炒白术、款冬花、牛蒡子、紫苏子、甘草各 10 克，全蝎 3～6 克。【制法】浓缩液。上药加水煎 3 次，滤汁，合并 3 次滤液，加热浓缩成口服液，每毫升含生药 2 克。贮瓶备用。【用法】口服。每次 20 毫升，1 日 2 次，温服。【功能】宣肺定喘、化痰止咳。【主治】喘息型慢性支气管炎。【加减】吸短气促者，加五味子、麦冬、党参、制附子；食少心悸、水肿畏寒者，加红参、附子；兼有表热、发热胸痛、痰黄者，加黄芩、鱼腥草、天竺黄、金银花；兼有表寒、咳痰稀薄者，加荆芥、防风；舌红少津、脉细或涩者，加沙参、石斛。【附记】引自《集验百病良方》卢颖方。屡用有效。治疗期间做好防寒保暖工作。

71. 止咳化痰丸

【组成】罂粟壳 65 克，桔梗、石膏、半夏（姜制）各 250 克，知母、前胡、陈皮、大黄（制）、甘草（炙）、川贝母、紫苏叶、葶苈子、天冬、枳壳（炒）、瓜蒌子、马兜铃（制）、桑叶各 125 克，苦杏仁 187.5 克，密蒙花、五味子（制）、木香各 75 克。【制法】丸剂。上药共研细末，和匀，水泛为丸，每 6～7 丸为 1 克，贮瓶备用。【用法】口服。每次 15 丸，于每晚睡前用温开水送服。【功能】清肺化痰，止咳定喘。【主治】痰热阻肺、久嗽、咯血、痰喘气逆、喘息不卧（眠）。【附记】引自《中华人民共和国药典》。屡用效佳。风寒咳嗽者忌服。

五、支气管哮喘

1. 复方麻黄膏

【组成】麻黄、紫菀、杏仁各33克,川贝母15克,生姜汁、蜂蜜、香油各30克。【制法】膏滋。先将香油煮沸,加蜂蜜煮沸后,再加生姜汁煮沸,最后将前4味药共研细末,置入药油中,煎5～6分钟,拌匀即可成膏,收贮备用。【用法】口服。每次1汤匙,1日2次,于饭后30分钟,用温开水送服。上药分14天服完,为1个疗程,隔7日后再继续服第2个疗程。【功能】宣肺定喘、止咳化痰。【主治】支气管哮喘。【附记】引自胡熙明《中国中医秘方大全》。屡用效佳,一般服用2个疗程即可获愈或见效。本方在哮喘发作期或间歇期都可服用。但间歇期每服半汤匙,1日2次。若哮喘甚者可配合西药平喘。

2. 哮 喘 膏(一)

【组成】制南星、桔梗、川贝母(去心)、细辛、杏仁(去皮尖)、生甘草各15克,生麻黄、白苏子、生紫菀各9克,麻油180克。【制法】膏滋。先将前9味药入麻油煎枯,滤渣取汁,再入白蜜、生姜汁各120克,用文火熬制成膏。以滴水成珠为度。收贮备用。【用法】口服。于每日五更用开水冲服1匙,若用老生姜煎开水冲服尤妙。小儿酌减。3岁以内服1/4～1/3;3岁以上服1/2;10岁以上服2/3;15岁以上同成人量。发作期可适当加量,并可多服1次。【功能】散寒镇咳、降气平喘。【主治】适用于秋冬感寒而出现呼吸困难、咳嗽、喘息的支气管哮喘者。【附记】引自程爵棠《百病中医膏散疗法》。屡用效佳。忌食生冷、油腻及螃蟹等发物。戒烟酒。有合并咯血及发热等症状时忌服。

3. 哮喘膏（二）

【组成】制南星、法半夏、桔梗、川贝母、细辛、杏仁、生甘草、五味子各 15 克，生麻黄、白苏子、款冬花、生紫菀各 9 克，麻油 200 克，白蜜、生姜汁各 120 克。【制法】膏滋。先将前 12 味药放入麻油中浸泡 24 小时，再煎枯去渣，滤净取汁，然后加入白蜜及生姜汁，以文火熬炼成膏，以滴水成珠为度。收贮备用。【用法】口服。于每日五更鸡鸣时用开水冲服 1 小匙（小儿酌减）。【功能】散寒平喘。【主治】支气管哮喘，证属风寒犯肺、气机失和者。【附记】引自李文亮《千家妙方》（上）万文谟方。经数十年临床应用观察，对治疗哮喘病确有良效，特别是对支气管哮喘寒证效果更佳。若能配服金匮肾气丸、河车大造丸、参芪膏等，可以大大加强疗效，使之效果持久巩固。服药期间禁食生冷、酒、虾、蟹等物。

4. 加味参蛤散

【组成】蛤蚧（去头足）2 对，人参、甘草各 15 克，甜杏仁 24 克，上沉香、上肉桂各 12 克，山药、黄芪、紫皮胡桃各 60 克，姜半夏、炒白果、桑白皮各 30 克。【制法】散剂。上药共研极细末过筛，贮瓶备用。【用法】口服。每次 4～6 克，1 日 3 次，温开水送服。【功能】补益肺脾、豁痰降气。【主治】支气管哮喘，凡属脾肺气虚，浊痰不降，痰气搏结，本虚标实之证尤宜。【附记】引自李文亮《千家妙方》（上）郭子光方。待服至初愈后，本方应逐渐减少服用次数及用量，直至停用。整个疗程，须持续半年至 1 年为宜。若舌质红苔薄黄者，去肉桂，加女贞子、枸杞子各 30 克。

5. 熊胆地龙散

【组成】熊胆（或羊胆，量加倍）、甘草各 5 克，地龙 10 克，龙葵 20 克，葶苈子 15 克，浙贝母、蟾蜍炭（活蟾蜍去头，黄泥外包，火煅为炭）各 12 克，炙麻黄 8 克。【制法】散剂。上药共研极细末，过筛和匀，贮瓶备用。【用法】口服。2—4 岁每次 4 克；5—7 岁每次 8 克；8—11 岁每次服 12 克。1 日 3 次，白开水送服。【功能】清泻肺热、化痰降气、止咳平喘。【主治】小儿支气管哮喘。【附记】引自《集验中成药》张国铨家传验方。屡用效佳。

6. 治哮灵片

【组成】地龙 5 克，麻黄 2.5 克，苏子、僵蚕各 1.5 克，射干、侧柏叶、黄芩、川贝母各 2 克，白鲜皮、刘寄奴、甘草、苦参、细辛、橘红各 1 克，冰片 0.05 克。【制法】片剂。上药制成浓缩糖衣片，每片重 0.1 克，分装，备用。【用法】口服。3 岁以内每次 2～4 片；4—6 岁每次 4—6 片；6—12 岁每次 6～8 片；12 岁以上每次 8～10 片。1 日服 3 次，10 日为 1 个疗程，一般以 1 个疗程为度。【功能】止哮平喘、镇咳化痰。【主治】支气管哮喘。【附记】引自《集验中成药》王烈方。屡用效佳。本方寒热并用，故对寒热诸症可广为应用。

7. 参蛤麻杏膏

【组成】生晒参（如用党参剂量加倍）、麻黄（去节）、生姜各 60 克，蛤蚧 2 对，杏仁 100 克，炙甘草 50 克，红枣（去核）120 克，白果肉 20 枚。【制法】膏滋。将生晒参另煎，收膏时冲；蛤蚧（去头足）研细末冲入收膏；余药加水浸泡 1 宿，浓煎 3 次，去渣，滤取 3 次清汁，再浓缩，冲入生晒参汁和蛤蚧末，和匀，再加入冰糖 500 克，收膏即可，装瓶备用。【用法】口服。每日早、晚各 1 食匙，开水冲服。不分男女老幼，常年均可服用。【功能】健脾纳气、宣肺散寒、止咳平喘。【主治】支气管哮喘缓解期及慢性支气管炎伴有肺气肿等。

【加减】若患者咳嗽低热,可加桑白皮90克,地骨皮120克;如痰多呈泡沫状,加干姜10克,细辛15克;如大便干结,加熟地黄120克,当归90克;如心悸盗汗,加麦冬100克,五味子45克。【附记】引自程爵棠《秘方求真》董漱六方。凡哮喘缓解期坚持服用,每收良效。本方亦可作哮喘病基本痊愈后调治善后剂之用。服药期间,切忌烟、酒、红茶、萝卜、鱼腥及一切过敏性食物,以及辛辣食物、生冷果品。若伤风停食,可缓服数日。

8. 麻 菀 膏

【组成】麻黄、紫菀、杏仁各45克,川贝母15克,鲜姜汁、蜂蜜、芝麻油各300克。【制法】膏滋。先将芝麻油煎沸,加入蜂蜜,再煎沸,再加姜汁,煎沸后加入上述(4味)药材细末,调匀,煮5～10分钟即成膏。贮瓶备用。【用法】口服。哮喘症状重者,每次1茶匙,每日早、晚各1次,饭后半小时用温开水送服。症状轻者,用量减半。14天为1个疗程。每疗程间休3～5日再行下1个疗程。【功能】宣肺散寒、化痰平喘。【主治】支气管哮喘。【附记】引自《集验中成药》。屡用效佳。服药期间,无不良反应。

9. 紫河车胶囊

【组成】紫河车粉500克,蛤蚧250克,百部、桔梗、陈皮、甘草各100克。【制法】胶囊。上药共研为极细末,装入胶囊(每粒约装0.25克)。分装,备用。【用法】口服。发作期每次2～3粒,1日3次。缓解期每次1～2粒,1日2次。空腹时用温开水送服。【功能】补肾益肺、纳气平喘。【主治】支气管哮喘。【附记】引自《集验中成药》。屡用效佳。

10. 哮喘胶囊

【组成】胎盘粉300克,麻黄粉50克,地龙粉、百部粉、侧柏叶粉各200克。【制法】胶囊。将上药粉混匀,装入胶囊(每粒装0.2

克),分装,备用。【用法】口服。每次 1 粒(最多 2 粒),每日早、中、晚各服 1 次,白开水送服。半个月为 1 个疗程。【功能】扶正祛邪、止哮平喘。【主治】支气管哮喘。【附记】引自《集验中成药》。屡用效佳,总有效率达 100%。

11. 蛴花丸

【组成】生花生米、蛴螬各 150 克,杏仁 100 克。【制法】蜜丸。蛴螬捕后用开水烫死,洗净,去尾中之尿,用麻油炸焦黄研末。再将花生米和杏仁捣碎,与蛴螬末混合均匀,蜜制为丸,如花生米大,贮瓶备用。【用法】口服。5 岁以内儿童每次 5 粒,1 日 3 次;10 岁以内儿童每次 10 粒,1 日 3 次。用白开水送服。服完 1 料为 1 个疗程。病情重者可再服 1 个疗程。【功能】润肺、止咳、平喘。【主治】小儿哮喘。【附记】引自《集验中成药》。屡用效佳,一般服药 1 个疗程即愈。

12. 哮喘丸

【组成】台党参、远志、旱莲草、车前子、寸冬、朱茯神、酒黄芩、五味子、女贞子、金沸草、杏仁、半夏曲、桑叶、野于术、陈阿胶、炙甘草各 30 克,桔梗、橘红、枳壳各 15 克,火麻仁 60 克。【制法】蜜丸。上药共研细末,蜜丸如梧桐子大,贮瓶备用。【用法】口服。每日早、晚各 10 克,白开水送下。【功能】补肾固胎、宣肺平喘。【主治】妊娠哮喘缓解期。【附记】引自祝谌予《施今墨临床经验集》。本方用药轻灵,恰到好处,可使喘息得平,胎元得固而告痊愈。

13. 五子哮喘丸

【组成】乌贼骨、炒杏仁、云茯苓、莱菔子、白茅根、蔗冰糖各 30 克,炙前胡、炙百部、西洋参、苦桔梗、冬虫草、野于术、大力子、炒苏子、条黄芩、车前子、阿胶块、藏青果、葶苈子、化橘红、款冬花、川贝母、粉甘草、肥知母各 15 克。【制法】枣丸。以上 24 味药共研细末,以适量大枣煮烂,去皮核,以枣泥合为小丸,如绿豆大,贮瓶备用。【用法】口服。每次 5 克,每日早、晚各 1 次,温开水送服。【功能】扶正祛邪、止咳平喘。【主治】支气管哮喘(痰浊壅阻型)。【附记】引自祝谌予《施今墨临床经验集》。屡用效佳。

14. 二母榧贝丸

【组成】炒远志、使君子肉、川贝母、肥知母、炒杏仁、化橘红、炙百部、炙白前、西洋参、血琥珀(另研兑入)、款冬花、大力子、炙紫菀、藏青果、苦桔梗、炙甘草各 15 克,于白术、云茯苓、炒榧子、乌贼骨、白银杏、条黄芩、陈阿胶、蔗冰糖、炙百合各 30 克,葶苈子、黑锡丹(另研兑入)各 12 克,炙麻黄 3 克,嫩射干 6 克。【制法】枣丸。上药共研细末,以适量大枣煮烂,去皮核,以枣泥合为小丸,如绿豆大,贮瓶备用。【用法】口服。每次 5 克,每日早、晚各 1 次,温开水送服。【功能】调畅气血、清热化痰、镇咳平喘。【主治】支气管哮喘(痰浊壅阻型),尤以喘时不能平卧为著。【附记】引自祝谌予《施今墨临床经验集》。屡用效佳。上两方均为施氏治疗哮喘病经验方。发作期先用方 13.五子哮喘丸,待诸症改善,但仍喘时不能平卧,即改用本方续服。

15. 大 金 丹

【组成】甘草、黑郁金各 120 克,玄明粉 60 克,金礞石(煅)、硼砂各 30 克,白矾 24 克,冰片、薄荷冰各 2.4 克,朱砂、姜汁各 9 克,竹沥 12 克。【制法】蜜丸。取上药上品,炮制合格,称量配齐。冰片至竹沥 5 味单放。先将朱砂研为极细粉,余药除冰片、薄荷冰、姜汁及竹沥外,其余甘草等 6 味共轧为细粉,和匀过 80～100 目细罗。再取朱砂细粉置乳钵内,与甘草等 6 味细粉,用套色法,陆续配研,和匀,过细罗。取上列冰片、薄荷冰置乳钵内,研至溶化,陆续掺入上药细粉配研,合匀过罗。先取姜汁与竹沥加热溶化,再取炼蜜[每药粉 300 克,约用炼蜜(110℃)210 克,和药时蜜温 80℃]

兑入搅匀,与上药粉搅拌均匀,成滋润团块,分坨,搓条,制丸,每丸重 4.5 克。一料制 155 丸,分装,备用。【用法】口服。每次 1 丸,1 日 1～2 次,温开水送服。【功能】顺气化痰、定喘止嗽。【主治】由突然中风引起的痰壅气闭、神昏不语、胸膈满闷、头眩耳鸣及哮喘、咳嗽等症。【附记】引自《全国中药成药处方集》。屡用效佳。

16. 保 肺 膏

【组成】鹿茸 100 克,上肉桂、苏叶各 20 克,防风、生绵黄芪、党参、白术各 150 克,炮姜、母丁香各 30 克,酒炒黄花 300 克,明附片 100 克。【制法】膏药。先将肉桂、丁香研成细粉,余药用清水 4000 毫升浸 1 宿,次日入锅中煎煮,至水干之后,再将药倾入茶油 2 千克同煎,该药用绢筛去净渣,再煎至滴水成珠后,入黄丹 270 克,然后将肉桂、丁香细粉加入,和匀,收膏摊布上,须至 25～30 克重,收贮备用。【用法】外用。贴背部第三节肺俞(双)穴上。【功能】温肺、散寒、止喘。【主治】老幼新旧哮喘。【附记】引自王光清《中国膏药学》。屡用特效。

17. 赵马兜铃膏

【组成】马兜铃 15 克,甘草、银杏各 30 克,糯米 75 克,麻黄 7.5 克,枸骨叶 150 克。【制法】膏药。上药共研细末,贮瓶备用。【用法】外用。每次取上药末的三分之一,以生理盐水 100 毫升,调成厚糊状,分做 6 个药饼,敷涂于百劳、肺俞、膏肓 3 对穴位。【功能】化痰利气。【主治】热哮。【附记】引自傅衍魁《医方发挥》。屡用效佳。

18. 肺闭宁散

【组成】生麻黄 3 克,生石膏、川贝母各 9 克,杏仁、紫苏子、桔梗、党参(顶光参)、旋覆花、前胡、甘草各 4.7 克,葶苈子、细辛、五味子各 1.6 克,海浮石 9 克,橘红、条黄芩、麦冬各 6 克,大枣 6 枚

(去核)。【制法】散剂。上药共研极细末,入糖制成颗粒散,每包1.4克重,封口密封,收贮备用。【用法】口服。1日总量:1岁1包,3岁2包,6岁4包。分2～3次,温开水送服。【功能】宣肺定喘、扶正祛邪。【主治】哮喘性支气管炎,毛细支气管炎,支气管肺炎,出现发热、咳嗽、喘促、呼吸困难、喉中痰鸣症状。本方适用于小儿急性咳喘症。对哮喘性支气管炎、肺炎等,有明显的定喘化痰效果。如伴有高热,可加服小儿解热丸。【附记】引自徐振纲《何世英儿科医案》。临床屡用,效果颇佳。本方既能扶正,又能祛邪,泄中寓补,补中寓泻,故可以防治小儿肺炎患儿出现心衰或心肌炎等并发症。对体质较弱,特别是有先天性心脏病、营养不良、佝偻病等患肺炎咳喘者,尤为适宜。

19. 喘　逐　平

【组成】海藻、昆布、北沙参、麦冬、天冬、茯苓、条黄芩、神曲、生石膏各18.8克,原皮参1.6克,川贝母、清半夏、橘红、旋覆花、桑白皮、百部、川厚朴、炒枳壳、苦桔梗各9克,枇杷叶、苦杏仁各12.5克,蛤粉31克,马兜铃15.6克,冬瓜子、甜瓜子各25克,五味子、净麻黄各3克。【制法】散剂。上药共研极细末,贮瓶备用。或制成蜜丸,每丸重0.6克,备用。【用法】口服。1日总量,1岁服1.2克(或2丸);3岁服2.4克(或4丸);6岁3.6克(或6丸)。分2～3次,温开水送服。【功能】定喘、止嗽、化痰、益气敛肺。【主治】支气管哮喘,慢性支气管炎,支气管扩张,肺气肿,肺化脓。【附记】引自徐振纲《何世英儿科医案》。屡用效佳。

20. 苏葶滚痰丸

【组成】炒紫苏子、苦葶苈(微炒)各30克,大黄(酒蒸1次)120克,黄芩12克,沉香、青礞石(火煅如金为度)各15克。【制法】水丸。上药共研为细末,水泛为丸,如麻子大,贮瓶备用。【用法】口服。患儿体虚者,服10～15丸(约重1.5克),用人参汤送下。实者服 20 丸(约重 2.4 克),姜汤送下。1 日服 1～2 次。【功能】攻痰降逆、止咳平喘。【主治】小儿哮喘。【附记】引自吴公陶《中医儿科临床选辑》。屡用有效。若是停饮喘急而不得卧,便要泻饮降逆,可用苏葶丸治疗。药用南苏子(炒)、苦葶苈子(微炒)各 30 克。共研为细末,蒸枣肉为丸,如麻子大,每服 5～7 丸,淡姜汤下,1 日 2 次。效佳。

21. 三　治　散

　　【组成】地龙 5 克,麻黄 2.5 克,射干、贝母、黄芩、全蝎、石韦各 2 克,白屈菜、僵蚕各 3 克,苦参、重楼、细辛、甘草、白鲜皮各 1 克,川芎 1.5 克。【制法】散剂。上药共研极细末,过筛,贮瓶备用。【用法】口服。7—12 个月每次 0.25 克;1—2 岁每次服 0.5 克;2—3 岁每次 0.75 克;3—4 岁每次 1 克;4—8 岁每次 1.25 克;8 岁以上每次 1.5～2.5 克。1 日 3 次,温开水送服。【功能】止哮平喘、镇咳化痰。【主治】小儿哮、咳、喘诸症。【附记】引自《中国当代中医名人志》王烈验方。屡用效佳。

22. 平　哮　丸

　　【组成】炙麻黄 6～9 克,炒杏仁、地龙各 13 克,蜈蚣 2～3 条,当归 12 克,细辛 5 克,石韦、桑白皮、徐长卿各 20 克,蝉衣、甘草各 6 克。【制法】水丸。上药共研细末,水泛为丸,如绿豆大,或炼蜜为丸,每丸重 9 克。或水煎服,每日 1 剂。【用法】口服。发作期先用上方,水煎服,每日 1 剂,1 日服 2 次。持续期或缓解期,改用丸剂,每次 5～9 克(蜜丸 1～2 丸),1 日 3 次,温开水送服。【功能】祛风散寒、清热化痰、止咳平喘。【主治】支气管哮喘发作期及持续期。【附记】引自《中国当代中医名人志》崔玉衡方。屡用效佳。

23. 冷 哮 丸

【组成】麻黄、川椒、甘草6克,杏仁、清半夏、款冬花、射干、紫苏子、葶苈子各9克,紫菀、黄芩各12克,细辛3克。【制法】水丸。上药共研极细末,水泛为丸,如绿豆大,贮瓶备用。【用法】口服。每次6～9克,1日服3次,温开水送服。若病情重者,可用上方改为水煎服,每日1剂,1日2次。【功能】宣肺化痰、降逆平喘。【主治】冷哮急性发作。【附记】引自《中国当代中医名人志》蒋慧钧方。屡用效佳。

24. 哮 喘 丸

【组成】制信石、白矾、天然牛黄各4克,生半夏10克,淡豆豉30克。【制法】糊丸。上药共研细末,加少许面粉调为小丸。备用。【用法】口服。4—7岁,0.1克;8—12岁,0.2克;13—17岁,0.3克;18—60岁,0.4克。将上药每天量分为早、晚服,3个月为1个疗程。患者在第一次服药丸7天后及第二次7天后均要停药3天,观察病情有无皮疹及不良反应,无不良反应可续服至3个月。患者经3个月治疗后,症状未完全消失或仍有间歇性发作,可继服第二个疗程,症状消失或暂无复发,每天只服维持量3个月,即正常量的二分之一,晚上睡前服,以做巩固治疗。【功能】清热化痰、止哮平喘。【主治】寒性哮喘,包括支气管哮喘与喘息性支气管炎。【附记】引自《中国当代中医名人志》林品生方。屡用效佳。

25. 哮 喘 散

【组成】红参、紫河车、川贝母、麦冬、沙参、钟乳石、款冬花各20克,蛤蚧1对,橘红10克,五味子15克。【制法】散剂。上药共研极细末,过筛,贮瓶备用。【用法】口服。每次3克,每日2次,温开水送服。也可装胶囊服用。【功能】补肾润肺、止咳平喘。【主治】支气管哮喘。【附记】引自《中国当代名医验方大全》朱良春方。

屡用效佳。本方配伍合理,补而不腻,温而不燥,可以久服,尤适哮喘缓解期治本之用。

26. 咳 喘 丸

【组成】人参、黄芪、胡桃肉、紫河车、紫石英、补骨脂、五味子、巴戟天各120克,茯苓、白术、半夏、陈皮、杏仁、紫菀、款冬花各90克,甘草30克,蛤蚧1对。【制法】蜜丸。上药共研极细末,炼蜜为丸如绿豆大,贮瓶备用。【用法】口服。每次10克,每日3次,饭后温开水送下,3个月为1个疗程。【功能】培本扶正、止咳平喘。【主治】支气管哮喘缓解期。【附记】引自《集验中成药》蔡友敬方。屡用效佳。本方是一首治哮喘病缓解期的有效妙方。按哮喘"发时治肺,缓时治肾"理论,用本方治疗,可培本扶正,对根治此病颇有裨益。

27. 哮 喘 膏 (三)

【组成】生川乌、生草乌、野百合各36克,当归12克,马钱子、官桂、赤芍、仙鹤草、老鹳草各48克,鲜桑枝、鲜枣枝、鲜桃枝、鲜槐枝、鲜柳枝各30克。【制法】膏药。将上药放入铜锅内,用菜油3千克浸泡3天。熬后去药渣,当熬至滴水不散时,将广丹(炒如麦色)1000克徐徐撒入(此时须用文火),并以桃、柳粗枝2根(用麻皮扎在一起)不停地搅拌均匀,至滴水成珠为度。再加入乳香、没药细粉各24克,搅匀冷却后即成膏药。用较薄的牛皮纸和棉布裱成膏药布,裁成5厘米见方大小,将膏药放在布面上摊成3.3厘米直径的圆形膏药。收贮备用。【用法】外用。临用时烘软,在膏药中心加入纯净的白信粉0.2克,贴于身柱穴。春季、深秋、冬季时,成人贴3昼夜,儿童酌减;盛夏及初秋,成人贴6~10小时,儿童酌减。揭去膏药后,皮肤局部微红,出现十几粒或几十粒像痱子大小的丘疹,是最理想的有效反应。若出现绿豆大小的水疱,也是较好的反应,为治疗有效的先兆,反应部位2~3天后可轻轻洗揩。一般以连贴 3 次为 1 个疗程。【功能】祛邪活血、止咳平喘。【主治】支气管哮喘。【附记】引自程爵棠《穴位贴敷治百病》。屡用效佳。治疗期间及治疗半年后,忌食鱼腥、公鸡肉、鹅肉、猪头肉等。

场

28. 二红抗喘片

【组成】红砒 0.003 克,枯矾 0.009 克,豆豉 0.015 克,橘红、瓜蒌仁、生地黄各 1.2 克,碘化钾 0.2 克。【制法】片剂。先将豆豉、橘红、瓜蒌仁及生地黄按煎煮法提取两次,每次用 4～6 倍量水煎煮 1～2 小时,过滤去渣,合并 2 次滤液,并浓缩至干膏状。再将红砒、枯矾、碘化钾共研为细粉,并过筛,充分混匀,加入干浸膏中,充分混匀,加入适量淀粉(或甘草粉)和匀,制粒,压片,备用。【用法】口服。上方为 1 次量,1 日 3 次,温开水送服。连续服 3 周,停药 1 周为 1 个疗程。每年对每个患者进行 3 个疗程治疗。【功能】理气化痰、止咳定喘。【主治】哮喘。本方适用于以喘为主的支气管哮喘,尤其对过敏性哮喘有明显效果。对阵发性哮喘,或合并支气管炎、肺气肿等也有一定疗效。但对有严重心脏病、严重肺气肿,或以支气管炎为主的哮喘疗效欠佳。【附记】引自曹春林《中药制剂汇编》。屡用效佳。本方比较缓和、安全。少数患者服药后数小时出现呼吸道发干、胃热等症,极少人有面部水肿,一般在持续用药或减量后逐渐消失。

29. 哮 喘 糖 浆

【组成】地龙干 500 克,紫河车 250 克,茶叶 110 克,盐酸麻黄素 1.25 克,氯化铵 30 克,非那根 1 克,半夏 0.375 克,枸橼酸 10 克,尼泊金 1 克,蔗糖 850 克。【制法】糖浆。先取地龙干、紫河车、茶叶、半夏加水浸没,煎煮 2 次,每次煮沸 1 小时,合并 2 次滤液,加热浓缩,再加入蔗糖煮沸,和匀,过滤,待冷却后即加入盐酸麻黄素、氯化铵、非那根、枸橼酸、尼泊金等,调整至全量 1000 毫升即得,贮瓶备用。【用法】口服。每次 10 毫升,1 日 3 次,饭后服。【功能】止咳平喘、利肺化痰。【主治】支气管哮喘等。【附记】引自曹春林《中药制剂汇编》。屡用效佳。

30. 美喘平片

【组成】琥珀酸钠(二钠盐)3 千克,紫菀、百部各 16.5 千克,黄芩 33 千克,盐酸异丙嗪 0.05 千克。【制法】片剂。琥珀酸钠的制备:取琥珀酸 2.16 千克,加入 4 倍量的水,将氢氧化钠(化学纯) 1.46 千克,配成 40% 溶液;将氢氧化钠溶液加入琥珀酸水混悬液中,搅拌溶解后,加活性炭 2 克,水浴加热半小时,趁热抽滤(纸浆),滤液用水浴(或夹层锅)浓缩至干,得琥珀酸钠约 3 千克。黄芩素的提取:取黄芩饮片 33 千克,放入提取锅中,加水 270 升,煮沸 1 小时,放出煮提液,再加入水 200 升,再煮沸 1 小时,收集 2 次煮提液,放置 40℃ 以下加浓盐酸,调节 pH 为 1~2,再加热至 80℃ 保温 1 小时,加快黄芩素析出,放置 24 小时后离心甩滤(滤液弃去),滤渣用 10 倍量水混悬,在搅拌下逐步徐徐加入 5% 氢氧化钠溶液,调节 pH 为 7,用 2 层纱布过滤,滤液用浓盐酸调 pH 为 1~2 (如有棕黑胶状物析出,可先行分开另放),溶液加热到 80℃ 保温 1 小时,使黄芩素充分析出。放置 24 小时倾出大部分上清液,留下沉淀和水液约 20 升,加 95% 乙醇 20 升,充分搅匀,用绸布过滤,滤液回收乙醇,滤渣即黄芩素,低温干燥(60℃ 以下)即得。取紫菀、百部各 16.5 千克,放入煮提锅加水 270 升,煮沸 1 小时,放出浸液,再加水 200 升,煮沸 1 小时,放出煮提液用薄膜蒸发器浓缩至 30~35 升,冷却后加入乙醇,使含醇量为 60%,体积为 100 升,边加边搅拌,放置 24 小时取上清液,底子过滤,回收乙醇,得黏稠浸膏。取紫菀膏、百部膏制粒,将黄芩素、琥珀酸钠、盐酸异丙嗪掺入,加滑料混匀压片,包糖衣。一料压 20 000 片,分装,备用。【用法】口服。每次 5 片,1 日 3 次,温开水送服。【功能】止咳、平喘、祛痰、消炎。【主治】慢性支气管炎,支气管哮喘及过敏性支气管哮喘等。【附记】引自曹春林《中药制剂汇编》。屡用效佳。

31. 支气管炎片

【组成】矮地茶 31 250 克,黄芩 15 625 克,地龙(酒酥)9375 克,甘草 9375 克,盐酸麻黄素 50 克。【制法】片剂。以上 5 味,将矮地茶、黄芩、甘草酌予碎断,煮提 2 次,过滤,合并滤液,加热浓缩至比重 1.30。地龙煮提 2 次,过滤,滤液合并,浓缩至 2500 毫升时放冷,加入 2～3 倍量乙醇搅拌,静置过滤,取上层,回收乙醇,并浓缩至比重 1.30 时,与上述浓缩液合并,加入用少量水溶解的盐酸、麻黄素,充分混合均匀,干燥,研粉,制成颗粒,压片,包糖衣。一料压 20 000 片,分装,备用。【用法】口服。每次 5 片,每日 4 次,温开水送服。【功能】止咳平喘。【主治】哮喘型慢性支气管炎。【附记】引自《湖南省中成药规范》。屡用效佳。

32. 平 喘 片

【组成】①粉料:五味子(制)、青皮(麸炒)、前胡、苦杏仁各 8 千克,白苏子、甘草、款冬花(蜜制)、桔梗各 4 千克,石膏 2 千克,蚯蚓(制)、麻黄(去根)各 20 千克,姜半夏、枳实(麸炒)、黄芩各 12 千克干姜 1.3 千克,白果仁(干)16 千克。

②膏料:五味子(制)、青皮(麸炒)、前胡、苦杏仁各 14 千克,白苏子、甘草、款冬花(蜜制)、桔梗各 7 千克,石膏 70 千克,蚯蚓(制)、麻黄(去根)各 35 千克,干姜 2.1 千克,姜半夏、枳实(麸炒)、黄芩各 21 千克,白果仁(干)28 千克。【制法】片剂。先将 16 味粉料共研细粉,过 100 目筛,和匀。再将 16 味膏料水煎 2 次,每次煮沸 3 小时,药汁过滤,澄清,混合后浓缩成清膏。另取砂糖 9.6 千克制成糖浆。取混合细粉 143.2 千克,先与碳酸钙 0.4 千克和匀,再与上述清膏和糖浆搅匀,干燥,制成颗粒。每 100 克干颗粒加润滑剂 1 克,和匀,压制成片,即得。每片重 0.47 克。分装,备用。【用法】口服。每次 4～6 片,1 日 3 次,温开水送服。【功能】顺气

平喘、止咳化痰。【主治】支气管哮喘轻度发作,咳嗽痰多,胸闷气急。【附记】引自《上海市药品标准》。屡用效佳。

33. 海珠喘息定片

【组成】海珠粉 35 千克,冰片 1.25 千克,人中白 15 千克,胡颓子叶 20 千克,蝉蜕 3 千克,天花粉、防风各 7.5 千克,盐酸氯嗪 0.25 千克,盐酸去氯羟嗪 1.25 千克,甘草 5 千克。【制法】片剂。海珠粉、冰片研细粉,天花粉研粉,分别过 100 目筛备用。将甘草、水飞人中白、胡颓子叶、蝉蜕 4 味药,加水煎煮 2 小时,过滤,渣再次加水煎煮 2 小时,过滤,合并 2 次滤液,浓缩至比重 1.30 备用。防风用 60% 乙醇 6 倍量,浸渍 24 小时,渗漉至乙醇无色为止,浓缩至比重 1.2。将上述浓缩液合并,继续浓缩成膏,加入海珠粉和 2/3 天花粉细粉,混匀,低温干燥,研细,再以等量递增法加入盐酸氯嗪、盐酸去氯羟嗪混匀,按湿法制成颗粒,低温干燥后,再加入冰片粉和 1/3 天花粉细粉及适量硬脂酸镁,混匀压片,即得,每片重 0.5 克,分装,备用。【用法】口服。每次 2 片,1 日 2～3 次,温开水送服。小儿酌减。【功能】祛痰、镇咳、安神。【主治】支气管哮喘,慢性气管炎和哮喘性支气管炎。【附记】引自曹春林《中药制剂汇编》。屡用效佳。

34. 哮喘颗粒

【组成】哮喘冲剂浸膏 24 000 克,麻黄膏粉 1300 克,砂糖粉 72 000 克,白糊精 28 800 克。【制法】颗粒。取麻黄膏粉、砂糖粉、白糊精拌匀,再取哮喘颗粒浸膏,用 95% 乙醇适量搅匀,加入上述粉内,和匀,过 10 目筛制成颗粒,低温干燥,筛去细粉即得,分装,备用。①哮喘颗粒浸膏的制法:大青叶 100 000 克,平地木 40 000 克,甘草(炙)10 000 克,白果 35 000 克,前胡、半夏(炙)、旋覆梗、桑白皮各 30 000 克。以上 8 味,水煎 2 次,第一次煮沸 3 小时,第二次煮沸 2 小时,药汁滤过,浓缩至比重 1.25(热测),加入 2 倍量

95％乙醇,静置,取上清液减压浓缩至比重 1.38～1.40(50～60℃)即得。②麻黄膏粉制法:将麻黄研成粗粉,加 60％乙醇浸渍 2 次,每次 48 小时,药汁滤过,低温浓缩至比重 1.29(50～60℃)低温干燥,研粉即得。【用法】口服。每次 1 包(约 18 克),1 日 2 次,开水冲服。【功能】平喘、止咳、化痰。【主治】哮喘发作,咳嗽气急,胸闷痰黏,痰白色或黄色,不易咳出,或伴有发热等症。【附记】引自河北保定《合作医疗药厂制剂技术》。屡用效佳。

35. 五海咳喘片

【组成】五味子、甘草各 2 克,海浮石、麻黄各 4 克,海螵蛸 1.5 克,杏仁(炒)2.5 克,石膏 7.5 克。【制法】片剂。按片剂制剂要求压成片剂。每片重 0.7 克,分装,备用。【用法】口服。每次 3～4 片,每日 3 次,温开水送服。小儿酌减。【功能】利肺平喘、止咳化痰。【主治】哮喘或合并支气管炎,肺气肿所致之喘促、咳嗽、不能平卧,或因感冒诱发喘咳。【附记】引自《新药学通讯》。屡用效佳。

36. 太平养肺丸

【组成】酒制熟地黄、生地黄、天冬、麦冬、当归、杏仁、川贝母、款冬花、阿胶、百部各 50 克,桔梗、蒲黄、京墨各 25 克,诃子肉 35 克,上梅片 10 克,麝香 1 克。【制法】蜜丸。上药共研细末,炼蜜为丸,每丸重 10 克,分装,备用。【用法】口服。每次 1 丸,每日早、晚各 1 次,白开水送服。小儿酌减。【功能】清肺化痰、疏通气管。【主治】气管炎,哮喘肺虚,肺痿痰中带血,胸膈胀满。【附记】引自《全国中药成药处方集》。屡用效佳。孕妇慎服。

37. 苏菲咳糖浆

【组成】百部流浸膏 10 毫升,白桑流浸膏 16 毫升,甘草流浸膏 35 毫升,桔梗流浸膏 30 毫升,氯化铵 20 克,盐酸麻黄碱 0.5 克,薄荷脑 0.1 克,糖精钠 0.3 克,苯甲酸钠 3 克,矫味剂适量。【制法】糖浆剂。将上药混合,加入适量矫味剂,稍加浓缩,和匀即得。每瓶 100 毫升,分装,备用。【用法】口服。每次 10 毫升,每日 3 次,温开水送服。【功能】祛痰镇咳。【主治】哮喘,支气管炎,咳嗽多痰。【附记】引自《集验中成药》。屡用效佳。本方还可用于治疗心绞痛、脑震荡(晕厥期)、脑血管意外、尿毒症等,也有一定效果。

38. 寒 喘 丸

【组成】清半夏 500 克,麻黄、大枣(去核)各 400 克,细辛、款冬花、射干、紫菀、五味子(酒制)各 300 克,干姜 200 克。【制法】水丸。上药共研细末,水泛为丸,如绿豆大,贮瓶备用。【用法】口服。每次 3～6 克,1 日 1～2 次,温开水送服。【功能】发散风寒、止咳定喘。【主治】外感风寒、内有痰饮所致之身寒形冷,咳嗽痰盛,痰吐清稀,喉中有水鸣声,咽喉不利,哮喘不止,夜卧不宁,或水肿,舌淡苔薄白,脉滑。可用于哮喘性支气管炎,支气管哮喘,老年性慢性支气管炎,肺炎,肺气肿等病症。【附记】引自《集验中成药》。痰热咳喘者勿服。

39. 温 白 膏

【组成】生麻黄、白芥子、紫菀各 10 克,南星、半夏、桔梗、川贝母、细辛、杏仁、甘草各 15 克,生姜 32 克。【制法】膏药。上药入麻油 500 毫升中熬煎至焦枯,滤油去渣,熬至滴水成珠时,加入黄丹收膏,阿胶 32 克搅匀即得。备用。【用法】外用。用时取此膏适量,做一饼状,贴双侧肺俞穴,纱布覆盖,胶布固定。每日或隔日换药 1 次。【功能】温化寒痰、止咳平喘。【主治】支气管哮喘。【附记】引自程爵棠《点穴疗法治百病》。屡用效佳。

40. 热 喘 膏

【组成】天南星、天竺黄各 15 克,麻黄、白芥子、紫苏子各 5 克。【制法】膏药。上药共研细末,用桑白皮 15 克煎浓汁,取适量药汁,入药粉调和成稀膏状,贮罐备用。【用法】外用。用时取药膏适量,外敷于双手心(劳宫穴)和肚脐上,包扎固定。每日换药 1 次,10次为 1 疗程。【功能】清热化痰、宣肺平喘。【主治】小儿哮喘(热喘)。【附记】引自程爵棠《手部疗法治百病》。笔者家传秘方。临床反复验证,效果甚佳。

41. 参芪白术膏

【组成】党参、黄芪各 300 克,白术、茯苓、杏仁、焦山楂各 150克,炙甘草 50 克,陈皮、半夏各 100 克。【制法】膏滋。上药加水煎煮 3 次,滤汁去渣,合并滤液,加热浓缩为清膏,再加蜂蜜 300 克,收膏即成,贮瓶备用。【用法】口服。每次 15~30 克,1 日 2 次,温开水调服。【功能】益气健脾、化痰止咳。【主治】哮喘(缓解期、脾气亏虚型)。表现为平素痰多,倦怠乏力,食少便溏,每因饮食失当而诱发。【加减】如是形寒怕冷,肢冷便溏者,加桂枝、干姜各 100克。如是纳食不香者,加鸡内金、炒麦芽各 150 克。【附记】引自汪文娟《中国膏方指南》。屡用效佳。要注意饮食宜清淡而富有营养,忌食生冷肥甘厚味、海腥发物、辛辣等食物,并戒除烟酒。

42. 双参花芪膏

【组成】人参 30 克,黄芪 300 克,党参、白术、防风、茯苓、紫菀、款冬花各 150 克,桂枝、大枣、阿胶各 100 克。【制法】膏滋。上药除阿胶、人参外,余药加水煎煮 3 次,滤汁去渣,合并滤液,加热浓缩为清膏,人参另煎兑入,再将阿胶加适量黄酒浸泡后隔水炖烊,冲入清膏和匀,最后加蜂蜜 300 克,收膏即成。贮存备用。【用法】口服。每次 15~30 克,每日 2 次,用开水调服。【功能】健脾益肺、益气固表、化痰止咳。【主治】哮喘(缓解期、肺气亏虚型)。表现为平素自汗,怕风,常易感冒,每因气候变化而诱发。【加减】如自汗较重者,加浮小麦、煅牡蛎各 300 克;如痰多质稀者,加细辛 50 克,干姜 100 克。【附记】引自汪文娟《中国膏方指南》。屡用效佳。要注意生活起居,免受风寒。

43. 补肾纳气膏

【组成】人参、五味子、肉桂各 50 克,蛤蚧 1 对,熟地黄、党参、黄芪、山药各 300 克,山茱萸、胡桃肉、茯苓、鹿角胶各 150 克,紫河车 1 具,阿胶 100 克。【制法】膏滋。上药除人参、蛤蚧、紫河车、胡桃肉、阿胶、鹿角胶外,余药加水煎煮 3 次,滤汁去渣,合并滤液,加热浓缩为清膏,将人参、蛤蚧、紫河车等研为细粉,胡桃肉炒熟研碎,调入清膏,再将阿胶、鹿角胶加适量黄酒浸泡后隔水炖烊,冲入清膏和匀,最后加入蜂蜜 300 克,收膏即成。贮存备用。【用法】口服。每次 15～30 克,1 日 2 次,用开水调服。【功能】益气温肾、纳气平喘。【主治】哮喘(缓解期,肾气亏虚型)。表现为平素气息短促,动则为甚,腰酸腿软,眩晕耳鸣,不耐劳累,下肢欠温,小便清长。【加减】如畏寒肢冷者,加补骨脂、淫羊藿各 150 克;如自汗甚者,加制附子 100 克,煅龙骨、煅牡蛎各 300 克。【附记】引自汪文娟《中国膏方指南》。屡用效佳。在缓解期要注意加强锻炼,增强体质,不断提高抗病能力。

44. 玄 霜 膏

【组成】乌梅汁、雪梨汁、萝卜汁、柿霜、甘蔗糖、白蜜、鲜姜汁各 120 克,白茯苓、款冬花、天冬各 60 克。【制法】膏滋。先前 7 味药熬成清膏,再加入后 3 味细粉,和匀,收膏即成。瓷器收贮备用。【用法】口服。每次 6 克,徐徐噙化,1 日 1～2 次。【功能】滋阴润肺、清利气道。【主治】虚热肺痿,咳嗽便秘,吐血咯痰,肺热哮喘,咽干唇裂,喉头发炎等。【附记】引自《全国中药成药处方集》。屡用效佳。

45. 枇 杷 膏

【组成】鲜枇杷叶(去毛)30 000 克,大雪梨(去皮心切成小片)

2 个,白蜂蜜半茶杯,大枣(去核)24 克,鲜莲肉 120 克。【制法】膏
滋。将枇杷叶、雪梨、大枣、莲肉,用水煎汁去渣,再加白蜜微火慢
熬成膏,收贮备用。【用法】口服。每次 6 克,1 日 2 次,温开水冲
服。【功能】清热润肺、生津定喘。【主治】咳嗽吐血、胸胁疼痛、肺
痿肺热、哮喘咽干、肺热唇焦、食欲缺乏、呕哕便秘。【附记】引自
《全国中药成药处方集》。屡用效佳。泄泻便溏者忌服。

46. 复方地龙散

　　【组成】地龙、全蝎、僵蚕各 30 克,蚤休、麻黄各 15 克,细辛 9
克,浙贝母、甘草各 15 克。【制法】散剂。先将麻黄、细辛、蚤休、浙
贝母、甘草加清水煎煮 2 次,过滤去渣,取汁合并,加热浓缩至稠
时,再将地龙、僵蚕、全蝎分别炒至焦黄色,研成细末,加入浓缩的
药液中,拌匀,然后置于太阳下晒干或烘干,共研极细末,过筛和
匀,贮瓶备用。【用法】口服。6 个月—1 岁每次 0.5 克;1—2 岁每
次 1~1.5 克;3—6 岁每次 2 克。1 日 3 次,温开水冲服。【功能】
祛风逐邪、温肺平喘。【主治】小儿哮喘。【附记】引自胡熙明《中国
中医秘方大全》刘信泉方。屡用效佳。一般服药 2~4 周后即获痊
愈,治愈率达 100%。

47. 扶 正 散

　　【组成】人参 3 克,黄芪 9 克,熟地黄、五味子、核桃仁、茯苓、天
冬、麦冬各 6 克,半夏、破故纸、龟甲各 4.5 克。【制法】散剂。上药
共研极细末,贮瓶备用。【用法】口服。周岁以内小儿每次 0.6 克;
1 岁以上,每岁增加 0.3 克。1 日服 3 次,开水送服。一般可服用
1~2 个月。【功能】补虚扶正。【主治】哮喘缓解后,症见喘息气
短、畏寒自汗、腿软无力、舌淡无苔、脉沉弱,或伴有食少、遗尿等
症。【附记】引自张奇文《幼科条辨》张金盛方。屡用皆效。

48. 洋金花散

【组成】洋金花。【制法】散剂。将上药研粗末,备用。【用法】口服。每用 0.5～1 克,用清水煎服,或入中药汤剂中煎服。【功能】定喘祛风、麻醉止痛。【主治】哮喘持续发作严重的喘息状态。症见端坐喘促,张口抬肩,烦躁汗出,数小时甚至日夜不停。【附记】引自《中国当代中医名人志》萧洪验方。服一次足量(如上用量),往往一场沉睡后,哮喘状态自行解除,收有奇效。服本方后,在沉睡时要密切观察,保持呼吸通畅。凡有心功能不全、冠心病、心动过速、青光眼、休克等患者禁用本方。一般支气管哮喘,如心脏功能良好,无冠心病,或心动过速、青光眼者,可用洋金花或叶晒干,卷烟抽吸,有时数口即止,效果很好。

49. 沉 柏 散

【组成】顶沉香 1.5 克,侧柏叶 3 克。【制法】散剂。上药共研极细末,贮瓶备用。【用法】口服。上药为 1 次量,于临睡前 1 次顿服。【功能】凉血、降逆、止喘。【主治】支气管哮喘。【加减】用时应根据病情增减为宜。【附记】引自程爵棠《百病中医膏散疗法》。临床屡用确有良效。又用一味蚯蚓粉,装入胶囊内,每次 3～4 克,1日 3～4 次,效果亦佳。

50. 蛤 海 散

【组成】蛤蚧 1 对(约 80 克),海螵蛸 100 克。【制法】散剂。上药焙干,共研极细末,和匀、贮瓶备用。【用法】口服。每次 6 克,加白糖 12 克矫味,用温开水冲服。1 日 3 次。可连服 4 个月。【功能】补肺益肾、纳气止喘。【主治】儿童哮喘症。【附记】引自程爵棠《百病中医膏散疗法》罗星照方。屡用效佳。一般用药 8～11 天见效,发作停止。且无不良反应。

51. 润 肺 散

【组成】冰糖、蜂蜜各 120 克，黑芝麻 250 克，川贝母 100 克。【制法】散剂。上药共研细末，贮瓶备用。【用法】口服。每次 1.5～3 克，用生姜汁调成糊状服之。每日早、晚各 1 次。【功能】润肺止喘。【主治】老年哮喘。【附记】引自程爵棠《单方验方治百病》。常服有效。

52. 参 蛤 散

【组成】人参 15 克，蛤蚧 1 对，杏仁、川贝母、紫河车各 30 克。【制法】散剂。上药共研极细末，贮瓶备用。【用法】口服。每次 3 克，1 日 2 次，温开水送服。【功能】补肾益肺、纳气平喘。【主治】肾虚哮喘。【附记】引自程爵棠《单方验方治百病》。屡用效佳。

53. 地 龙 丸

【组成】地龙 60 克，百部、杏仁各 50 克，麻黄 40 克。【制法】蜜丸。上药共研极细末，炼蜜为丸如梧桐子大，贮存备用。【用法】口服。每次 9 克，1 日 3 次，饭后用温开水送服。10 天为 1 个疗程。【功能】祛风化痰、镇咳平喘。【主治】哮喘，肺气肿。【附记】引自程爵棠《单方验方治百病》。屡用效佳。

54. 参 芪 膏

【组成】党参 80 克，白芍药 60 克，太子参、黄芪、五味子、麦冬、茯苓各 100 克，甘草 30 克，阿胶、黑芝麻各 150 克，胡桃肉 250 克。【制法】膏滋。上药除阿胶、黑芝麻、胡桃肉外，余药加水煎煮 3 次，滤汁去渣，合并滤液，加热浓缩为清膏，再将阿胶加适量黄酒浸泡后隔水炖烊，黑芝麻、胡桃肉研碎后，一并冲入清膏和匀，最后加入蜂蜜 300 克，收膏即成。贮瓶备用。【用法】口服。每次 10～15 克或 15～30 克，1 日 2 次，用开水调服。【功能】益气养阴、润肺平喘。【主治】小儿哮喘(肺气不足型),表现为面色㿠白,神疲乏力,自汗,容易感冒,苔薄,舌淡,脉无力。【加减】如有汗出较多者,加牡蛎 150 克,糯稻根 100 克;伴畏寒怕风者,加防风 60 克,桂枝 30 克。【附记】引自汪文娟《中国膏方指南》。屡用效佳。忌食辛辣、油腻或油煎和海鲜之品。

55. 参 术 膏

【组成】半夏、陈皮、白术、党参、怀山药、白芥子各 100 克,茯苓、薏苡仁各 120 克,胡桃肉 150 克。【制法】膏滋。上药除胡桃肉外,余药加水煎煮 3 次,滤汁去渣,合并滤液,加热浓缩为清膏,胡桃肉研碎后,冲入清膏和匀,最后加入冰糖 200 克,收膏即成。贮瓶备用。【用法】口服。每次服 10～15 克或 15～30 克,1 日 2 次,用开水调服。【功能】健脾益气、燥湿化痰。【主治】小儿哮喘(脾虚湿蕴型)。表现为纳呆腹胀,形体瘦弱,肢体倦怠,大便稀溏,苔腻脉濡。【加减】如有胃口不香者,加炒谷、麦芽各 150 克,鸡内金 120 克。大便溏薄者,加葛根 100 克,苍术 120 克。【附记】引自汪文娟《中国膏方指南》。屡用效佳。

56. 参 地 膏

【组成】熟地黄、黄精、补骨脂、麦冬、五味子、黑芝麻、玉竹各 100 克,人参 50 克,黄芪 120 克,蛤蚧 1 对,肉桂 15 克,胡桃肉 150 克。【制法】膏滋。上药除黑芝麻、胡桃肉、人参、蛤蚧外,余药加水煎煮 3 次,滤汁去渣,合并滤液,加热浓缩为清膏,黑芝麻、胡桃肉研碎,蛤蚧涂以蜜、酒,放火上烘脆,合人参分别研细末,冲入清膏和匀,最后加入蜂蜜 300 克收膏即成。收贮备用。【用法】口服。每次 10～20 克,1 日 2 次,用开水调服。【功能】滋阴补肾、纳气平喘。【主治】小儿哮喘(肾气亏虚型)。表现为咳喘气短,形体瘦弱,腰酸膝软,遗尿,苔薄,舌淡,脉虚。【加减】如有汗出较多者,加牡蛎 150 克,糯稻根 100 克。如有夜间遗尿者,加益智仁、桑螵蛸各

100 克。【附记】引自汪文娟《中国膏方指南》。屡用效佳。要注意生活起居,增强体质,了解哮喘发作先兆,以便及时控制发作。

57. 哮喘姜胆片

【组成】猪胆干粉、生姜干粉各 1.875 克,地龙 5.4 克,明矾、陈皮、白芥子各 4.2 克,细辛 2.1 克,乌梅 1.05 克,氨茶碱 0.57 克,氯化铵 1.66 克,蜂蜜适量。【制法】片剂。按片剂制剂要求压制成片,每片重 0.4 克,一料压制 100 片,分装,备用。【用法】口服。每次 4 片,1 日 3 次,温开水送服。【功能】祛痰平喘。【主治】支气管哮喘,慢性支气管炎等。【附记】引自叶显纯《常用中成药》(上海南昌制药厂)。本方性偏温燥,治以寒痰咳喘的病症为宜。

58. 百病无忧膏

【组成】川乌、草乌、大黄各 18 克,当归、赤芍、白芷、连翘、白蔹、白及、乌药、官桂、木鳖子各 24 克,槐、桃、柳、桑、枣树枝各 12 克,加苦参、皂角各 15 克,香油 1000 克,飞黄丹 360 克,乳香、没药各 12 克。或加苏合香 6 克尤妙。【制法】膏药。先将前 12 味药及五色树枝、苦参、皂角砸碎,入香油中浸泡 1 宿,用水熬至药焦色,以生绢滤去渣不用,再将油熬一滚,入黄丹(炒过)陆续加入,以柳枝不住手搅匀,至滴水成珠为度。离火,再加入乳香、没药细末,搅匀,收贮备用。【用法】外用。哮吼喘嗽,贴背心;泻痢,贴脐;止头痛、眼痛、贴太阳穴;其余诸症俱贴患处。【功能】祛风除湿、活血散瘀、消肿止痛。【主治】风寒湿气所致,跌扑闪挫伤损,一切疼痛,心腹痛,哮吼喘嗽,泻痢,头痛,眼痛及一切无名肿痛,痈疽发背,疔疮疖毒、流注湿毒、臁疮等。【附记】引自明代龚廷贤《万病回春》。临床屡用,其功不可尽述。用之外症初起即消,已成亦能止痛箍脓、长肉生肌。

59. 四虫麻香口服液

【组成】全蝎、麻黄、杏仁、甘草各 10 克,僵蚕、地龙、蝉蜕、炒白果、防风、瓜蒌壳、法半夏各 15 克,薤白 20 克。【制法】浓缩液。上药加水煎 3 次,过滤,合并 3 次滤液,加热浓缩成口服液,每毫升含生药 2 克。贮瓶备用。【用法】口服,每次 20～30 毫升,1 日 2～3次。【功能】息风化痰、祛风降逆、止咳平喘。【主治】哮喘。【加减】若浊痰郁久化热、形成痰热壅滞者,酌加黄芩、石膏、鱼腥草之类;若素有高血压、冠心病心绞痛者,去麻黄。【附记】引自《名医治验良方》。郭子光方。本方具有表里同治、标本兼施,其收顿挫之效。此外,喘息型慢性支气管炎,发作期亦可用本方按上述加减治疗。效果亦佳。

60. 补肾定喘口服液

【组成】茯苓 20 克,枸杞子、补骨脂、巴戟天各 15 克,熟地黄、牡丹皮、怀山药、五味子、山茱萸、泽泻各 10 克,核桃仁 12 枚。【制治】浓缩液。上药加水煎 3 次,过滤,合并 3 次滤液,加热浓缩成口服液。每毫升含生药 2 克。贮瓶备用。【用法】口服。每次 20 毫升,1 日 3 次,饭后 1 小时服,1 个月为 1 个疗程。【功能】补肾助阳、敛肺定喘、益肝养血、健脾利湿、和中化饮。【主治】老年支气管哮喘。【加减】咳嗽痰多者,加川贝粉(冲服)4 克,射干、桔梗、杏仁各 10 克;偏肾阳虚者,加熟附子、肉桂各 50 克;食欲缺乏者,加白术 10 克,焦山楂、焦麦芽、焦神曲各 15 克;偏肾阴虚者,加麦冬、石斛各 30 克。【附记】引自《名医治验良方》。胡海翔方。屡用效佳。服药期间忌食生冷油腻,避免受凉。

六、支气管扩张

1. 平咳止血散

【组成】赭石、款冬花、寸冬、马兜铃各 12 克,五味子 3 克,旋覆花、半夏、紫菀、前胡、麻黄、石膏、杏仁、桑白皮、白茅根、阿胶、藕节、南米壳各 6 克。【制法】散剂。上药共研细末,和匀,贮瓶备用。【用法】口服。每次 6 克,1 日 2 次,早、晚白开水送下。轻症每晚睡前服用 1 次即可。【功能】滋阴收敛、降逆止血。【主治】支气管扩张咯血。【附记】引自李文亮《千家妙方》(上)洪哲明方。屡用效佳,疗效满意,且配制简单,用药方便。

2. 支 扩 膏

【组成】北沙参、龟甲、北枸杞各 120 克,天冬、生地黄、茯神、冬虫夏草、夏枯草、川贝母、当归身各 60 克,熟地黄 240 克,酸枣仁、川楝肉各 36 克,五味子、蒸白术、远志、银柴胡、紫丹参各 48 克,川黄连 30 克,甘草 24 克。【制法】膏滋。以上 21 味药,用清水适量,文火煎熬,取其头、二剂之药液,滤汁去渣,合并滤液,加热浓缩成清膏,再加入适量蜂蜜和冰糖(约各 150 克)收膏,收贮备用。【用法】口服。每次 10~15 克,1 日 3 次,温开水送服。【功能】益气养阴、滋水涵木。【主治】支气管扩张大咯血。凡因肾精亏虚,水不涵木,木火刑金,肺络损伤而致咯血之症均可用之。本方用于肺结核咯血,同样能收到非常满意的效果。【附记】引自李文亮《千家妙方》(上)戴会禧方。临床屡用,疗效满意。本膏夏天制成后应放于冰箱中,以防变质。

3. 支扩成方散

【组成】参三七、蒲黄炭、甜杏仁、款冬花、川贝母、橘白、橘络、阿胶(烊化)、党参各 15 克,海蛤粉、南天竺、百合、生白术、牡蛎各 30 克,糯米 60 克,白及 120 克。【制法】散剂。上药(贝壳类如牡蛎等,采用浸膏入药)共研极细末,过筛、和匀,贮瓶备用。或制成片剂。【用法】口服。每次 7.5 克,1 日 2 次。若为片剂,咯血时每次 15 片,1 日 3 次;未咯血时,每次 10~15 片,1 日 1~2 次。1 个月为 1 个疗程。发病时或发病后均可服用。【功能】活血化瘀、益气健脾、益肺敛肺。【主治】支气管扩张。【附记】引自程爵棠《百病中医膏散疗法》张振朝方。屡用效佳。

4. 白及散(一)

【组成】白及 50 克,百部、川贝母、三七各 15 克。【制法】散剂。上药共研极细末,过筛,贮瓶备用。【用法】口服。每次 3~5 克,1 日 3 次,温开水送服。【功能】润肺生肌、止咳止血。【主治】支气管扩张(轻症)。本方对支气管扩张日久形成管壁溃疡的患者尤为适宜。感染诱发者忌服。【附记】引自程爵棠《单方验方治百病》笔者经验方。临床治验甚多,疗效颇佳,有效率达 100%。

5. 白及散(二)

【组成】白及适量。【制法】散剂。上药研为细粉,贮瓶备用。【用法】口服。每次 2~4 克,1 日 3 次,温开水送服。3 个月为 1 个疗程。【功能】生肌补肺、止血抑菌。【主治】支气管扩张。【附记】引自胡熙明《中国中医秘方大全》徐子平方。屡用效佳。

6. 花母苓神丸

【组成】云苓块、朱茯神、陈橘核、法半夏、炒枳壳、白杏仁、远志肉、黛蛤散、生龙骨、生牡蛎、紫厚朴、川贝母、粉甘草各 30 克,款冬花、白知母、化橘红、风化硝、苦桔梗各 15 克,南花粉 60 克。另用犀黄丸。【制法】蜜丸。以上 19 味药共研细末,过筛和匀,炼蜜为丸如小梧桐子大,贮瓶,备用。【用法】口服。每次 10 克,每日早、晚各 1 次,每日中午服犀黄丸 5 克。均用温开水送服。【功能】清热解毒、理气化痰、宁心安神、利肺止咳。【主治】慢性支气管扩张,伴心跳头晕。【附记】引自祝谌予《施今墨临床经验集》。屡用屡验。

7. 四参归地丸

【组成】金沸草、炙紫菀、西洋参、炙百部、炒杏仁、陈阿胶、炙桑皮、南沙参、苦桔梗、淮牛膝、三七面、酒当归、炙甘草各 30 克,仙鹤草、北沙参、酒丹参、白及面、败龟甲、酒生地黄各 60 克。【制法】蜜丸。以上 19 味药共研极细面,炼蜜为丸,每丸重 10 克,分装,备用。【用法】口服。每次 1 丸,每日早、晚各 1 次,白开水送服。【功能】养阴润肺、活血止血、祛痰止咳。【主治】慢性支气管扩张。【附记】引自祝谌予《施今墨临床经验集》。肺为气之主,气为血之帅,故本型咳血之症,未有不因肺伤而致者。治宜先止血,次以消瘀,继之宁血,并进润养之剂。阴气复而咳自愈,五脏皆受其益。体力恢复,病自愈而不再发。

8. 二母百部丸

【组成】百部、白前、血琥珀、磁珠丸、紫菀、杏仁、西洋参、云苓块、贝母、知母、款冬花、苦桔梗、阿胶、条芩、清半夏、化橘红、百合、远志、炒枳壳、石斛、炙甘草各 30 克,酸枣仁 60 克。【制法】枣肉丸。以上 22 味药,共研细末,以枣肉 300 克,合为小丸,贮瓶备用。【用法】口服。每次 6 克,每日早、晚各 1 次,白开水送服。【功能】清肺祛痰、止血补虚、养心安神。【主治】慢性支气管扩张。【附记】引自祝谌予《施今墨临床经验集》。用药配伍甚见技巧,一派清补之品不燥不腻。用血琥珀配磁珠丸则安眠,合阿胶则止血,伍百合则补肺,尤以枣肉为丸,止血、补虚、养心、安神。构思精练,深可法也。故三十余痼疾,两料而瘥,疗效颇为显著。

9. 五白定金片

【组成】百合 300 克,桔梗 100 克,天冬、南沙参、黄连各 50 克,白及、鱼腥草各 200 克,硇砂 3 克。【制法】片剂。先将百合研粉,过 100 目筛,备用。再将天冬、桔梗、白及、沙参、黄连、鱼腥草加水煎煮 3 次,滤汁去渣,合并滤液,以文火浓缩成膏状,加入百合粉中搅匀,分成小块,于 70℃ 以下温度干燥研粉,过 100 目筛。置于搅拌机内,用 75% 乙醇(将硇砂溶于其中)做黏合剂,制为颗粒,于 50℃ 以下温度干燥,压片,每片重 0.3 克。装入玻璃瓶中备用。【用法】口服。每次 4～6 片,每日 2～3 次,温开水送服。常服。【功能】止咳化痰、润肺滋阴、止血。【主治】支气管扩张症。【附记】引自《冉氏经验方》冉雪峰方。本方是针对咳嗽、咯痰、咯血、肺部感染等主症而设,长期服用,可在不同程度上减轻症状,控制病情的发展。

10. 复方川贝精片

【组成】麻黄膏适量,远志、五味子各 21 240 克,桔梗、陈皮各 37 500 克,法半夏 30 000 克,川贝母 10 000 克,甘草膏 6000 克。【制法】片剂。取五味子加水煎煮 2 次,第一次 3 小时,第二次 2 小时,滤汁去渣,合并滤液。取远志肉、桔梗以 40%～45% 乙醇回流提取 2 次,第一次加乙醇 4 倍量回流 3 小时,每两次加乙醇 3 倍量,回流 2 小时。取陈皮提取挥发油,油尽收药液。合并煎提液及回流液,过滤沉淀,减压浓缩至比重 1.40 温度(50℃)。再将法半夏、川贝母、麻黄膏、甘草膏粉碎为细粉,过 100 目筛,混合均匀。然后将浓缩膏与原细粉混合均匀,制成混合膏,干燥,粉碎为细粉,过 100 目筛,以 60%～80% 乙醇制成颗粒,干燥,整粒,过 12～14

目筛,加入挥发油混匀,加 0.5％硬脂酸镁,混匀压片,每片重 0.25 克。包衣,每 50 千克片心用滑石粉 16.5～17.5 千克,白砂糖 19～20 千克,食用色素靛蓝 0.022 克,柠檬黄 1.65 克,胭脂红 0.44 克混匀。分装,备用。【用法】口服。每次 3～6 片,每日 3 次,温开水送服。小儿酌减。【功能】止咳化痰、润肺平喘。【主治】急、慢性支气管炎,支气管扩张,风寒咳嗽痰喘。【附记】引自《北京市中成药规范》(第二册)。屡用效佳。高血压,心脏病,冠状动脉硬化患者及孕妇慎用。

11. 凉 血 散

【组成】大蓟、小蓟各 15 克,白茅根 30 克,生大黄、生地榆各 9 克。【制法】散剂。上药共研细末,贮瓶备用。【用法】口服。每次 3～5 克,1 日 3 次,温开水送服。同时每取 3～5 克撒于脐中,外盖敷料,胶布固定。每日换药 1 次。【功能】凉血止血。【主治】支气管扩张咯血。【附记】引自程爵棠《刮痧疗法治百病》。笔者经验方。内外并治,效果佳。若配用刮痧疗法,可提高疗效。

12. 双止口服液

【组成】白茅根 30 克,冬瓜子、生龙牡各 15 克,枇杷叶、生地黄、焦苡仁、紫菀、粉丹皮、百合、百部各 10 克,炒枳壳、甘草各 6 克,桔梗 5 克。【制法】浓缩液。上药以 6 倍量加水煎 3 次,过滤,合并 3 次滤液,加热浓缩成口服液,每毫升含生药 2 克。贮瓶备用。【用法】口服。每次 50～100 毫升,连服 6 次。一般咯血止,诸症好转。接服下方,以资巩固。方用白芦根 12 克,白茅根 30 克,冬瓜子、杏仁、百合各 10 克,苦桔梗 3 克,鱼腥草 15 克,百部、枇杷叶、焦苡仁、紫菀各 10 克,甘草 6 克。每日 1 剂,水煎服,连服 10 剂。以巩固疗效。【功能】养阴凉血、宣肺止咳。【主治】慢性咳嗽、大量脓痰和反复咯血。症见咳嗽、痰中挟鲜血,并感胸闷、胸痛、气短、痰色白而量不多,口干不欲饮、食欲不佳,舌苔薄白,舌质偏红,脉细滑数。【附记】引自《名医治验良方》。董德懋方。屡用效佳。

13. 双百口服液

【组成】百部 15 克,海蛤壳、白及、百合各 30 克。【制法】浓缩液。上药加水煎 3 次,过滤,合并滤液,加热浓缩成口服液。每毫升含生药 2 克。贮瓶备用。【用法】口服。每次 20～30 毫升,1 日 3 次。【功能】固肺敛肺、止咳止血。【主治】支气管扩张、肺结核、百日咳、久咳、咳吐痰血。【附记】引自《邓铁涛临床经验摘要》。屡用效佳。本方亦可改用散剂内服。

14. 双 皮 散

【组成】桑白皮 20 克,地骨皮、血余炭各 30 克,甘草 6 克,花蕊石 15 克,三七粉 6 克。【制法】散剂。上药先研细末,和匀,贮瓶备用。【用法】口服。每次 9～15 克,1 日 3 次,开水调服。【功能】清热泻肺、祛痰止血。【主治】支气管扩张咯血。【附记】引自《中医杂志》。屡用效佳。

15. 化痰止咳散

【组成】三七、蒲黄炭、甜杏仁、款冬花、川贝母、橘白、橘络、阿胶(烊化)、党参各 15 克,蛤粉、南天竺、百合、白术、牡蛎各 30 克,糯米 60 克,白及 120 克。【制法】散剂。上药共研细末,和匀,贮瓶备用。【用法】口服。每次 7.5 克,温开水送服,1 日 3 次。连用 1 个月为 1 个疗程。【功能】化痰止咳、止血。【主治】支气管扩张,有大量脓痰、咯血。【附记】引自《集验中成药》。用此方治疗 84 例,临床观察:止血有效率为 95%,止咳有效率为 56%,化痰有效率为 45%。

七、阻塞性肺气肿

1. 猕猴桃片

【组成】新鲜猕猴桃全果适量。【制法】片剂。将上药加水煎煮3次,滤汁去渣,合并滤液,加热浓缩成浸膏状,加入适量赋形剂(如淀粉)、润滑剂(如硬脂酸镁)混匀,进行制粒,压片,每片重 0.3克,分装,备用。【用法】口服。每次 4 片,1 日 2～3 次,温开水送服。【功能】扶正固本、镇咳化痰。【主治】阻塞性肺气肿。【附记】引自《中国中医秘方大全》赵宪法方。屡用效佳。

2. 温阳化饮糖浆

【组成】制附子、姜竹茹、葶苈子、五加皮、茯苓、白术各9克,细辛 3 克,薏苡仁根、陈葫芦各 18 克,蔓荆子 12 克。【制法】糖浆剂。上药加水煎煮 3 次,滤汁去渣,合并滤液,加热浓缩成糖浆状,加红砂糖适量成 60 毫升,备用。【用法】口服。每次 20 毫升,1 日 3次,温开水送服。【功能】温肺化饮、除痰祛湿。【主治】阳虚型阻塞性肺气肿。【附记】引自胡熙明《中国中医秘方大全》邵长荣方。屡用有效。

3. 定 喘 丸

【组成】苏梗、白芥子、苏子、桑皮、百合、杏仁、陈皮、川贝母、白术、茯苓各 120 克,阿胶、黄芪各 180 克,天冬、知母、半夏、当归、生地黄各 60 克。【制法】蜜丸。上药共研细末,炼蜜为丸,如梧桐子大,贮瓶备用。【用法】口服。每次 9 克,1 日 2～3 次,温开水送服。【功能】润肺止嗽、化痰止喘。【主治】一切喘症。可用于慢性支气管炎,肺气肿,支气管哮喘,喘息性支气管炎,支气管扩张等。【附记】引自《清太医院配方》。临床屡用,立见神效。本方既能补气养血以固本,又能止咳平喘以治标,是标本兼顾的定喘良方。

4. 参蛤定喘散

【组成】红人参、紫河车、川贝母、麦冬、北沙参、钟乳石、炙款冬花各 20 克,蛤蚧 1 对,化橘红 10 克,五味子 15 克。【制法】散剂。上药共研极细末,过筛,贮瓶备用。【用法】口服。每次 3 克,1 日 2 次(或装胶囊,每服 6 粒),温开水送服。【功能】补肾健脾、止咳定喘。【主治】慢性、虚性之喘证、咳呛,如慢性支气管炎,肺气肿,心脏性喘息及支气管哮喘久治不愈者。本方可以久服,对慢性咳喘之缓解期最为适宜。【附记】引自杜怀棠《中国当代名医验方大全》朱良春方。屡用效佳。

5. 冬令咳喘膏

【组成】潞党参、炙黄芪、焦白术、云茯苓、大熟地黄、淮山药各120 克,天冬、麦冬、黑附块、紫苏子、山萸肉、益智仁、苦杏仁各 90克,淡干姜、北细辛各 24 克,西砂仁、广陈皮、青防风、炙甘草、净麻黄各 45 克,上沉香 15 克,银杏肉、胡桃肉各 60 克,生晒参(另煎汁)50 克,五味子、川桂枝各 30 克,蛤蚧(去头足研末)1 对,驴皮胶300 克。【制法】膏滋。精选道地药材,称量配齐。上药除生晒参、蛤蚧、驴皮胶外,余药放入大紫铜锅内,水浸一宿,浓煎二三次,滤取清汁去渣,煎膏浓缩到一定药汁,将驴皮胶用陈酒烊化倒入锅内,最后冲入人参汤、蛤蚧末和冰糖 500 克,收膏,以滴水成珠为度。煎膏在冬至前,服膏在冬至后,立春前为宜。收贮备用。【用法】口服。每次服一大食匙,每日早、晚各 1 次,用开水冲服。如遇伤风,停食勿服。【功能】温肾纳气、健脾化湿、益肺固卫、散寒涤饮。【主治】老人虚喘,慢性气管炎伴有肺气肿及哮喘病恢复期属气虚阳虚者。【附记】引自《名医治验良方》董漱六方。坚持冬令服用,每多获得预期疗效。老年虚喘,可自配服用。服膏药期内忌食虾、蟹、海味、萝卜、红茶、牛羊肉及一切酸辣食物。

6. 参锡河车丸

【组成】黑锡丹、橘红、橘络各 15 克,紫河车、胡桃肉各 60 克,蛤蚧尾 3 对,人参、北沙参、南沙参、云茯苓、云茯神、玉竹、冬虫夏草、五味子、淡苁蓉、寸冬、白杏仁、巴戟天、补骨脂、炙甘草各 30 克。【制法】蜜丸。以上 20 味药材共研细末,炼蜜为丸,每丸重 10 克。分装,备用。【用法】口服。每次 1 丸,每日早、晚各 1 次,白开水送下。【功能】补肾益肺、纳气平喘。【主治】慢性支气管炎伴肺气肿。【附记】引自祝谌予《施今墨临床经验集》。临床屡用,常获显效。

7. 咳 喘 丸

【组成】细辛 1.5 克,白杏仁、代赭石、旋覆花、半夏曲、建神曲各 6 克,生银杏 14 枚,五味子、嫩射干、炙百部、炙苏子、苦桔梗、炙白前、炙紫菀、炒枳壳、紫油朴各 5 克,炙麻黄 1.5 克,生石膏 15 克,葶苈子、炙甘草各 3 克。【制法】药汁丸。上药除代赭石、生石膏外,共研极细末,以赭石、石膏煎浓汁和药为丸,如绿豆大。贮瓶备用。【用法】口服。每次 6～9 克,1 日 2～3 次,用温开水送下。【功能】祛邪祛痰、降逆平喘。【主治】支气管哮喘兼肺气肿。【附记】引自祝谌予《施今墨临床经验集》。屡用效佳。

8. 黑 锡 丹

【组成】黑锡(去滓净秤)、硫黄(透明者)各 60 克,沉香、木香、茴香(炒)、阳起石(酒煮一日焙干研)、胡芦巴(酒酒炒)、破故纸(酒浸炒)、肉豆蔻(面裹煨)、川楝子、附子(制)各 30 克,肉桂 15 克。

【制法】水丸。取上药上品,称量配齐。硫黄、黑锡单放。先将硫黄轧为细粉,过 60 目细罗。取黑锡置于铁锅内加热熔化,撒入硫黄细粉,继续加热,同时用铁铲不停地搅动,起有火焰时,适量喷洒米醋,陆续搅动,至凝结成砂状,倾于石板上,待其自然冷却,与余药川楝子等 10 味共轧为细粉,和匀过 80～100 目细罗。即可制丸。水丸:取上药粉,用冷开水泛为小丸,晒干或低温干燥。分装,备用。糊丸:另取精白面(每药粉 30 克,用面 9 克)加适量黄酒,加热打糊。再与上药粉充分搅拌,搓揉均匀,成滋润团块,分坨,搓成细条,捻为小丸,晾干,分装,备用。【用法】口服。成人每次 5 克,小儿每次 2～3 克,或每次 1.5 克,小儿酌减。1 日 2 次,以淡盐汤或姜汤送下。急救每次服可用至 9 克。具体用量可视病情酌定。【功能】温肾散寒、降逆定喘。【主治】肾阳虚衰,肾不纳气,见胸中痰壅,上气喘促,四肢厥逆,冷汗不止,舌淡苔白,脉沉微等上实下虚见证。又可用治奔豚病,见气上冲胸,胁胀胀满,或寒证腹痛,肠鸣滑泄,或男子阳痿精冷,女子血海虚寒,带下清稀等症。可用于肺气肿、哮喘、阳痿、不育不孕症等病症。【附记】引自宋代陈师文《太平惠民和剂局方》。本方药味重坠,温燥,故孕妇及下焦阴亏者禁用。本方用治元阳欲脱之危重病症,见有上气喘急、四肢厥逆、冷汗不止,用人参煎汤送服,效果更佳。黑锡有毒,不宜久服、多服。

9. 九 仙 散

【组成】人参、款冬花、桔梗、桑白皮、五味子、阿胶、乌梅各 30 克,贝母、罂粟壳各 240 克。【制法】散剂。上药共研极细末,过筛,贮瓶备用。【用法】口服。每次 9 克,1 日 2 次,用温开水送服。【功能】敛肺止咳、益气养阴。【主治】咳嗽日久不止,咳甚则气喘,无痰或痰少,自汗,舌淡,苔薄,或舌红少津,脉虚数。可用于支气管炎、肺气肿、支气管哮喘、喘息性支气管炎等病症。【加减】若咳甚者,加紫菀、枇杷叶、杏仁;午后潮热,加生地黄、麦冬、知母、地骨皮;腰膝酸软、怕冷,加肉桂、杜仲、巴戟天。【附记】引自元代罗天益《卫生宝鉴》。屡用神效。本方敛肺止咳的力量较强,因此虽久咳不止,但内多痰涎,或外有表邪,或属热病汗出者,均不宜应用,以免有"闭门留寇"之患。

10. 加味人参蛤蚧散

【组成】全蛤蚧(酥炙)1 对,人参、川贝母、炒知母、桑白皮、桔梗、前胡、款冬花、苦杏仁、粉甘草、白茯苓、广陈皮、党参、北条参各60 克,姜半夏 30 克。【制法】散剂。上药除蛤蚧酥炙令枯外,余药共炒焦,合研极细末,过筛,贮瓶备用。【用法】口服。发病时,每次3 克,1 日 3 次,开水送服。不发病时,每次 1.5 克,每日饭前 2 次。症状控制后,可停药观察。【功能】补肺滋肾、益气填精、止咳定喘。【主治】虚喘,症见经常咳嗽,痰多色白,或稀或稠,动则呼吸促迫,步行或轻微劳动亦气短不续,吸短呼长,甚则张口抬肩,面发绀,汗出,胸部膨大向前突出,舌红苔白而滑,脉滑数。可用于肺气肿,支气管扩张,支气管哮喘,喘息性支气管炎等病症。【附记】引自程爵棠《程氏集验妙方歌诀》张梦依方。坚持服用,必日见奇功。

11. 肺 胀 散

【组成】制山甲、甘菊花、藏红花各 12 克,昆布、白芷、赤芍、桔梗、金银花各 15 克,狗脊、香附、五灵脂、制乳香、制没药、川贝母、海风藤各 10 克,地骨皮、黑丑、陈皮各 6 克,正牛黄 2 克,西洋参20 克。【制法】散剂。上药共研极细末,过筛,贮瓶备用。【用法】口服。每次 3 克,1 日 1 次,开水冲服。【功能】活血通络、清热化痰、益肺固本、降逆平喘。【主治】肺气肿(肺胀喘促)。【附记】引自《中国当代中医名人志》陈雪霏方。屡用有效。

12. 八味止喘散

【组成】制皂角 2 条,制杏仁、制半夏、炒紫苏子、炒莱菔子、炒白芥子各 9 克,炒五味子 6 克,细辛 3 克。【制法】散剂。制皂角法:将皂角剖开为两边,去子,每孔纳入巴豆肉 1 粒后,将两边皂角合之为原状,用棉线扎紧,放入童便(以健康儿童小便为佳)中浸泡一宿后,取出皂角置于一块新土瓦上,炙令成焦黄色为度,取出待冷,除去巴豆肉不用,将皂角研为细末备用。制杏仁、半夏法:将杏仁、半夏,放入麻油中煎之令折裂为度,分别焙干,研细末。再将余药分别焙干,研细末。最后将诸药粉混合同研极细末,和匀,制成 2 种剂型。一是散剂,即将上药末过 80~100 目筛,再研,以过筛为度,调匀,入瓶收贮,勿泄气。二是丸剂,即将散剂用生姜汁、竹茹各适量调和搓丸如梧桐子大。贮瓶备用,勿泄气。【用法】口服。每晚临睡前,取本散(或丸)3~6 克,用干柿饼 1~2 只或白糖裹之,1 次入口细嚼,徐徐吞服。服药后切忌饮汤水等一切饮食之物。每日 1 次。热喘用丸剂。【功能】温肺化痰、降逆止喘。【主治】气喘病(支气管扩张,肺气肿,支气管哮喘,心悸性哮喘,喘息性支气管炎等引起者)。症见呼吸急促,甚则张口抬肩,胸满声粗或声微,喘促气急或短气;或有水鸣声,唇舌青紫,痰多清稀,或泡沫样痰,或黄稠而黏,咯痰较易,或不爽或痰少,或干咳无痰,舌淡苔白或少苔,或白腻,或黄厚腻,脉浮紧而弦,或沉细滑。【加减】若病情或兼症严重者,可随症辅以汤剂内服,并冲服本散服之。【附记】引自程爵棠《百病中医膏散疗法》笔者家传秘方。临床屡用,疗效显著,且未发现任何不良反应。贵在坚持服用,多能获效或痊愈。此为笔者治疗气喘病的首选方药。

13. 虚 喘 散

【组成】生晒参 6~10 克,沉香木 3 克,蛤蚧、五味子、炒椒目各 10 克,丹参 15 克。【制法】散剂。上药共研极细末,过筛,贮瓶备用。【用法】口服。每次 3~6 克,1 日 2~3 次,淡盐水送服。【功能】补益肺肾、行瘀平喘。【主治】肺气肿,肺心病。表现有肺肾两虚,肾不纳气,心肺瘀阻所致的"动则气喘"的虚喘症状。亦可作为哮喘脱证的抢救方药。【附记】引自《中国当代中医名人志》洪广祥方。屡用特效。

14. 参蛤双将散

【组成】生晒参 10 克,蛤蚧 1 对,制硫黄 100 克,制大黄 20 克。【制法】散剂。先将硫黄入倍量豆腐中同煮 3 小时,取出硫黄干燥备用。蛤蚧去头足及鳞,以黄酒 50 毫升浸透,微火焙干切碎。大黄以白酒浸透蒸熟,蒸 3 次,晒 3 次。4 味共研极细末,贮瓶备用。或装入胶囊,每粒 0.5 克重。【用法】口服。成人每次 2～2.5 克(或 4 粒),1 日 2 次,服药 5 日后,可停药 2 日再服。儿童酌减。【功能】补肾益气、平喘祛痰、温下清上。【主治】老人虚喘,触邪即发。或素体阳虚,食少便溏,儿童秉薄,受冷作喘。【附记】引自《中国当代中医名人志》林世忻方。屡用特效。

15. 肺 安 片

【组成】知母、麻黄各 40 千克,款冬花、杏仁(炒)各 4 千克,阿胶、川贝母(去心)、桔梗各 5 千克,葶苈子、姜半夏各 3 千克,橘红、甘草、马兜铃、旋覆花各 10 千克。【制法】片剂。将知母、麻黄、款冬花、杏仁、马兜铃、阿胶、川贝母、桔梗、葶苈子、橘红、姜半夏、甘草 12 味制成细粉,再将旋覆花用水煮,取其煮液待用。然后将细粉及适量淀粉混匀,以旋覆花水溶液和药制颗粒(必要时加适量的胶),将颗粒烘干,加入硬脂酸镁 0.5％～0.6％,混合均匀后压片,每片重 0.431 25 克。分装,备用。【用法】口服。每次 5 片,1 日 2 次,温开水送服。【功能】润肺定喘、止嗽化痰。【主治】阴虚久嗽,喘息不宁,痰壅气闷,夜卧不安。【附记】引自《天津市中成药规范》(附本)。屡用效佳。

16. 胎 盘 片

【组成】紫河车 30 克,白糖、精制淀粉各 7.5 克,陈皮油适量。

【制法】片剂。紫河车以 70% 乙醇洗净,低温烘干,研粉,过 120 目筛,加白糖做成糖浆状,和精制淀粉、紫河车粉做成颗粒,低温干燥,喷入适量陈皮油,压片,每片重 o.3 克。分装,备用。【用法】口服。每次 5 片,1 日 2 次,早、晚温开水送下。【功能】补气、养血、益精。【主治】虚劳羸瘦,气喘,盗汗,遗精,阳痿,妇女气血不足。【附记】引自《重庆市中药成方制剂标准》(草案)。屡用效佳。

17. 复方龙葵片

【组成】龙葵 30 克,紫苏子、白芥子、莱菔子各 9 克,葶苈子 6 克。【制法】片剂。将上药分别加水 5 倍量,连续煎 2 次,取药液浓缩成膏,晾干,制成颗粒,压片,每片重 0.5 克,分装,备用。【用法】口服。每次 3 片,1 日 3 次。45 天为 1 个疗程。中间停药 10 天,再服第二个疗程后,观察判断疗效。【功能】理气泻肺。【主治】慢性阻塞性肺气肿。【附记】引自曹春林《中药制剂汇编》。屡用效佳。

18. 咳 哮 宁

【组成】旋覆花、紫菀各 25 千克,猪牙皂,甘草粉各 7.5 千克,杏仁、野菊花各 30 千克,黄芩 35 千克,鹅不食草、五倍子、细辛各 12.5 千克,花椒 5 千克,明矾 10 千克,麦冬 20 千克。【制法】片剂。先将旋覆花、紫菀、杏仁、黄芩、花椒、鹅不食草、猪牙皂 7 味加水煎煮 2 次,滤汁去渣,合并滤液。又将野菊花、细辛 2 味先提取挥发油待用。煮液与上述滤液,合并浓缩成膏。再将五倍子、麦冬、甘草粉、明矾粉粉碎过筛后,作赋形剂与上述浓缩膏,混合均匀,制成颗粒,干燥,即将野菊花、细辛油喷入干燥颗粒内,和匀压片,上糖衣。每片重 0.5 克。分装,备用。【用法】口服。每次 2～4 片,1 日 3 次,温开水送下。1 个月为 1 个疗程。【功能】止咳解哮、平喘消炎、祛痰。【主治】慢性气管炎,咳喘病,老年性咳喘,肺气肿,支气管扩张。【附记】引自曹春林《中药制剂汇编》。临床屡用,疗效满意。据临床观察,总有效率为91.98%。

19. 扶正平喘膏

【组成】党参、白术、茯苓各30克,代赭石50克,紫苏子15克,前胡、陈皮各9克,五味子6克。【制法】药膏。上药共研细末,和匀,贮瓶备用。【用法】外用。用时每取本散15克,以米醋适量调和成稠糊状,作药饼2个,分贴敷于双足底涌泉穴上,上盖敷料,胶布固定。每日换药1次,10次为1个疗程。【功能】健脾益肺、降逆平喘。【主治】肺气肿。【附记】引自程爵棠《足底疗法治百病》笔者师传经验方。该病为顽固之疾,治非一日,必须坚持治疗,其效始著,若配合足部按摩使用,可缩短疗程,提高疗效。

20. 河车大造丸

【组成】紫河车1具,龟甲60克,黄柏、杜仲各45克,牛膝、麦冬、天冬、人参各36克,生地黄(入砂仁末18克,茯苓60克,同酒煮7次,去茯苓不用)75克。【制法】酒丸。将生地黄杵为膏,余药为细末,和膏加酒为丸,如小豆大,贮瓶备用。【用法】口服。每次6～9克,1日2次,开水或淡盐汤送服。【功能】养阴填精、补肺益肾。【主治】肺痨虚损,咳嗽潮热,形体消瘦,神疲盗汗,舌红少苔,脉细数。可用于支气管哮喘,老年性肺气肿,肺结核及慢性肾炎,慢性肾盂肾炎,男子不育等病症。【附记】引自明代李时珍《本草纲目》。屡用神效。食少便溏,或中焦有湿浊痰阻者慎用。

21. 全 鹿 丸

【组成】全鹿1只,人参、白术、茯苓、炙甘草、当归、川芎、生地黄、熟地黄、黄芪(蜜炙)、天冬、麦冬、枸杞子、杜仲(盐水炒)、牛膝(酒拌蒸)、淮山药、芡实、菟丝子、五味子、锁阳(酒拌蒸)、肉苁蓉、补骨脂(酒炒)、巴戟天、胡芦巴(酒拌蒸)、川续断、覆盆子(酒拌蒸)、楮实子(酒拌蒸)、秋石、陈皮各500克,川椒(去目,炒)、炒小茴香、沉香、青盐各 250 克。【制法】蜜丸。以上 33 味。将鹿肉加酒煮熟,焙干为末,余药如法炮制,共研细末,和鹿肉末和匀,炼蜜为丸,如梧桐子大,贮瓶备用。【用法】口服。每次 2～3 克,1 日 2～3 次。空心临卧时用姜汤、淡盐汤或白开水送服,用温酒送服亦可。【功能】补益虚损、壮肾阳、益精血。【主治】老年阳衰,精髓空虚,症见神疲形瘦,步履不便,手足麻木,畏寒肢冷,小便频数清长,腰酸肢软,阳痿早泄,舌淡嫩,苔薄白,脉沉细软或两尺浮大者。可用于老年性慢性支气管炎,肺气肿,糖尿病,性功能障碍,遗精,早泄,功能性闭经,甲状腺功能减退症,老年性骨软化症及腰以下畏寒肢冷等病症。【附记】引自明代张介宾《景岳全书》。屡用神效。凡胸闷纳呆,口腻口苦,苔黄腻,脉濡数,属湿热未尽者,以及阴虚火旺,咽干口燥,舌红苔干,脉细数者,均需慎用。

22. 五爪龙丸

【组成】五爪龙、太子参、鹅管石各 30 克,白术、云茯苓各 15 克,甘草 5 克,紫苏子、莱菔子、白芥子各 10 克。【制法】蜜丸。上药其研细末和匀,以炼蜜调和为丸,如梧桐子大,晾干,贮瓶备用。【用法】口服。每次 6～9 克,1 日 3 次,饭后以温开水送服。15 日为 1 个疗程。【功能】培土生金、降气除痰。【主治】肺气肿,哮喘之缓解期,慢性支气管炎。【加减】咳嗽甚者加百部、紫菀、橘络各 10 克;喘甚者,加麻黄 6 克,地龙 30 克。【附记】引自《名医治验良方》邓铁涛方。屡用效佳。

23. 平 喘 散

【组成】淮山药 30 克,芡实、云茯苓、紫苏子、牛蒡子、莱菔子各 32 克,白果、白术、甘草各 9 克,黄芪 15 克,地龙 10 克。【制法】散剂。上药共研细末,和匀,贮瓶备用。【用法】口服。每次 6～10 克,1 日 2～3 次,饭后 1 小时用温开水送服。15 日为 1 个疗程。【功能】健脾利温、化痰定喘。【主治】肺气肿,尤以老年人为多。

【加减】临证应用。可随症加减。【附记】引自《集验中成药》。屡用效佳。

24. 参芪平喘散

【组成】党参、麦冬、贝母各 12 克,黄芪、山药各 18 克,五味子、百部、桔梗、枳壳、炙甘草各 6 克,紫苏子、前胡、半夏、杏仁各 9 克,葶苈子 4.5 克,大枣 4 枚。【制法】散剂。上药共研细末,和匀,贮瓶备用。【用法】口服。每次 9～15 克,1 日 2～3 次。饭后温开水送服。或每日 1 剂,水煎服。【功能】健脾益气、保肺平喘。【主治】肺气肿。【加减】若肾虚者,加枸杞子 32 克,菟丝子 15 克,青娥丸 10 克。【附记】引自《名医治验良方》。岳美中方。屡用效佳。

25. 补肾平喘丸

【组成】紫石英 15 克,肉桂、沉香各 3 克,麦冬、熟地黄、山萸肉、茯苓、泽泻、牡丹皮、山药各 10 克,五味子 5 克,冬虫夏草 6 克。【制法】水丸。上药共研细末,和匀,水泛为丸,如梧桐子大,贮瓶备用。【用法】口服。每次 6～9 克,1 日 2 次。温开水送服。【功能】补肾纳气平喘。【主治】老年性肺气肿,支气管哮喘等。【附记】引自《名医治验良方》。董建华方。临床屡用,每获良效。

26. 复方蛤青片

【组成】黄芪 225 克,紫菀、苦杏仁各 112.5 克,干蟾 180 克,白果 90 克,前胡、南五味子各 67.5 克,附片、黑胡椒各 22.5 克。【制法】片剂。将上药依法制成片剂,每片芯重 0.25 克[每片含黄芪,以黄芪甲苷($C_{41}H_{68}O_{14}$)计,不得少于 0.11 毫克]。贮瓶备用。【用法】口服。每次 3 片,温开水送服,1 日 3 次。【功能】补气敛肺,止咳平喘,温化痰饮。【主治】肺气虚咳嗽,气喘痰多;或咳嗽声重,气短无力、有痰咳不出,或喘促咳嗽有痰,动则加剧,自汗、舌淡苔薄白或腻、脉弱（沉）无力；老年性慢性气管炎、阻塞性肺气肿、喘息型支气管炎见上述证候者。【附记】引自《中华人民共和国药典》。屡用效佳。凡外感发热咳嗽忌用；孕妇慎用；忌烟酒及辛辣刺激性食物。

八、咳血、咯血

1. 化 血 丹

【组成】花蕊石(煅)、三七各6克,血余炭3克。【制法】散剂。上药共研极细末,和匀,贮瓶备用。【用法】口服。每次7.5克,1日2次,用开水冲服。【功能】化瘀止血。【主治】咳血,吐衄,二便下血。【附记】引自近代张锡纯《医学衷中参西录》。盖三七与花蕊石同为止血、化血之圣药,配以血余炭,其止血之功尤著,故屡用神验。

2. 止 血 丹

【组成】阿胶(炒)100克,白及(炒炭)200克,百草霜、三七(焙)、蒲黄(蜜炙)、桑皮、大黄、丹参、侧柏各50克,艾绒、血余炭、炙甘草各18克。【制法】散剂。上药共研极细末,和匀,贮瓶备用。【用法】口服。每次6克,童便调服,或茅根汤送下,或加琼玉膏调藕汤中送下更妙。【功能】和血、止血、凉血、去瘀生新。【主治】一切血症,对肺络伤之吐血(咯血),尤为合宜。【附记】引自清代徐灵胎《洄溪秘方》。止血甚效。

3. 咳 血 方

【组成】青黛(水飞)、诃子各6克,瓜蒌仁、海浮石粉、墨山栀各9克(原书未载分量)。【制法】蜜丸。上药共研细末,以蜜同姜汁为丸,如梧桐子大,贮瓶备用。【用法】口服。每次3克,1日2次,嚼化。【功能】清火化痰、止咳止血。【主治】肝火灼肺,症见咳痰带血,痰稠不爽,心烦口渴,颧红便秘,舌红苔黄,脉弦数。可用于支气管扩张、肺结核等呼吸系统病症所致咳血。【加减】若见咳甚痰多,加杏仁、浙贝母、天竺黄。火盛伤阴,加沙参、麦冬。【附记】引自元代朱丹溪《丹溪心法》。屡用神效。凡属由肝火灼肺所致的咳嗽痰中带血者,用之皆能收效。如加入清肺止血之品,则效果更佳。

4. 荷 叶 丸

【组成】荷叶 4800 克,生地黄、玄参、白茅根、大蓟、小蓟、棕榈炭各 1440 克,白芍、知母、栀子、黄芩炭、藕节各 960 克,当归 480克,香墨 120 克。【制法】蜜丸。上药共研细末,炼蜜为丸,每丸重 6 克,分装,备用。【用法】口服。每次 2 粒,1 日 2 次,温开水化服。【功能】清热养阴、凉血止血。【主治】吐血、咯血、衄血、尿血等症(血热妄行型)。【附记】引自叶显纯《常用中成药》(北京方)。屡用效佳。

5. 黛 蛤 散

【组成】海蛤壳 180 克,青黛 18 克。【制法】散剂。上药共研细末,贮瓶备用。【用法】口服。每次 1.5～3 克,每日 1～2 次,吞服。或每次 9～15 克,布袋包煎饮汤。【功能】清热化痰。【主治】热性咳嗽、痰中带血。【附记】引自叶显纯《常用中成药》。屡用效佳。本方用治胃热疼痛,每次 1.5 克,1 日 2 次,以饴糖或蜂蜜调成糊状,吞服。效果亦佳。

6. 血 见 宁

【组成】大蓟根膏 78 克,白及粉 63 克,檵木叶膏 39 克。【制法】散剂。将白及粉掺入大蓟根膏、檵木叶膏内,和匀,烘干或晒干,共研为细粉,贮瓶备用。【用法】口服。每次 3 克,1 日 3 次,用温开水吞服。【功能】凉血、收敛、止血。【主治】消化道出血,肺咯血。【附记】引自叶显纯《常用中成药》(上海中药制药二厂)。屡用效佳。且无不良反应。

7. 止血散 (一)

【组成】血余炭、煅花蕊石、白及、炒三七、百草霜各等份。【制法】散剂。上药共研细末,贮瓶备用。【用法】口服。每次 1～3 克,用 5 岁以下之健康男孩的中段尿送服。【功能】引火归元、血归其位。【主治】肺病大咳血或胃病大吐血。【附记】引自程爵棠《单方验方治百病》。屡用效佳。待血止后,还应辨证用药以治其本,巩固疗效。

8. 止血散 (二)

【组成】侧柏叶炭、血余炭、百草霜各等份。【制法】散剂。上药共研极细末,贮瓶备用。【用法】口服。每次 9 克,1 日 2～3 次,用鲜藕汁或白萝卜汁冲服。【功能】凉血、祛瘀、止血。【主治】咳血及吐血。【附记】引自程爵棠《单方验方治百病》。屡用效佳。

9. 四味白黄散

【组成】白及 40 克,大黄 30 克,儿茶 20 克,白矾 10 克。【制法】散剂。上药共研细末,贮瓶备用。【用法】口服。每次 1～1.5 克,1 日 4 次,温开水送服。【功能】化瘀宁络、凉血止血。【主治】肺结核咳血,咯血。【附记】引自程爵棠《单方验方治百病》程亦成方。本方除治疗肺结核咯血外,还可用于治疗支气管扩张咳血,皆能收到良好效果。

10. 咳血散 (一)

【组成】白及、血余炭、花蕊石各等份。【制法】散剂。上药共研极细末,贮瓶备用。【用法】口服。每次 6～9 克,1 日 2 次,温开水

冲服。【功能】祛瘀、止血、生肌。【主治】各种咳血。【附记】引自程
爵棠《单方验方治百病》。屡用效佳。

11. 咳血散（二）

【组成】白及30克,大黄炭15克,代赭石12克。【制法】散剂。
上药共研细末,贮瓶备用。【用法】口服。每次6克,1日3次,开
水冲服。【功能】清热生肌、降逆止血。【主治】肺热咳血,兼治吐
血。【附记】引自程爵棠《单方验方治百病》。屡用效佳。

12. 咳 血 丸

【组成】白及30克,藕节25克,阿胶、炙枇杷叶各15克。【制
法】药汁丸。上药共研细末,用生地黄煎浓汁为丸(小粒),贮瓶备
用。【用法】口服。每次3克,1日3次,含化咽下。【功能】凉血止
血、化痰止血。【主治】咳血。【附记】引自程爵棠《单方验方治百
病》。屡用效佳。

13. 百补增力丸

【组成】六神曲(麸炒)、橘皮各480克,白芍(酒炒)、川芎、党参
各60克,苍术(米泔水炙)、山楂(炒)各240克,麦芽(炒)、谷芽
(炒)、枳壳(麸炒)、厚朴(姜炙)、香附(醋炙)、甘草(炙)、黄芪(炙)、
法半夏、山药、紫河车、黄芩各120克,栀子(姜水炒)、人参、鹿角
霜、泽泻、侧柏炭、肉桂各9克,茯苓129克,棕榈炭30克,川附子
6克,荷叶960克,当归、大蓟、小蓟各15克,山茱萸(酒蒸)、白术
(麸炒)、大黄炭、茅根、牡丹皮、茜草各12克。【制法】蜜丸。取上
药上品,称量配齐。上药共轧为细粉,和匀过80～100目细罗。取
炼蜜[每药粉300克,约用炼蜜(120℃)450克,和药时蜜温100℃]
与上药粉搅拌均匀,成滋润团块,分坨,搓条,制丸,每丸重4.5克,
分装,备用。【用法】口服。每次1～2丸,1日2～3次,温开水送
服。【功能】健胃消导、益气养血。【主治】由劳伤所致之身体虚弱,

咯血,精神疲倦,食欲缺乏。【附记】引自《全国中药成药处方集》。屡用效佳。劳怒气恼患者忌服。

14. 仙 鹤 草 片

【组成】仙鹤草 1000 克。【制法】片剂。取已加工处理之生药,加入倍量 2% 氢氧化钠水溶液,保持 70～80℃ 提取 4 小时,滤取药液另置,残渣再加前液提取 2 小时,合并 2 次滤液(必要时再加提 1 次),集合各次水提液,加盐酸,使 pH 4～5,以提取色素,静置 4 小时,滤取色素,用水洗涤 1～2 次,洗去可溶性杂质。沉淀转于 95% 乙醇,使溶,再加入 2% 氢氧化钠溶液至 pH 7～8,则仙鹤草素的钠盐析出,滤取,用 95% 乙醇洗涤,于 60～70℃ 干燥,按每片含色素钠盐 3.4 毫克计算,加入辅料,制粒,压片。分装,备用。本品也可制成膏剂。【用法】口服。每次 2～5 片,1 日 2 次,温开水送服。【功能】收敛止血。【主治】吐血咯血,结核瘰疬,肠风下血,崩漏带下。【附记】引自《中药单味制剂操作工艺》。屡用效佳。

15. 白 及 片

【组成】白及 1000 克。【制法】片剂。取白及剉碎并研磨成细粉,过 120 目筛,制颗粒,压制成片,每片含原生药 0.3125 克,分装,备用。【用法】口服。每次 10～30 片,1 日 2 次,温开水送下。【功能】收敛止血、兼补益肺胃。【主治】肺伤咳血,久咳咯血,大便下血,以及损伤性之其他出血疾病。外用可涂痔疮肿毒及手足皲裂。【附记】引自《中药单味制剂操作工艺》。屡用效佳。

16. 止 血 丸

【组成】鱼鳔、丝绵、白及各 15 克。【制法】水丸。上药烧灰存性,共研细末,水泛为小丸,分成 5 包备用。【用法】口服。每次 1～2 包,1 日 2 次。【功能】解毒,收敛,止血。【主治】肺胃出血不止(咯血,吐血)。【附记】引自《中国当代中医名人志》方炜方。多能取效。

17. 咯 血 散

【组成】花蕊石(火煅)100克,血余炭50克。【制法】散剂。上药共研极细末,贮瓶备用。【用法】口服。每次3～5克,1日4次,温开水送服。【功能】收敛、止血、祛痰。【主治】肺结核,肺癌咯血,或痰中带血。【附记】引自《中国当代中医名人志》王济民方。屡用效捷。

18. 蜈 蚣 散

【组成】蜈蚣6条,蛤蚧1对,川贝母、白及、海浮石各50克,三七、冬虫夏草、甘草、明矾、炙百部各20克,胎盘100克,黄精30克,黄瓜子(另研)500克。【制法】散剂。先将黄瓜子炒黄稍凉,研细末过筛,其他药物共研极细末,与黄瓜子粉混合同研细,和匀,贮入瓷瓶内备用。置于干燥处,勿受潮。【用法】口服。取鸡蛋1枚,捣碎,用白开水冲成蛋汤,加冰糖5～10克,再加1汤匙药面(约7克),和匀服之。每日早、晚空腹时各1次。【功能】扶正散瘀、杀虫化痰、收敛止血。【主治】肺结核(浸润型和纤维空洞型)咯血。【附记】引自《中国当代中医名人志》高树人方。本方不仅用治肺结核咯血效果很好,而且对其他不同类型的结核病,如结核型腹膜炎、散发性结核等亦有良好效果。

19. 痨 嗽 散

【组成】北沙参50克,玄参25克,冬虫夏草、白及各40克,白柿霜25克,甘草15克。【制法】散剂。上药共研极细末,贮瓶备用。【用法】口服。每次10克,1日2～3次,用功劳叶50克煎浓汁送服。【功能】润肺养阴、理虚止咳。【主治】肺痨(肺结核)咳嗽,咯血。【附记】引自《中国当代中医名人志》吴涵冰方。坚持服用,每获良效。

20. 止　嗽　膏

【组成】别直参、西洋参各 30 克(二味另煎汁,冲入收膏),大芡实、抱茯神、核桃肉、炒熟地黄各 120 克,山萸肉、蒸于术、北沙参(元米炒)、天冬、麦冬、冬虫夏草、穞豆衣、当归身、甘枸杞、菟丝子、覆盆子、新会白各 45 克,淮山药、西绵芪、女贞子、墨旱莲、甜杏仁、炒杜仲、煅龙骨、煅牡蛎、炒枣仁各 90 克。再加驴皮胶(蛤粉炒成珠)250 克,冰糖 300 克。【制法】膏滋。上药除二参外,加水煎煮 2~3 次,滤汁去渣,合并滤液,加热浓缩至清膏,再加驴皮胶、冰糖,溶化后,冲入二参药汁,文火收膏,收贮备用。【用法】口服。每取此膏滋适量,温开水冲服,1 日 2~3 次。【功能】滋肾收肺。【主治】咳嗽吐血(咳血),头晕腰酸,胸闷心悸,肢冷溲频,脉沉细数。【附记】引自程爵棠《百病中医膏散疗法》秦伯未方。凡肺病有年,多涉心肾。今方用滋肾益肺,以达清上固下之功,故投之每收卓效。

21. 止　血　膏

【组成】西洋参、人参须(二味另煎汁,冲入收膏)、广橘络、广橘白各 30 克,北沙参(元米炒)、白术、大麦冬(去心)、炒池菊、肥玉竹、炒枯芩、京元参、侧柏炭、竹沥、半夏各 45 克,川贝母 60 克,煅石决明、海蛤壳各 120 克,水炙黄芪、淮山药、细生地黄、甜杏仁(去皮尖)、净连翘、藕节、生苡仁、血燕根、抱茯神各 90 克。再加驴皮膏、枇杷叶膏、冰糖各 250 克。【制法】膏滋。上药加水煎煮 3 次,滤汁去渣,合并滤液,加热浓缩成清膏,再加驴皮胶、枇杷叶膏、冰糖,溶化后,冲入二参煎汁,文火收膏,收贮备用。【用法】口服。每次取此膏滋适量,温开水冲服,1 日 3 次。【功能】益肺固金、清热化痰、滋肾平肝。【主治】咳呛咯血。【附记】引自程爵棠《百病中医膏散疗法》秦伯未方。屡用屡验,效佳。同时平日力戒烟酒,劳逸适宜,方能事半功倍,康复可期。

22. 咯 血 膏

【组成】沙参、炒川楝子、生牡蛎、钩藤、生地榆、槐花各9克,细生地黄、生白芍各12克,海浮石、青龙齿、白及各15克,女贞子24克,仙鹤草60克,川贝母6克。【制法】膏滋。上药加水煎煮3次,滤汁去渣,合并滤液,加热浓缩成稠膏状,加蜂蜜150克收膏,备用。也可共研细末,制成散剂。【用法】口服。膏滋:每次10~15克,1日3次。散剂:每次9克,1日3次。病情重者,也可用本方水煎服,每日1剂。【功能】育阴柔肝、清心肃肺、凉血止血。【主治】咯血。【附记】引自《集验中成药》王渭川方。屡用效佳。

23. 明矾儿茶散

【组成】明矾24克,儿茶30克。【制法】散剂。上药共研极细末,贮瓶备用。【用法】口服。每次0.2~1克。少量或中量咯血,1日3~4次;大量咯血,每3小时1次。【功能】清热、祛痰、止血。【主治】肺结核咯血。【附记】引自程爵棠《百病中医膏散疗法》任学富方。屡用效佳。本方酸涩收敛,故止血作用强,并对鼻出血、牙龈出血、外伤性出血等均有显效。其主要作用在于修复黏膜和被损处的组织。

24. 止血散(三)

【组成】白及30克,百合、桃仁各9克。【制法】散剂。上药共研细末,贮瓶备用。【用法】口服。每次9克,以食醋为引,开水送下。1日2次。【功能】活血止血。【主治】肺结核咯血。【附记】引自程爵棠《百病中医膏散疗法》。屡用效佳。

25. 黑 盐 散

【组成】黑盐、百草霜(锅底灰)、莱菔子各6克,火麻仁、藕节(如缺藕节,可用阿胶珠代)、人发各9克。【制法】散剂。先将除百草霜外的药分别煅存性,与百草霜共研极细末,分做6包,备用。【用法】口服。每次2包,以童便冲服,1日3次。【功能】活血止血。【主治】肺痨(肺结核)和支气管扩张咯血。【附记】引自程爵棠《百病中医膏散疗法》。用治上述咯血之反复难止者,服药后,均获痊愈,且经随访,从未复发。不但能奏立竿见影之效,而且效果巩固。咯血倾盆者加黄酒(每次5毫升,无黄酒用白酒2毫升亦可)。服药时可加冰糖适量。若能配合涌泉饼(方见《穴位贴敷治百病》)外敷足心,其效尤彰。

26. 百 紫 膏

【组成】紫河车粉30克,鸡蛋壳90克,百部、明党参、白及各120克,冰糖1000克。【制法】膏滋。上药除冰糖、白及外,皆以低温焙干,或太阳晒干,分别研为细末,过细筛如日常所食之面粉样。白及含大量胶质,极难成粉,须拌以净砂大火拌炒,炒至微黄褐色,干燥后,再过细筛。上药研成极细粉后混合,加水适量,用时放入冰糖,以砂锅煎熬成糊状成膏即可。收贮备用。如加入适量食用防腐剂,则可存放使用。【用法】口服。每次一大茶匙,1日2~3次,温开水送服。【功能】益气润肺、杀虫生肌。【主治】肺结核(纤维空洞型及其他型肺结核),症见低热干咳、咳血、咯血等。【附记】引自程爵棠《百病中医膏散疗法》。临床屡用,疗效颇佳。一般服后1~2周可控制发热,咳血。一料不已,可连服第2料,长期服无不良反应。

27. 如神宁嗽膏

【组成】天冬(去心)240克,杏仁(泡去皮)、贝母(去心)、百部、百合各120克,款冬花150克,紫菀90克。【制法】膏滋。上药共研细末,以长流水煎煮3次,入饴糖240克,蜂蜜500克,再熬,再加阿胶、白茯苓(水飞,去膜)各120克,晒干,研末,二味入煎汁内,调匀如糊成膏,收贮备用。【用法】口服。每次3~5匙,1日2~3

次,温开水送服。【功能】养阴清肺、敛肺止咳、定喘。【主治】阴虚火动,吐血咯血,咳嗽痰涎,喘急。【附记】引自明代龚廷贤《寿世保元》。屡用特效。

28. 宁 肺 散

【组成】百部、白及、三七各等份。【制法】散剂。上药共研极细末,贮瓶备用。【用法】口服。每次 1.5 克,1 日 2～3 次,温开水送服。【功能】止咳止血。【主治】咳血。【附记】引自程爵棠《百病中医膏散疗法》。屡用特效。

29. 犀角地黄丸

【组成】地黄、白芍、犀角(代)各 15 克,牡丹皮、侧柏炭、白茅根各 30 克,荷叶炭 90 克,栀子、大黄炭各 60 克。【制法】蜜丸。取上药上品,称量配齐。犀角(代)、地黄单放。先将犀角(代)剉研为细粉,过 100～120 目细罗,余药白芍等 7 味共轧为细粉,过罗,取部分药粉与地黄同捣烂,晒干或低温干燥。再与上述药粉轧为细粉,混合均匀,过 80～100 目细罗。再取犀角粉(代)置乳钵内,与白芍等细粉用套色法陆续配研,和匀过罗。取炼蜜[每药粉 300 克,约用炼蜜(120℃)414 克,和药时蜜温 100℃]与上药粉搅拌均匀,成滋润团块,分坨,搓条,制丸,每丸重 6 克,分装,备用。【用法】口服。每次 1～2 丸,1 日 2 次,温开水送服。【功能】清热、凉血、止血。【主治】由心胃积热、肝经火旺引起的咳嗽吐血,便血,衄血,咽干口燥,小便赤。【附记】引自《北京市中药成方选集》。屡用效佳。孕妇忌服。

30. 失血奇效丸

【组成】地黄 36 克,白茅根、侧柏、玄参、古墨、三七各 60 克,山药、薄荷、茜草、蒲黄、栀子、黄芩、花蕊石(煅)各 30 克,大蓟、小蓟各 15 克。【制法】水丸。取上药上品,称量配齐。三七、玄参、花蕊石、古墨单放。先将三七、花蕊石、玄参、古墨四味轧为细粉,其余地黄等 11 味,共入锅炒炭存性,陆续掺入三七等细粉轧细,和匀,过 80～100 目细罗。取上药粉,用冷开水泛为小丸,晒干或低温干燥。贮瓶备用。【用法】口服。每次 6 克,1 日 2 次,温开水送服。【功能】清热凉血、除痰止嗽。【主治】由血热妄行引起的咳嗽吐血,呕血,咯血,痰中带血,鼻孔衄血,肠风下血及妇女崩中漏血等症。【附记】引自《北京市中药成方选集》。屡用效佳。忌食辛辣动火之物。

31. 止 血 片

【组成】生贯众 50 克,海螵蛸 20 克,阿胶 10 克。【制法】片剂。上药共研细末,加入适量淀粉,和匀,用湿法制成颗粒,干燥,整粒,压制成片,每片重 0.5 克,分装,备用。【用法】口服。每次 6 片,1 日 2 次,温开水送服。【功能】清热解毒、收涩止血。【主治】各种出血证的咳血,衄血,尿血等。【附记】引自《中国当代中医名人志》郭恩绵方。屡用效佳。

32. 八宝止血药墨

【组成】香墨 560 克,阿胶 48 克,冰糖 30 克,熊胆 12 克,红花 6 克,冰片 6 克,麝香 3 克。【制法】锭剂。上药共研细末,加入淀粉适量打糊,与药粉混合均匀,制成锭制,每锭 10.5 克、15 克不等,分装,备用。【用法】口服。每次 3～6 克,研浓汁或捣碎冲服。外用磨汁敷患处。【功能】清肺泄热、止血化瘀、镇静。【主治】吐血衄血,咳血咯血,痰中带血,二便下血,妇女血崩淋漓不止。外用治疗恶疮,痄腮初起。【附记】引自《全国中药成药处方集》。屡用效佳。孕妇忌服,忌食辛辣刺激性食物。

33. 红 药 粉

【组成】黄柏 15%,拳参 30%,辛夷 10%,益母草 10%,草乌

2.5％,木贼20％,五倍子10％,红花2.25％,冰片0.25％。【制法】散剂。为水煎膏粉和原药粉的混合物。分别将黄柏、益母草、五倍子、红花、草乌5种原药,水煎提取3次,合并滤液,浓缩干燥,制成粉剂。拳参、木贼各50％,制成水煎膏粉,辛夷与原生药制成粉剂,以上各药与冰片和匀过120目筛,按比例配合,收贮备用。【用法】口服。每次0.5克,1日3次或6小时1次。外用:用于外伤止血时,将消毒药粉直接撒布于创面上,或撒布消毒纱布上,敷于伤口,轻加压迫包扎;用于跌打损伤,消炎止痛时,可将药粉用酒或水调和敷于患处。【功能】促进血液凝固、促进血管收缩、消炎止痛、活血化瘀。【主治】各种出血性疾病:呼吸道出血(肺结核,支气管扩张,心脏病咯血等),消化道出血(溃疡病,痔及肠道出血等),妇产科出血(功能性子宫出血,月经过多及产后大出血等);以及泌尿道出血,血小板减少症,各种创伤出血,各种跌打损伤等。【附记】引自曹春林《中药制剂汇编》。屡用均有佳效。

34. 止 血 散

【组成】血余炭、花蕊石、白及末、炒三七末各等份。【制法】散剂。上药各研细,共研为极细末,和匀,贮瓶备用。【用法】口服。每次1～3克,用5岁以下之健康男孩之中段尿送服。多1次见效,不应再服。【功能】引火归元、血归其位。【主治】肺病大咯血,胃病大吐血。【附记】引自《邓铁涛临床经验辑要》。屡用效佳。血止后再辨证用药以治其本。以巩固疗效。另一法:可用梅花针叩击人迎穴,以人迎穴为中心,叩击圆周直径1寸至寸半(同身寸许),从中心开始圆周扩大,左右各叩击1～3分钟,每天1～3次。

35. 赭石二白散

【组成】生代赭石60克,熟地黄、白茅根各30克,龟甲15克,知母、山萸肉各12克,五味子、炙甘草各6克,白芍、麦冬、天冬、阿胶珠、牛膝、煅龙蛎各9克,茜草炭6克。【制法】散剂。上药共研细末,和匀,贮瓶备用。【用法】口服。每次 9 克,1 日 2 次,温开水送服。【功能】滋阴降火、凉血止血。【主治】支气管扩张和肺结核大咯血。【加减】临证应用,可随证加减。【附记】引自《名医治验良方》。张奇文方。屡用效佳。忌食辛辣刺激食物。

九、肺　　炎

1. 小儿清金散

【组成】川贝母 10 克,生石膏 6 克,朱砂 3 克,牛黄、血琥珀各
0.1 克,上梅片 0.2 克。【制法】散剂。上药共研极细末,和匀,贮
瓶备用。【用法】口服。每岁 0.5 克,1 日 2～3 次,饭后用白开水
送服。【功能】清热、止咳、定喘。【主治】肺炎,喘嗽或音哑。【附
记】引自《中国当代中医名人志》姚晶莹方。屡用皆效。

2. 儿宝止嗽散

【组成】杏仁、紫苏叶、前胡、莱菔子、陈皮、贝母、桑白皮、黄芩、
枳壳各 30 克,栀子 20 克,板蓝根、鱼腥草各 50 克,桔梗 40 克。
【制法】散剂。上药共研极细末,和匀,贮瓶备用。【用法】口服。
3—5 个月患儿每次 0.2～0.3 克;6—11 个月每次 0.4～0.6 克;
1—3 岁每次 0.7～1 克;4—7 岁每次 1～1.5 克;8—11 岁每次
1.8～3 克。1 日 3 次,温开水冲服。【功能】止咳平喘、清热化痰。
【主治】肺炎喘嗽。【附记】引自《中国当代中医名人志》宋从有方。
屡用特效。

3. 抗　菌　散

【组成】金银花、蒲公英各 15 克,紫花地丁、野菊花、大青叶、金
钱草、栀子各 10 克,连翘 20 克。【制法】散剂。上药共研细末,和
匀,贮瓶备用。【用法】口服。每次 15～20 克,1 日 3 次,用开水泡

服。【功能】清热解毒。【主治】大叶性肺炎,支气管肺炎。【附记】引自《集验中成药》于长义方。屡用效佳。

4. 忍 芩 散

【组成】忍冬藤、黄芩各等份。【制法】散剂。上药共研极细末,和匀,贮瓶备用。或制成冲剂。【用法】口服。每次 10～15 克(最多 30 克),1 日 3 次,用开水冲服。【功能】抗菌消炎。【主治】支气管肺炎。【附记】引自《集验中成药》。屡用效佳。

5. 肺 炎 散

【组成】清肺散、清热散各 0.22 克,清解散 0.18 克,牛黄清心散、益元散、退热散(Ⅱ号)各 0.16 克。【制法】散剂。上药混匀为1.1 克。备用。【用法】口服。1 日总量为 1.10 克(1 岁小儿剂量),分 3 次冲服。【功能】清热化痰、止咳平喘。【主治】发热(38℃左右)、咳喘,流涕,脉浮数或滑数,属邪热入肺,肺降失司者。【加减】小儿肺炎,症状多端,适当加减,方可中的。①若体温在 39℃以上者,去牛黄清心散,加安宫牛黄散 0.22 克。②若发热有汗者,去清解散,加凉膈散 0.19 克。③对表邪解后,仍发热有汗不解者,去清热散,加退热散Ⅰ号 0.22 克。④大便稀薄者,酌减清热散,去牛黄清心散、益元散,加固肠散 0.22 克。⑤若大便稍稀,小便短赤,口干者,酌减清热散,加桂苓甘露饮(桂枝、白术、猪苓、茯苓各3 克,泽泻 6 克,寒水石、生石膏、甘草各 9 克,滑石 18 克)0.156克。⑥若大便泄泻偏重,发热至 38℃者,则去清解散、牛黄清心散,加薯蓣固肠散(怀山药 18 克,赤石脂 12 克,西洋参 6 克)0.22克。⑦对急性发热抽搐或惊惕不安者,去牛黄清心散、益元散,加安宫牛黄丸散 0.3 克,磁朱散 3 克,或加凉膈散 0.22 克,紫雪丹 3克。⑧若因呼吸道感染或感冒并发肺炎者,去牛黄清心散、清解散、益元散,加凉膈散 0.22 克,涤痰散 0.156 克,三角清瘟散 0.22克,或安宫牛黄散 0.22 克。【附记】引自吴大真《现代名中医儿科绝技》金厚如方。用于临床,其疗效显著而可靠。诸散组成:①清肺散:北沙参、生石膏、桑叶、黄芩、连翘、川贝母、浙贝母、前胡各6克,薄荷叶、桔梗、山栀、麻黄、杏仁、生甘草各3克。②清解散:薄荷叶、桔梗、木通各3克,连翘6克,浙贝母、牛蒡子、花粉、北沙参、枳壳各4克,广橘红1.5克。③牛黄清心散:朱砂4克,川黄连15克,黄芩、山栀各10克,郁金6克,人工牛黄1.5克。④凉膈散:连翘10克,山栀、黄芩、甘草、薄荷、桔梗各3克,生石膏6克。⑤久咳散:葶苈子、川贝母各4克,白芥子、麻黄、杏仁、甘草、牛蒡子、盔沉香、清半夏各3克,生石膏、生赭石、浙贝母、前胡、生海石各6克。⑥清热散:生石膏细粉。⑦益元散:滑石18克,甘草3克,朱砂粉4克。⑧退热散Ⅰ号:黄芩、花粉、山栀各4克,桑皮、地骨皮各3克,川贝母、知母、连翘各6克,常山1.5克。⑨退热散Ⅱ号:阿司匹林粉。⑩固肠散:赤石脂细粉。⑪涤痰散:硼砂细粉。⑫三角清瘟散:羚羊角(代)、犀牛角(用较大剂量水牛角代用)、明雄黄、梅片各0.9克,川贝母、生地黄各10克,川黄连、粉丹皮、山栀子、桔梗、化橘红、郁金、花粉、薄荷、牛蒡子、朱砂各3克,元参、金银花、连翘、黄芩各6克,独角莲4克,枳壳、赤芍、知母各1.5克,硼砂1克,麝香0.6克,珍珠0.3克,人工牛黄1.8克。

6. 三根银翘散

【组成】金银花24克,黄芩、连翘各15克,七叶一枝花、大力子各12克,杏仁9克,麻黄4.5克,生甘草6克,虎杖根、野荞麦根、鲜芦根、生石膏各30克。【制法】散剂。上药共研细末,过筛,和匀,贮瓶备用。【用法】口服。每次15～30克,1日3次,或每6小时1次,用开水泡服,或布袋水煎服。【功能】清热解毒、化痰止咳。【主治】急性肺炎。【加减】若胸痛者,加延胡索、瓜蒌。若咳甚者,加桔梗、桑白皮。必要时应配合西医治疗。【附记】引自《集验中成药》。屡用效佳。

7. 麻　蝎　散

【组成】天麻、朱砂、冰片、黄连各 12 克,全蝎、僵蚕各 0.9 克,牛黄 0.18 克,胆南星、甘草各 0.6 克。【制法】散剂。上药共研极细末,过筛,和匀,分装,每袋 1 克,封口,收贮备用。【用法】口服。5 个月以下婴儿,每次 0.15～0.2 克;5 个月至 1 岁,每次 0.2～0.5 克;1—2 岁,每次 0.5～0.6 克。1 日 3 次,用薄荷、灯心草煎汤送下,也可用白开水送服。【功能】清热祛风、化痰止咳。【主治】小儿肺炎,症见高热,咳嗽,痰喘,甚则抽搐。【附记】引自《集验中成药》。屡用效佳。经服 2～3 次即能痊愈。尤其对急性典型肺炎效果更好。本方无不良反应,惟少数患者服后,1～2 次大便可呈泡沫状物或呕吐泡沫状物,但无痛苦,并可减轻病症。

8. 抗　炎　片

【组成】蒲公英、紫花地丁、黄芩、野菊花各 4800 克。【制法】片剂。取上药上品,称量配齐。先将黄芩轧为粗末。取蒲公英等 3 味,用煮提法提取 2 次。第一次加水 8 倍量,煮沸 3 小时;第二次加水 4 倍量,煮沸 1.5 小时。滤取 2 次药液,静置沉淀,取上清液浓缩为稠膏约 390 克。再取黄芩粗末,与上稠膏搅拌均匀,分成小块,晾干或低温干燥,轧为细粉,和匀过 80～100 目细罗。取细粉,喷洒 70％乙醇,搅拌成软材,过 12～15 目筛网,制成颗粒,干燥后整粒,加入 1％滑石粉(约 90 克)和 0.4％硬脂酸镁(约 30 克),混合均匀,压制成片,每片重 0.5 克。分装,备用。【用法】口服。每次 4～6 片,1 日 3～4 次,温开水送服。【功能】清热解毒(消炎)。【主治】由上呼吸道感染引起的发热,咳嗽有痰,肺炎及支气管炎等症。【附记】引自中医研究院中药研究所《中药制剂手册》。屡用效佳。

9. 麻杏苏葶丸

【组成】麻黄 10 克,杏仁、紫苏子各 15 克,葶苈子 20 克。【制法】枣泥丸。上药共研细末,以枣泥为丸,每丸重 3 克。收贮备用。【用法】口服。2 岁以下小儿,每次 1 丸;3 岁以上,每次 1～2 丸。1 日 3 次,梨汤或温开水送服。【功能】清热化痰、宣肺止咳。【主治】咳喘(小儿肺炎,喘息型气管炎)。【附记】引自《中国当代中医名人志》袁崇光方。屡用效佳。

10. 肺 炎 膏 (一)

【组成】天花粉、黄柏、乳香、没药、樟脑、大黄、生天南星、白芷各等份。【制法】膏药。上药共研细末,以温食醋调成膏状,收贮备用。【用法】外用。用时取此膏适量置于纱布上贴于胸部(上自胸骨上窝,下至剑突,左右以锁骨中线为界),每 12～24 小时换药 1 次。【功能】清热泻火、活血化痰。【主治】小儿支气管肺炎。【附记】引自张树生《中药贴敷疗法》。屡用有效。若与内服药配合使用,疗效更好。

11. 肺 炎 膏 (二)

【组成】紫苏子 30 克,雄黄 9 克,细辛、没药各 15 克。【制法】膏药。上药共研细末,用醋调和成膏状,收贮备用。【用法】外用。用时取膏药贴敷于胸部听到啰音最明显的部位。要经常保持药物湿润,如干燥,用醋洒湿或取下重新用醋调湿后再敷。每剂可连敷 2～3 次。【功能】清热解毒、活络止痛。【主治】痰鸣长久,迁延不愈的各种类型的肺炎。【附记】引自程爵棠《穴位贴敷治百病》。屡用皆效。

12. 健脾泻火膏

【组成】党参、白术、茯苓、甘草、生地黄、白芍、当归、川芎、黄连、瓜蒌、半夏、沉香、朱砂、紫苏子、鱼腥草各等份。【制法】药膏。上药用麻油熬干,然后共研细末,用温水或低度白酒调成膏状,收贮备用。可用时调用。【用法】外用。用时取此膏药适量贴敷于肚脐(脐孔)上,外以纱布盖上,胶布固定。每日换药 1 次,敷至治愈为止。【功能】补气血、清痰火、利气止咳。【主治】各型肺炎,对肺虚有痰火者尤宜。【附记】引自程爵棠《穴位贴敷治百病》笔者家传秘方。屡用效佳。

13. 复方桦树皮胶囊

　　【组成】桦树皮提取物 25 克,曼陀罗叶 1 克。【制法】胶囊。桦树皮提取物的制备:将桦树皮外面的老皮除去,磨碎,加入 95% 乙醇浸泡 1 周,过滤,取滤液,回收乙醇,水浴浓缩,放入餐盘中,置烘箱内 80℃ 干燥,干燥后研成细粉即可。按配方量,与曼陀罗叶同研细,混合均匀,装入胶囊,每粒 0.26 克(内含桦树皮提取物 0.25 克,曼陀罗叶 0.01 克)。收贮备用。【用法】口服。每次 2～4 粒,1 日 3 次,温开水送服。【功能】收敛、止痛、解毒。【主治】肺炎、痢疾。【附记】引自曹春林《中药制剂汇编》。屡用效佳。

14. 复方抗炎胶囊

　　【组成】紫花地丁、黄柏各 60 克,川芎 24 克,苦参、金银花、板蓝根各 90 克。【制法】胶囊。先将金银花、板蓝根共研为细末,其他药材均加水适量,煮 40～60 分钟,取液过滤;将药渣加水(为第一次水量的 2/3)煮 40 分钟,取液过滤,将 2 次药液合并,加热浓缩后,加入金银花、板蓝根粉,搅匀,浓缩至膏状,逐渐烘干,共轧为末,装入空心胶囊,分装,备用。【用法】口服。每次 3 粒,每 6 小时 1 次,温开水送下。【功能】抗菌、消炎。【主治】肺炎,支气管炎,感冒发热,百日咳,乳腺炎,疮疖,痈疽等症。【附记】引自曹春林《中药制剂汇编》。屡用均效。

15. 八味牛黄散

【组成】牛黄、当归、黄连、竹黄、瞿麦、檀香、番红花、麦冬各等份。【制法】散剂。上药共研极细末,过筛,贮瓶备用。【用法】口服。每次 2 克,1 日 1～2 次,温开水送服。或遵医嘱。【功能】清热凉血。【主治】由肺肝火旺所致之小儿肺炎,高热咳嗽,小便赤黄。【附记】引自《集验中成药》。屡用效佳。孕妇忌服。

16. 栀 黄 散

【组成】栀子 30 克,雄黄 9 克,细辛 6 克,桃仁、杏仁各 15 克。【制法】散剂。上药共研细末,和匀,贮瓶备用。【用法】外用。用时取此散适量,用米醋调和成膏状,敷于肺俞和胸部啰音相应区。要经常保持药物湿润,如干燥,再用醋调湿后再敷,每日换药 1 次。【功能】清热解毒、活血化痰。【主治】痰鸣长久、迁延不愈的各种类型的肺炎。【附记】引自程爵棠《穴位贴敷治百病》。屡用有效。

17. 麻杏石膏散

【组成】麻黄、杏仁、甘草各 9 克,生石膏、鱼腥草各 30 克,大青叶、葶苈子、桑白皮各 15 克。【制法】散剂。上药共研细末,和匀,贮瓶备用。【用法】口服。每次 9～15 克,1 日 3 次,温开水送服。同时取此散适量,用米醋调和成稠糊状,分别敷贴于肺俞(双)、胸部啰音相应区和肚脐上。要经常保持药层湿润,如干燥,用醋调湿再敷。每日换药 1 次。【功能】清肺化痰、止咳平喘。【主治】各型肺炎,特别是急性肺炎(肺热咳喘型)。【附记】引自程爵棠《穴位贴敷治百病》。屡用效佳。

18. 十味肺炎膏

【组成】紫苏子 30 克,生麻黄、雄黄、桃仁、金银花、连翘各 9 克,鱼腥草、明矾、桔梗、薄荷各 6 克。【制法】膏药。上药共研细末,和匀,贮瓶备用。【用法】外用。用时每取此散适量,用米醋调和成稠糊状,贴敷于双足底涌泉穴,上盖敷料,胶布固定。每日换药 1 次,5～10 天为 1 个疗程。必要时可加敷胸部(啰音处)肺俞(双)穴。【功能】清热解毒、降逆平喘。【主治】各型肺炎。【附记】引自程爵棠《足底疗法治百病》笔者经验方。多年使用,屡用有效。若于足部按摩后敷贴,则效果更好。若病情严重者,还应配合内治方药为宜。

19. 麻杏肺炎丸

【组成】麻黄、杏仁各 6 克,石膏 30 克,知母、前胡、橘红、甘草各 12 克,荆芥、远志、半夏、黄芩各 9 克。【制法】水丸。上药共研细末,水泛为丸,如梧桐子大,贮瓶备用。【用法】口服。每次 6～9克,1 日 3 次,温开水送服。【功能】清热宣肺、化痰止咳。【主治】大叶性肺炎。【加减】肺热咳喘,加金银花、连翘、蒲公英、紫菀、款冬花;邪热入里,灼伤脉络,重用金银花、鱼腥草、白茅根、牡丹皮、生地黄、黄芩等。或用此药煎汤送服。【附记】引自《集验中成药》。屡用效佳。

20. 蓟　草　丸

【组成】鸭跖草 60 克,黄芩 24 克,小蓟、虎杖、蒲公英、平地木、鱼腥草、败酱草各 30 克。【制法】水丸。上药共研细末,水泛为丸如梧桐子大,贮瓶备用。【用法】口服。每次 9～15 克,1 日 3 次,温开水送服。病重者也可用本方水煎服,1 日 2 剂。待症状改善后再改用丸剂。【功能】清热解毒、活血化瘀、祛痰止咳。【主治】大叶性肺炎。【附记】引自《集验中成药》刘祥泉方。屡用效佳。

21. 肺炎口服液

【组成】生石膏 40 克,金银花、鱼腥草各 20 克,野菊花、柴胡、黄芩、虎杖、青蒿、贯众各 15 克,草河车 12 克,地龙、杏仁、僵蚕各

10 克,麻黄 6 克,甘草 5 克。【制法】浓缩液。上药加水煎 3 次,过滤,合并 3 次滤液加热浓缩成口服液。每毫升含生药 2 克。贮瓶备用。【用法】口服。每次 30 毫升,1 日 2 次。小儿酌减。【功能】清热解毒、宣肺平喘。【主治】肺炎,急性支气管炎,证属肺热咳喘者。【附记】引自《名医治验良方》郑惠伯方。用本方治疗 186 例小儿肺炎属卫分实热型,其中 69 例加用抗生素,全都治愈。

十、肺脓肿

1. 脱力丸

【组成】针砂(铁屑)适量,大枣肉(去核)120克。【制法】枣泥丸。将大枣肉放石臼内捣烂成泥,逐渐加入针砂,捣至能成丸为度,制丸如梧桐子大,晒干,贮瓶备用。【用法】口服。每日7丸,米汤送下。【功能】补血。【主治】肺痈(肺脓肿),脱力黄病(钩虫病)。【附记】引自中医研究院广安门医院《朱仁康临床经验集》章氏经验方。屡用效佳。服药期间,忌食鸡蛋、面食、鱼腥、茶。

2. 清肺消炎片

【组成】金银花、生地黄、天冬、元参、百部、桑皮各30克,黄芩15克,甘草6克。【制法】片剂。先将金银花、黄芩、百部、甘草共轧成细粉,过130目筛。其他4味药加水煎煮2次,滤汁去渣,合并滤液,加热浓缩成25度膏剂,将药粉掺入膏内,充分混合均匀,制成颗粒,压片即成。每片重0.3克。分装,备用。【用法】口服。成人每次10片,1日3～4次,温开水送服。或遵医嘱。【功能】抗菌消炎、镇咳化痰、降气平喘。【主治】肺脓肿,大叶性肺炎,肺内炎症,急性支气管炎。【附记】引自曹春林《中药制剂汇编》。屡用效佳。

3. 清解散

【组成】金银花、蒲公英、芦根、紫花地丁、薏苡仁、鱼腥草各

30 克,败酱草 50 克,桔梗 20 克,知母、连翘各 15 克,桃仁 10 克,甘草 6 克。【制法】散剂。上药共研细末,过筛,贮瓶备用。【用法】口服。每次 20～30 克,1 日 4 次,用开水冲泡服。【功能】清热解毒。【主治】急性肺脓肿。【加减】有发热恶寒表证者,加荆芥、牛蒡子各 10 克;热毒炽盛,体温高达 39℃ 以上者,加生石膏 30 克,黄芩 15 克,栀子 10 克;胸胁疼痛者加乳香、没药各 10 克,合欢皮 15 克;咯血咳痰带血者,加三七粉 3 克,白及、血余炭、藕节炭各 10 克;气虚多汗者,加黄芪 30 克,麻黄根 20 克,党参 15 克。或用此药煎汤送服。【附记】引自《集验中成药》赵永兴方。屡用效佳。

4. 银 青 丸

　　【组成】大青叶、凤眼草、金银花各 60 克,桔梗 10 克。【制法】水丸。上药共研细末,水泛为丸,如梧桐子大,贮瓶备用。【用法】口服。每次 10～20 克,1 日 3～4 次,温开水送服。【功能】清热解毒、凉血利湿。【主治】肺脓肿。【附记】引自《集验中成药》程爵棠师传秘方。屡用效佳。

5. 金荞麦散

　　【组成】金荞麦根茎(去须)250 克,鱼腥草 150 克,桔梗、白及各 50 克,生甘草 30 克。【制法】散剂。上药共研细末,过筛,贮瓶备用。【用法】口服。每次 20～30 克,1 日 3～4 次,用开水冲泡服。【功能】清热解毒、化痰排脓。【主治】肺脓肿。【附记】引自《集验中成药》程爵棠方。多年使用,疗效显著,总有效率达 100%。多数患者在服药 1 周左右退热。服药后可排出大量臭脓痰,一般 2 周左右排尽。其他诸症随脓痰的排出而逐渐减轻以至消失。服药期间未发现不良反应。

6. 化 脓 散

【组成】川贝母、桔梗各 40 克,甘草 5 克。【制法】散剂。上药共研极细末,过筛,贮瓶备用。【用法】口服。每次 5 克,1 日 3 次,以苡仁煎汤送服。【功能】清热散瘀、利气排脓。【主治】肺热咳嗽吐脓痰等(肺痈)。【附记】引自《中国当代中医名人志》李大孝方。屡用皆效。

7. 云 母 膏

【组成】云母、焰硝、甘草各 128 克,槐枝、桑白皮、柳枝、侧柏叶、橘皮各 64 克,川椒、白芷、没药、赤芍、肉桂、当归、黄芪、血竭、石菖蒲、白及、川芎、白薇、木香、防风、厚朴、桔梗、柴胡、党参、苍术、黄芩、龙胆草、合欢皮、乳香、茯苓各 15 克。【制法】膏药。以上32 味药用麻油熬,黄丹收,加松香 32 克拌匀即成。收贮备用。【用法】外用。外贴患处。【功能】清肺、化痰、消瘀、排脓,兼以补虚。【主治】肺痈(肺脓肿)。【附记】引自清代吴师机《理瀹骈文》。屡用皆效。

8. 肺 痈 散

【组成】鱼腥草、金银花、冬瓜仁、生苡仁、板蓝根各 30 克,桔梗、川贝母、桃仁、黄芩、黄连各 15 克,甘草 10 克。【制法】散剂。将上药晒干或烘干,共研极细末,过筛,贮瓶备用。【用法】口服。每次 10 克,1 日 3 次,白开水送服。【功能】清热解毒、利肺排脓。【主治】肺痈。【附记】引自程爵棠《百病中医膏散疗法》笔者家传秘方。屡用效佳。

9. 十味六草丸

【组成】鱼腥草、凤眼草各 60 克,肺形草、筋骨草、龙芽草各 30克,生甘草 10 克,桔梗、冬瓜仁、生苡仁、桃仁各 15 克。【制法】水丸。上药共研细末,水泛为丸如梧桐子大,贮瓶备用。【用法】口服。每次 9～15 克,1 日 3 次,温开水送服。【功能】清热解毒、活血通络、化痰排脓。【主治】肺脓肿。【附记】引自《集验中成药》。屡用效佳。

10. 五更太平丸

【组成】天冬、麦冬、款冬花、知母各 10 克,杏仁、生地黄、熟地黄、川黄连、当归、阿胶各 7.5 克,蛤粉(炒)、蒲黄(炒)、京墨、桔梗、薄荷各 5 克,麝香 1 克,贝母 10 克。【制法】蜜丸。先将前 9 味加水煎煮 2 次,滤汁去渣,合并滤液,加热浓缩成膏状;再将后 8 味分研细末,加入浓缩膏内,搅拌均匀,继续浓缩成膏,烘干,研为细粉,按 1:1.2 比例取炼蜜为丸,每丸重 9 克,分装,备用。【用法】口服。每次 1 丸,1 日 1 次,睡前服,温开水送服。【功能】止嗽化痰、养阴润肺。【主治】由阴虚火旺所致之劳伤咳嗽、咯血、吐血及肺痿、肺痈,或干咳咽呛、咳嗽黏痰、喘促不卧等症。【附记】引自《全国中药成药处方集》。屡用效佳。忌食辛辣油腻、生冷之物。孕妇慎服。大便稀薄者不宜服用。

11. 消 痈 散

【组成】干芦根、蒲公英、土茯苓、生苡仁、鱼腥草、冬瓜仁各 30 克,浙贝母 12 克,黄芩、桃仁各 10 克,桔梗 15 克。【制法】散剂。上药共极细末,过筛,贮瓶备用。【用法】口服。每次 10～20 克,1 日 3 次,用鲜芦根 50 克煎汤送服。【功能】清热解毒、祛瘀排脓。【主治】肺痈(实热证)。【加减】热毒较甚者,加三叶青、川黄连、生石膏。气喘者,加桑白皮;口渴甚者加南北沙参、天花粉。大便燥结者,加生大黄。咳血多者,加鹿衔草。【附记】引自《名医治验良方》黄志强方。临床屡用,效果颇佳。

12. 补 肺 散

【组成】白及 240 克,浙贝母、川百合各 90 克。【制法】散剂。上药共研极细末,和匀,贮瓶备用。【用法】口服。上药用时加白糖 100 克,和匀。每次 9 克,1 日 2 次,温开水送服。【功能】益气养阴、润肺生肌。【主治】肺痈恢复期。【加减】偏阴虚加麦冬、北沙参各 60 克。偏气虚加炙黄芪、太子参各 60 克。【附记】引自《集验中成药》朱良春方。屡用效佳。肺痈早、中期则用金荞麦根 250 克,水煎服,每日 1 剂,效佳。

13. 解毒口服液

【组成】鱼腥草、金银花、冬瓜仁、生苡仁各 30 克,桔梗 15 克,黄芩、桃仁、浙贝母各 10 克,黄连 9 克,甘草 6 克。【制法】浓缩液。上药加水煎 3 次。过滤,合并 3 次滤液加热浓缩成口服液。每毫升内含生药 2 克。贮瓶备用。【用法】口服。每次 30 毫升,1 日 2～3 次。【功能】清热解毒、祛痰排脓。【主治】肺胀肿,证见恶寒发热,咳嗽,胸痛,咯黄脓腥臭痰,舌红苔黄腻,脉滑数。【附记】引自《集验百病良方》。屡用效佳。

14. 扶正解毒口服液

【组成】生黄芪、百合、蒲公英各 30 克,当归、生苡仁、瓜蒌、金银花各 15 克,五味子、知母、桑白皮、地骨皮、桔梗、杏仁、枳壳、防己、葶苈子各 9 克,浙贝母 12 克,甘草 6 克。【制法】浓缩液。上药加水煎 3 次,过滤;合并 3 次滤液,加热浓缩成口服液。每毫升内含生药 2 克。贮瓶备用。【用法】口服。每次 3 毫升,1 日 2～3 次。【功能】益气养阴、清热解毒、宣降肺气、化痰排脓。【主治】肺痈,症见咳吐大量脓血,状如米粥,腥臭异常;胸中烦闷而痛,颧红,低热,短气,自汗,盗汗,舌红苔黄腻,脉弦数。【附记】引自《程氏医学记》。屡用效佳。

15. 肺　痈　散

【组成】金荞麦（根块）150 克,金银花、干芦根、冬瓜子各 100 克,桔梗 20 克。【制法】散剂。上药共研细末,和匀,贮瓶备用。【用法】口服。每次 9～15 克,温开水送服。1 日 3 次。【功能】清热解毒,消痰排脓。【主治】肺脓肿。【附记】引自《临床验方集》。程爵棠方。多年使用,效果颇佳。忌辛辣、油腻及发物。

十一、胸 膜 炎

1. 三黄麝香丸

【组成】熟大黄8克,黄芩15克,牛黄0.6克,连翘6克,车前子0.15克,麝香0.3克,羚羊角粉0.8克。【制法】蜜丸。上药共研细末,炼蜜为小丸,每丸重0.6克,分装,备用。【用法】口服。每日4～5丸,分6日服完。【功能】清热解毒、活血消肿。【主治】脓胸及支气管胸膜瘘。【附记】引自胡熙明《中国中医秘方大全》山东省第一医院方。一般病轻、脓腔小者,服后能促进愈合;脓腔大或手术后,服后同样有较好的治疗效果,但用药剂量要适当增大,其效始著。

2. 苍耳糖浆

【组成】苍耳草适量。或加桔梗1/3量。【制法】糖浆。上药加水煎煮3次,滤汁去渣,合并3次滤液,加热浓缩至糖浆状,加蜂蜜适量,和匀即成。分装,备用。【用法】口服。每次10～15克,1日3次,温开水送下。1～3个月为1个疗程。【功能】抑菌排脓、止咳化痰。【主治】结核性脓胸。【附记】引自胡熙明《中国中医秘方大全》叶如馨方。实践证明,苍耳草对麻风杆菌和结核杆菌有抑制作用,故能治疗结核性脓胸。疗程一般需1～3个月。屡用效佳。笔者临证,常依本方加1/3量桔梗。验之临床,疗效有所提高。

3. 控 涎 丹

【组成】大戟、甘遂各 5 克,白芥子 10 克。【制法】水丸。上药共研细末,水泛为丸,如梧桐子大,贮瓶备用。【用法】口服。每次1.5 克,1 日 2 次,温开水送服。【功能】祛痰逐饮。【主治】渗出性胸膜炎。【附记】引自程爵棠《民间秘方治百病》。屡用效佳。待症状改善腹水消失后,宜即服补中益气汤(丸),以巩固疗效。

4. 皂 荚 丸

【组成】皂荚 10 克,莱菔子 20 克,生姜 10 克,蜂蜜 40 毫升。【制法】蜜丸。先将皂荚、莱菔子研成细粉,备用。再将蜂蜜炼好,兑人生姜汁,与上药粉和为小丸,如梧桐子大,贮瓶备用。【用法】口服。每次 6 克,1 日 2 次,温开水送服。【功能】祛痰平喘。【主治】渗出性胸膜炎,慢性气管炎。【附记】引自程爵棠《民间秘方治百病》。屡用效佳。

5. 桑百芦根散

【组成】芦根 30 克,桑白皮、地骨皮、桔梗、百部、杏仁、陈皮、云茯苓、泽泻各 12 克,葶苈子、白术各 10 克,甘草 6 克。【制法】散剂。上药共研细末,过筛,贮瓶备用。【用法】口服。每次 6～15克,1 日 2～3 次,温开水送服。【功能】祛痰逐饮、泻肺止咳。【主治】胸腔积液。【附记】引自《集验中成药》。屡用效佳。

6. 硝 黄 散

【组成】大黄、芒硝各 9 克,甘遂 3 克。【制法】散剂。上药共研细末,过筛,贮瓶备用。【用法】口服。每次 5～7 克,1 日 3 次,温开水送服。【功能】攻逐痰饮、清热散结。【主治】结核性渗出性胸膜炎。【附记】引自《集验中成药》。临床屡用,疗效满意。

7. 银葶苍耳丸

【组成】金银花、葶苈子、夏枯草、苍耳草各 30 克,桔梗 15 克,甘草 6 克。【制法】枣泥丸。上药共研细末,过筛,以枣肉打糊为丸,如梧桐子大,贮瓶备用。【用法】口服。每次 6~9 克,1 日 3 次,温开水送服。【功能】清热解毒、泻肺逐饮、抑菌祛痰。【主治】结核性渗出性胸膜炎及脓胸。【附记】引自《集验中成药》程爵棠方。多年使用,疗效尚属满意。

8. 大陷胸丸

【组成】大黄、玄明粉、葶苈子各 120 克,杏仁 90 克。【制法】蜜丸。上药共研细末,炼蜜为丸,如梧桐子大,贮瓶备用。【用法】口服。每次 3~4.5 克,1 日 2 次,温开水送服。【功能】清热攻下、利水除痞。【主治】胸胁积水,满闷疼痛,大便燥结,小便短少。可用于渗出性胸膜炎,胸腔积液。【附记】引自《家用中成药》。屡用效佳。

9. 黑 膏 药

【组成】水蓬花(或子)、大黄、当归、三棱、莪术、穿山甲(代)、秦艽、芫花、京大戟、芦荟、肉桂、血竭各 10 克。【制法】膏药。用麻油熬,黄丹收。大张重 20 克,小张重 10 克。【用法】外用。贴肚腹(温热软化后用)。【功能】活血化瘀、消胀利水。【主治】胸膜积水,胀满疼痛,积聚痞块,四肢水肿,小便不利等症。【附记】引自《天津市药品规范》。屡用效佳。孕妇忌贴。

10. 泻肺逐饮膏

【组成】葶苈子、桑白皮、白芥子、猪牙皂、丹参、桃仁、瓜蒌皮、香附、延胡索各 50 克,生甘草 10 克。【制法】药膏。上药共研细末,以蜂蜜、食醋各半调和成稠膏状,收贮备用。【用法】外用。用时取此药膏适量,平摊于纱布上(约 0.5 厘米厚),贴敷于前胸和两胁部,上盖敷料,外用胶布固定。每日换药 1 次。10 日为 1 个疗程。【功能】泻肺逐饮、理气活血、通络止痛。【主治】胸腔积液。【附记】引自程爵棠《穴位贴敷治百病》。笔者家传秘方。屡用效佳。若配合内治,可提高疗效。

11. 消 炎 膏

【组成】肉桂、公丁香、生天南星、樟脑、山柰各 60 克,猪牙皂30 克,白芥子 15 克。【制法】膏药。上药共研细末,用医用凡士林配成 30％药膏,平摊于敷料上备用。【用法】外用。贴敷于胸膜炎局部部位,胶布固定。隔日换药 1 次,至胸水完全吸收为止。【功能】消炎理气、温化逐饮。【主治】包裹性胸膜炎。【附记】引自程爵棠《穴位贴敷治百病》。屡用效佳。一般用药 5～30 天可愈。

12. 柴 芩 散

【组成】柴胡、黄芩、半夏、枳壳、陈皮、桑白皮各 15 克,瓜蒌 25克,白芥子 10 克,甘草 5 克。【制法】散剂。上药共研极细末,和匀、过筛,贮瓶备用。【用法】口服。每次 6～15 克,1 日 3 次,空腹时温开水送服。【功能】理肺清热、利气祛痰。【主治】渗出性胸膜炎。【附记】引自《集验中成药》梁国卿方。屡用效佳。

13. 蜂 乳 膏

【组成】露蜂房、全蝎各 10 克,乳香 15 克,防风、白芷、甘草各20 克,没药、丁香各 25 克。【制法】膏药。上药共研细末,和匀,贮瓶备用。用时调用。【用法】外用。用时取药粉适量,以鸡蛋清调成稠糊状,敷贴于前胸和两胁区,外以纱布盖上,胶布固定,每日换药 1 次。【功能】祛风通络、活血解毒、止痛。【主治】胸膜炎。【附记】引自《集验中成药》。屡用效佳。若配合内治,可提高疗效。用香附 30 克,研细末,用醋调敷前胸部。每日换药 1 次,确有止痛作用。

14. 三仁二根液

【组成】冬瓜仁、生苡仁各 15 克,白茅根、芦根各 30 克,旋覆花、丝瓜络、赤茯苓、飞滑石各 15 克,桔梗、杏仁、枳壳、柴胡、通草各 10 克。【制法】浓缩液。上药加水煎 3 次,过滤,合并 3 次滤液,加热浓缩成口服液。每毫升内含生药 2 克。贮瓶备用。【用法】口服。每次 30 毫升,1 日 3 次。【功能】利水渗湿、理气通络。【主治】渗出性胸膜炎。【加减】痛甚者,加郁金、牛蒡子。【附记】引自《集验百病良方》。汪自旺方。屡用效佳。防风寒忌烟酒。加强全身营养,提高机体抵抗力。

十二、肺源性心脏病

1. 肺 心 丸

【组成】黄芪、党参各 200 克,白术 150 克,防风 30 克,蛤蚧 5 对。【制法】蜜丸。上药共研细末,过筛,炼蜜为丸,每丸含生药 6 克,分装,备用。【用法】口服。每次 1 丸,每日早、晚各 1 次,温开水送服。每年连续或间断用药 3 个月。【功能】滋补肺肾、益气固表。【主治】慢性肺源性心脏病。【加减】若口干、咽喉发热,加沙参、麦冬、金银花各 9 克。【附记】引自程爵棠《单方验方治百病》。屡用效佳。本方对咳嗽、咳痰清稀,动则气促,容易感冒者效果较好;对口干舌燥、痰结及午后潮热者疗效不佳。在治疗过程中,如见急性感染或其他并发症时应停服。

2. 固本逐瘀散

【组成】党参、琥珀、紫河车各 9 克,当归 24 克,丹参、生乳香、百部、肉苁蓉各 15 克,鼠妇虫 24 克。【制法】散剂。上药共研细末,过筛,和匀,分成 90 包,备用。【用法】口服。每次 1 包,1 日 3 次,温开水送服。30 天为 1 个疗程。【功能】益气活血、滋补肺肾。【主治】慢性肺源性心脏病缓解期。【附记】引自《中国中医秘方大全》。山西省运城地区肺心病协作组方。坚持服用,均可收到较好的疗效。

3. 肺 心 散（一）

【组成】人参 20 克，川贝母、紫河车各 30 克，蛤蚧 1 对（去头足），葶苈子 50 克。【制法】散剂。上药共研细末，贮瓶备用。【用法】口服。每次 2 克，1 日 3 次，温开水送服。【功能】补益心肺、平喘利水。【主治】肺源性心脏病。【附记】引自《中国当代中医名人志》曾学文方。屡用有效。

4. 肺 心 膏

【组成】炙麻黄、连翘、淫羊藿、金银花、丹参、红花、车前草各 10 克，老茶树根 30 克，广地龙 9 克，降香 6 克。【制法】药膏。上药共研细末，贮瓶备用。用时调敷。【用法】外用。用时每取药末 15 克，以食醋适量调和成软膏状，贴敷两足心涌泉穴上。外以纱布包扎固定。每日换药 1 次，10 次为 1 个疗程。【功能】清热解毒、活血化瘀、强心利尿、止咳平喘。【主治】肺源性心脏病。【附记】引自程爵棠《足底疗法治百病》。笔者经验方。屡用有效。笔者应用在以内治为主的同时，先进行足部按摩→浸足→足底贴敷等综合治疗。用之临床，多收良效。本方共研细末，可内服。内外并治，效果更佳。

5. 二 仙 膏

【组成】桃仁（去皮尖）、核桃仁各等份。【制法】膏滋。将上 2 药捣烂和匀，加红糖适量调制成膏，收贮备用。【用法】口服。每次 10 克，1 日 3 次，温开水送服。【功能】活血祛瘀、补肾纳气。【主治】高血压性心脏病，冠状动脉粥样硬化性心脏病，肺源性心脏病等。【附记】引自龚志贤《龚志贤临床经验集》。唐伯春方。若能坚持常服，往往能取得较好的疗效。

6. 右归丸

【组成】熟地黄 240 克,淮山药、枸杞子、杜仲(姜汁炒)、菟丝子(制)、鹿角胶(炒珠)各 120 克,山茱萸(微炒)、当归各 90 克,肉桂、附子(制)各 60～120 克。【制法】蜜丸。先将熟地黄蒸烂杵膏,余药共轧为细粉,和匀,炼蜜为丸,如梧桐子大,贮瓶备用。【用法】口服。每次 3～6 克,1 日 1～2 次,温开水送服。【功能】温肾阳、补精血。【主治】命门火衰,精血不足,畏寒肢冷,神疲气怯,便溏腹痛,肢节痹痛,浮肿尿频,阳痿遗精等。可用于慢性支气管炎、肺气肿、肺源性心脏病、高血压、贫血症、阿狄森病、遗传性小脑共济失调、重症肌无力、进行性营养不良症、肾下垂、前列腺肥大症、坐骨神经痛、席汉综合征、更年期综合征、月经过多,以及阳痿、遗精、不育症等病症。【附记】引自明代张介宾《景岳全书》。屡用效佳。

7. 肺心片

【组成】太子参、玉竹、补骨脂、丹参、赤芍各 9 克,红花、附片各 6 克,淫羊藿、黄芪、虎杖各 15 克。【制法】片剂。按片剂制剂要求制成,包糖衣,每片重 0.3 克,分装,备用。【用法】口服。每次 6 片,1 日 3 次,温开水送服。3 个月为 1 个疗程,连服 2 个疗程。【功能】温肾补气、活血化瘀。【主治】慢性肺源性心脏病缓解期。【附记】引自《中国中医秘方大全》朱秀峰方。屡用有效。

8. 葶苈散

【组成】北葶苈子(即苦葶苈)适量。【制法】散剂。将上药研为细末,贮瓶备用。【用法】口服。每次 1～2 克,1 日 3 次,食后服用。同时采取对症处理,控制感染。【功能】化饮、行水、降逆。【主治】慢性肺源性心脏病并发心力衰竭。【附记】引自《中国中医秘方大全》郑豁然方。屡用有效。

9. 肺 心 散 （二）

【组成】老茶树根 30 克，车前草、广地龙、淫羊藿、连翘各 12 克，炙麻黄、七叶一枝花、五灵脂各 10 克。【制法】散剂。上药共研细末，和匀，贮瓶备用。【用法】口服。每次 3～5 克，1 日 3 次，温开水送服。【功能】宣肺平喘、强心利尿、清热解毒。【主治】肺源性心脏病。【附记】引自《集验中成药》林乾良方。临床屡用，效果颇佳。

10. 参 仁 散

【组成】党参 15 克，生苡仁 30 克，枸杞子、山药、茯苓、法半夏、橘红各 12 克，白术、杏仁各 10 克，五味子 5 克，甘草 6 克。【制法】散剂。上药共研为细末，和匀，贮瓶备用。【用法】口服。每次 9 克，1 日 3 次，温开水送服。【功能】健脾益肾、化痰止咳、扶正固本。【主治】肺心病缓解期。【附记】引自《集验百病良方》。屡用有效，久治效佳。

11. 纳气平喘液

【组成】人参（另煎兑入）3～9 克，熟附子 6 克，熟地黄 15 克，胡桃肉（连衣）3 个，山萸肉 12 克，生山药 30 克，五味子 9 克，紫石英（先煎）、磁石（先煎）各 15 克，冬虫夏草 9 克，沉香 1.5～3 克（研细、兑入），胎盘粉（兑入）9 克。【制法】口服液。上药加水煎 3 次，合并滤液，加热浓缩成口服液。每毫升含生药 2 克。贮瓶备用。【用法】口服。每次 20 毫升，1 日 2 次。【功能】温肾培元，纳气平喘。【主治】肺源性心脏病、肾不纳气型。【附记】引自《集验中成药》。周龙方。临床应用，可随证加减：如喘息、水肿较甚者，可酌加肉桂、白术、茯苓；消化不良者，加香橼、鸡内金，多年应用疗效颇佳。

十三、高　　热

1. 涌　泉　散

【组成】大黄、栀子、僵蚕各4份,牛膝2份,细辛1份。【制法】散剂。上药共研细末,和匀,贮瓶备用。【用法】外用。用时取此散适量(一般每次取5～8克),以米醋调和成糊状,敷贴双足心涌泉穴,外贴伤湿止痛膏,或塑料薄膜包扎,胶布固定,4～6小时后取下,可连续敷贴。【功能】清热祛风、导热下行。【主治】高热。【附记】引自程爵棠《单方验方治百病》苏世平方。屡用效佳。一般用药1～2小时,最多3小时后,体温即降至正常。

2. 退　热　散（一）

【组成】虎杖、肿节风、败酱草、鱼腥草、金银花各等份。【制法】散剂。上药共研极细末,过筛,贮瓶备用。【用法】口服。每次9～15克,1日4次,甚则每2小时服1次,用开水冲服。【功能】清热解毒、解热疏滞。【主治】感染性高热。【附记】引自《集验中成药》。屡用效佳。

3. 香薷银芩散

【组成】金银花、黄芩、知母、葛根、豆卷、菊花、六一散、连翘各12克,香薷、桑叶各9克。【制法】散剂。上药共研细末,过筛,贮瓶备用。【用法】口服。每次9～15克,1日3～4次,用生石膏50克,煎浓汤送服。【功能】清暑解热。【主治】由暑温所致高热。【附记】引自《集验中成药》程功文师授秘方。屡用效佳。

4. 栀子金花丸

【组成】黄芩 1500 克,生栀子、大黄各 570 克,黄柏、天花粉各 450 克,金银花、知母各 300 克,黄连 36 克。【制法】水丸。上药共研为细末,过筛,水泛为丸,如梧桐子大,贮瓶备用。或炼蜜为丸,每丸重 9 克。【用法】口服。每次 9 克(或蜜丸 1 粒),1 日 1～2 次,用温开水送服(或化服)。【功能】清热解毒、泻火通便。【主治】热病发热,目赤肿痛,口舌生疮,咽喉红肿,牙龈肿痛等病症而兼有便秘者。【附记】引自叶显纯《常用中成药》。屡用有效。便溏者忌服。

5. 万氏牛黄清心丸

【组成】牛黄 1.5 克,黄郁金 12 克,栀子 18 克,黄连 30 克,朱砂 9 克,黄芩 15 克。【制法】蜜丸。取上药上品,称量配齐。先将牛黄、朱砂研为极细粉,其余黄郁金等 4 味轧为细粉,和匀,过80～100 目细罗。再取朱砂细粉,置乳钵内,与牛黄细粉充分研匀,再与黄郁金等细粉陆续配研,和匀过细罗。制蜜丸:取炼蜜[每药粉 30 克,约用炼蜜(120℃)30 克,和药时蜜温 90℃]与上药粉搅拌均匀,成滋润团块,分坨,搓条,制丸,每丸重 3 克。分装,备用。制糊丸:另取六神曲细粉 27 克,置于铜锅内,加适量清水搅匀,加热打成稠糊,与上药粉搅拌,搓揉均匀,成滋润团块,分坨,搓条,制丸,每丸重 1.2 克。分装,备用。【用法】口服。蜜丸:每次 1～2丸,1 日 1～2 次,温开水送服。小儿酌减。糊丸:每次 1～2 丸,1日 1～2 次,温开水送服。【功能】清心开窍。【主治】由痰热蒙闭心窍引起的神志昏迷、谵语、高热。虚证者忌服。【附记】引自《全国中药成药处方集》。屡用效佳。

6. 牛黄清宫丸

【组成】玄参 42 克,金银花 201 克,连翘、黄郁金、地黄各 60 克,栀子、麦冬、黄芩、莲子心、甘草、天花粉、大黄、犀角(代)各 102 克,麝香、牛黄各 1.02 克,冰片 21 克,明雄黄 111 克,朱砂 81 克。

【制法】蜜丸。取上药上品,称量配齐。犀角(代)至朱砂等 6 味单包。先将明雄黄研为细粉,犀角剉研为细粉,过 100～120 目细罗。朱砂研为极细粉,麝香、牛黄、冰片分别研为细粉。将玄参等 12 味轧为细粉,和匀过 80～100 目细罗。取朱砂细粉置乳钵内,依次与明雄黄、犀角(代)、麝香、牛黄、冰片细粉研匀,再与玄参等细粉用套色法陆续配研,和匀过罗。制丸:取炼蜜[每药粉 300 克,约用炼蜜(110℃)360 克,和药时蜜温 70℃]与上药粉搅拌均匀,成滋润团块,分坨,搓条,制丸,每丸重 3 克。分装,备用。【用法】口服。每次 1 丸,1 日 2～3 次,温开水送服。小儿酌减。【功能】清热解毒、止渴生津。【主治】由热入心包引起的身热神昏、头痛眩晕、口舌干燥、谵语妄狂及小儿内热惊风等症。孕妇忌服。【附记】引自《天津市固有成方统一配本》。屡用效佳。

7. 安宫牛黄丸(散)

【组成】黄郁金、栀子、黄芩、黄连各 30 克,珍珠(豆腐炙)15 克,朱砂、明雄黄、犀角(代)各 30 克,麝香 7.5 克,牛黄 30 克,冰片 7.5 克。【制法】蜜丸。取上药上品,称量配齐。珍珠至冰片单包。先将黄郁金、栀子、黄芩、黄连 4 味共轧为细粉,过 80～100 目细罗。再将珍珠、朱砂、明雄黄分别研为细粉,犀角(代)剉研为细粉,麝香、牛黄、冰片先后研为细粉,过 100～120 目细罗。取朱砂细粉置乳钵内,依次与明雄黄、珍珠、麝香、牛黄、冰片、犀角细粉充分研匀,再与郁金等细粉用套色法配研均匀,颜色一致,即为散剂,分装,备用。蜜丸则取炼蜜[每药粉 300 克,约用炼蜜(120℃)240 克,和药时蜜温 80℃]与上药粉搅拌均匀,成滋润团块,分坨,搓条,制丸。每丸重3克,待丸药冷却后,用金箔上满金衣。分装,备用。【用法】口服。蜜丸:每次1丸,1日1～3次,温开水送服。小儿酌减,或遵医嘱。散剂:每次1.2克,小儿每次0.6克。3岁以下者酌减,或遵医嘱服。【功能】清热解毒、镇心安神。【主治】由热邪内陷心包引起的神昏谵语、痉厥抽搐、狂躁不安及小儿急惊风等症。孕妇慎服。【附记】引自《北京市中药成方选集》。屡用效佳。

8. 妙 灵 丹

【组成】天竺黄、胆南星(酒蒸)、生石膏、僵蚕(麸炒)各210克,生地黄、连翘、金银花各120克,桔梗、薄荷、贝母、桑叶、黄芩、杏仁(炒)60克,甘草、蝉蜕、钩藤各30克,麝香、冰片各18克,朱砂60克。【制法】蜜丸。取上药上品,称量配齐。麝香、冰片、朱砂、胆南星、生地黄、杏仁单放。先将朱砂研为极细粉,麝香、冰片先后研为细粉,天竺黄等13味轧为粗末,取部分粗末与胆南星、生地黄同研碎或捣烂,干燥后,与其余粗末轧为细粉,再将杏仁轧碎,陆续掺入细粉研细,和匀过80～100目细罗。取朱砂细粉置乳钵内,依次与麝香、冰片细粉研匀,再和天竺黄、胆南星、杏仁等细粉用套色法陆续配研,和匀过罗。再取炼蜜[每药粉300克,约用炼蜜(120℃)336克,和药时蜜温70℃]与上药粉搅拌均匀,成滋润团块,分坨,搓条,制丸,每丸重1.5克。分装,备用。【用法】口服。每次1丸,1日2次,温开水送取,3岁以下小儿酌减。【功能】清热镇惊、祛风化痰。【主治】由肝肺热盛引起的小儿发热、痰涎壅盛、惊悸不安、咳嗽气促,以及惊风、四肢抽搐等症。【附记】引自《全国中药成药处方集》。屡用效佳。

9. 热 毒 清

【组成】金银花、大青叶各20克,荆芥、薄荷、桔梗、藿香、神曲、蝉衣各12克,芦根30克,甘草9克。【制法】糖浆。将上药加水煎煮3次,至味尽为度,滤汁去渣,合并3次滤液,加热浓缩至糖浆状

180 毫升,并加蔗糖适量和匀即成。收贮备用。【用法】口服。1 岁以下者,1 日 90 毫升;2—4 岁,1 日 120 毫升;大于 5 岁者,1 日 180 毫升。分 2～3 次服完,至体温恢复正常不再反跳即可停药。高热患儿体温不减者,剂量可增加 1/3～1/2 倍,至体温下降再恢复原剂量。【功能】宣肺解表、清热解毒、祛风解痉、健脾化湿、消食导滞、清热生津。【主治】小儿外感热病发热。【附记】引自胡熙明《中国中医秘方大全》祝江迁方。屡用效佳。据临床观察,总有效率达 99% 以上。

10. 双解降热散

【组成】薄荷叶 3.7 克,蝉蜕、黑丑、葶苈子各 5.6 克,瓜蒌仁、山栀子各 7.4 克,生大黄、熟大黄、前胡、僵蚕、黄芩各 11.1 克,葛根 9.2 克。【制法】散剂。上药共研极细末,分装(每瓶重 5 克)备用。【用法】口服。1 周岁每次 1/3 瓶,1 日 2～3 次(或每 4 小时),用开水冲服。其余年龄可酌情增减。【功能】双解表里、祛邪退热。【主治】小儿高热。【加减】夏天因感冒暑邪所致者,用青蒿、六一散煎水冲服。【附记】引自胡熙明《中国中医秘方大全》陈先泽方。屡用效佳。本方对高热等里症明显而恶寒、头身疼痛等表症较轻者疗效较好,对单纯见表症或单见里症者,则非本方所宜。

11. 退　热　灵

【组成】犀角(可用较大剂量水牛角代替)3 克,黄连、栀子、滑石各 6 克。【制法】散剂。上药共研极细末,过细罗,贮瓶备用。【用法】口服。6 个月以下,每次 0.15～0.3 克;6 个月—1 岁,每次 0.3～0.5 克;1—3 岁,每次 0.5～0.9 克;3—6 岁,每次 0.6～1.2 克;6—12 岁每次 1.5 克。均为 1 日 3 次,温开水冲服。【功能】清热泻火、凉血解毒。【主治】由外感风热、风寒化火所致的小儿高热。【附记】引自《现代名中医儿科绝技》李晏龄方。临床屡用,效果显著。

12. 克　坚　膏

【组成】①木鳖子、川乌、甘草、甘遂、当归、甲片各40克，真香油500克；②硇砂15克，麝香5克，芦荟、阿魏、硼砂、皮硝、水红花子各25克。【制法】膏药。先将①组药入油熬成黑色，滤去渣，再用慢火熬，次下黄丹（研末）40克，熬至滴水成珠，离火，加入②组药（先研细末），入膏内，搅匀成膏。收贮备用。【用法】外用。先用皮硝水洗皮肤，膏贴患处，2～3日后觉肚内作痛，4～5日发痒，便后有脓血之物，是其验也。【功能】祛邪消痞、清热解毒。【主治】小儿痞块、发热、羸瘦者。【附记】引自明代龚廷贤《万病回春》。屡用神效。

13. 退　热　散（二）

【组成】生石膏、连翘、滑石各15克，知母、茵陈各12克，黄芩、厚朴各10克，鱼腥草20克。【制法】散剂。上药共研极细末，过细罗，贮瓶备用。【用法】口服。每次9～15克，1日3次，开水冲服。小儿酌减。或水煎服，于临睡前一次服下。【功能】清热解毒、化湿退热。【主治】病毒感染性高热，尿路感染，扁桃体炎等。【附记】引自《集验中成药》田芬兰方。屡用效佳。

14. 回　苏　散

【组成】犀角（代）1克，牛黄、当门子（麝香）、龙涎香、薄荷各0.3克，朱砂1.6克，琥珀3克。【制法】散剂。上药共研极细末，和匀，贮瓶备用，勿泄气。【用法】口服。儿童每日1.3～2.4克，小儿每日0.6～1.6克，分2次服用，用白开水送服。【功能】清心解毒、清心通窍。【主治】温病高热，神志不清，痰热互结之实热症。本方是治疗小儿痰热惊风，高热不退，神志昏蒙，惊厥不安之有效妙方。【附记】引自徐振纲《何世英儿科医案》。屡用特效。

15. 紫　雪　散

【组成】磁石、朴硝、硝石各1000克,石膏、寒水石、滑石、玄参、升麻各500克,炙甘草240克,羚羊角(代)、犀角(代)、青木香、沉香各150克,朱砂90克,麝香36克,丁香30克。【制法】散剂。上药共研极细末,和匀,贮瓶备用。勿泄气。【用法】口服。每次1.5~3克,吞服,1日1~2次。小儿酌减。【功能】清热解毒、开窍镇惊。【主治】高热烦躁,神志不清,痉厥抽搐,小儿急惊风等。【附记】引自宋代陈师文《太平惠民和剂局方》。屡用特效。孕妇忌服。

16. 僵蝎退热散

【组成】僵蚕、全蝎、天麻、胆南星各15克,朱砂(后入)、甘草各30克,川黄连60克,上梅片(后入)6克,牛黄(后入)3克,蛇胆陈皮末(后入)9克。【制法】散剂。上药共研极细末,和匀,贮瓶备用,勿泄气。【用法】口服。成人每次3克,小儿酌减,开水冲服,3小时1次。【功能】清热解毒、息风止痉、清心开窍。【主治】热证抽搐,高热不退,面赤心烦,舌苔黄燥,烦渴引饮,痰涎壅盛,呼吸迫促,卒然抽搐,牙关紧闭,角弓反张,双目直视,昏不知人,脉象洪数者。【附记】引自程爵棠《百病中医膏散疗法》黄蔚祥家传秘方。屡用特效。忌吃辛热食物。

17. 蟾蝉雄香散

【组成】蟾酥3克,明雄黄、乳香、没药、北细辛各9克,二砂(即朱砂、西砂仁)各9克,蝉蜕、天麻各15克,丁香3克,茅术30克。【制法】散剂。上药共研极细末,和匀,贮瓶备用。【用法】口服。小孩每次0.15克,成人每次0.3克。如患者昏迷不醒,可另以药末少许吹入鼻孔中,使打喷嚏,愈。【功能】祛风散寒、息风止痉、通络开窍。【主治】四季风寒发热,抽搐惊悸。【附记】引自程爵棠《百病中医膏散疗法》王举贡家传秘方。屡用皆效,效果甚佳。

18. 婴 儿 安 片

【组成】鸡内金（醋炒）、琥珀各 150 克，清半夏、川贝母、竹黄、陈皮、钩藤、天麻、朱砂各 100 克。【制法】片剂。先取朱砂、琥珀，分别单研极细粉。余药共研成细粉，过筛，再与朱砂、琥珀极细粉，配研，过筛，和匀，制颗粒，压片即得。每片重 0.32 克，分装，备用。【用法】口服。未满 1 岁者，每次 1/2 片；1—3 岁，每次 1 片；4—7 岁，每次 2 片；8—12 岁，每次 3 片，每晚 1 次。【功能】祛风镇惊、消食化痰、退热。【主治】小儿发热，咳嗽，食水不化，痰热惊风。【附记】引自《山东省药品标准》（中成药部分）。屡用效佳。忌食生冷、油腻之物。

19. 小 儿 清 热 片

【组成】黄柏、黄芩、栀子各 100 克，黄连 60 克，薄荷油 0.4 克（毫升），灯心草、朱砂各 20 克，雄黄、大黄、钩藤、龙胆草各 40 克。【制法】片剂。先将朱砂、雄黄分别研成极细粉，黄连、大黄混合研成细粉；黄柏、龙胆草用 70% 乙醇渗漉，收集漉液，回收乙醇，浓缩成膏。余药加水煎煮 2 次，过滤，合并滤液，浓缩成膏，将 2 种浸膏粉碎，再与药粉混匀，制粒，烘干，将预溶于适量乙醇的薄荷油喷匀于颗粒上，压片，即得。每片重 0.2 克。分装，备用。【用法】口服。每次 2～3 片，1 日 1～2 次，1 周岁以下小儿酌减。【功能】清热解毒、祛风镇惊。【主治】小儿风热，症见烦躁抽搐、发热口疮、小便短赤、大便不利。【附记】引自《河南省药品标准》。屡用效佳。

20. 五 粒 回 春 丹

【组成】橘红、胆南星（酒炙）、防风、淡竹叶、桑叶、金银花、羌活、连翘各 175 克，茯苓、甘草、僵蚕（炒）各 100 克，薄荷、川贝母（去心）、麻黄、蝉蜕、赤芍、牛蒡子（炒）各 125 克，苦杏仁（去皮、炒）、山川柳各 75 克，麝香、珍珠粉、琥珀粉、牛黄、冰片各 20 克，犀角粉(代)、羚羊角粉(代)各50克。【制法】糊丸。先将前19味药共研极细末,过筛,与后7味同研细,混匀,打糊为小丸,每250粒重50克。每瓶内装5粒。【用法】口服。每次5粒,1日2次,鲜芦根煎汤或温开水送服。周岁以内小儿酌减。【功能】清热解毒、透疹化痰。【主治】小儿瘟毒内热所致之隐疹不出或刚出骤回,关节痛,身热,无汗,咳嗽气促,鼻流清涕,痰涎壅盛,目赤多泪,烦躁口渴,呕吐乳食,二便不利,甚至急热惊风,四肢抽搐等症。也可用于感冒,里热炽盛引起的高热不退、急热惊风之症。【附记】引自近代谢观《中国医学大辞典》。屡用效佳。忌食生冷和油腻厚味,避风寒,慎起居。

21. 牛黄抱龙丸

【组成】禹白附(制)、僵蚕(炒)、羌活、防风各120克,全蝎、钩藤、竹黄各200克,胆南星400克,川贝母、甘草、橘红各80克,琥珀90克,麝香6克,雄黄20克,牛黄10克,朱砂180克,冰片50克。【制法】蜜丸。先将前8味共研细末(或制成浓缩粉),与后6味依次配研细,和匀,炼蜜为丸,每丸重1.5克,分装,备用。【用法】口服。每次1丸,1日2次,薄荷煎汤或温开水送服。周岁以内小儿酌减。【功能】清热化痰、息风止搐。【主治】小儿痰热内闭所致之高热神昏,惊风抽搐,呼吸气促,痰涎壅盛,牙关紧闭,目直天吊,两手紧握,头痛呕吐。【附记】引自清代钱乙《小儿药证直诀》。屡用效佳。

22. 安宫牛黄散

【组成】水牛角浓缩粉200克,麝香、冰片各25克,珍珠50克,朱砂、雄黄、黄连、黄芩、栀子、郁金、牛黄各100克。【制法】散剂。上药共研极细末,过筛,分装,每瓶重1.6克,备用。【用法】口服。每次1.6克,1日3次。3岁以内,每次0.4克(1/4);4—6岁,每次0.8克(1/2),或遵医嘱。【功能】清热解毒、镇惊开窍。【主治】

热病高热、昏迷、惊厥,以及脑炎,脑膜炎,中毒性脑病,脑出血,败血症等。【附记】引自《中华人民共和国药典》1985年版。屡用效佳。

23. 神　犀　丹

【组成】水牛角600克,金银花240克,鲜地黄160克,连翘100克,板蓝根90克,淡豆豉80克,玄参70克,石菖蒲、黄芩各60克,天花粉、紫草、人中黄各40克。【制法】蜜丸。上药共研细末(或先将水牛角制成浓缩粉)炼蜜为丸,每丸重9克。分装,备用。也可制成药汁丸、糊丸。【用法】口服。每次1～2丸,1日1～2次。药汁丸、糊丸每次9克,1日1～2次,均为温开水送服。小儿酌减。【功能】清热解毒、凉血。【主治】由暑湿热邪引起的湿温,暑疫,症见高热不退,痉厥神昏,谵语发狂,口糜咽烂及斑疹毒盛,舌红绛,苔黄厚,脉洪大滑数。可用于各种感染所引起的高热。【附记】引自王士雄《温热经纬》。屡用效佳。忌食辛辣食物。孕妇忌服。

24. 解热清心丸

【组成】寒水石、朱砂、雄黄各48克,牛黄12克,石膏105克,冰片、黄芩、知母各60克,大黄90克,栀子、黄柏、甘草各100克,黄连120克,滑石(飞)75克。【制法】蜜丸。上药共研细末,过筛,和匀,炼蜜为丸,每丸重10克,分装,备用。【用法】口服。每次1丸,1日2次,温开水送服。【功能】清心泻火。【主治】热传心包,症见烦躁不宁,神昏谵语,头晕目赤,牙龈肿痛,眼睑溃烂,舌红绛苔黄,脉洪数或滑数。可用于各种原因引起的高热及牙龈炎,角膜炎,结膜炎。【附记】引自《集验中成药》。屡用效佳。孕妇忌服。

25. 两面针膏

【组成】两面针、生石膏各50克,广地龙、鱼腥草各40克,知母

30克,薄荷15克。【制法】药膏。上药共研细末,贮瓶备用。用时调敷。【用法】外用。用时每取药散20克,用凡士林适量调和成稀糊状,外敷于双手心(劳宫穴)和肚脐上,上盖敷料,包扎固定。1日2次,每次5~8小时。【功能】清热解毒透表。【主治】高热。【附记】引自程爵棠《手部疗法治百病》笔者经验方。多年使用,效果甚佳。若配用本方(或剂量减半)水煎服,每日1剂,效果尤佳。

26. 三味退热膏

【组成】生石膏60克,山栀子、蒲公英各30克。【制法】膏药。上药共研细末,贮瓶备用。用时调敷。【用法】外用。用时每取上药粉适量(40~50克),用鲜猪胆汁适量调和稀糊状,外敷于大椎和双手曲池、合谷等穴位上,敷料覆盖,胶布固定。每次贴敷8小时,1日2次。【功能】清热解毒。【主治】小儿高热。【附记】引自程爵棠《手部疗法治百病》。屡用效佳。一般用药2小时后体温开始下降,12小时内可降至正常范围。必要时,可加用本方(散剂)内服,可提高疗效。

27. 三石退热膏

【组成】生石膏、寒水石、滑石各15克,地龙30条,大蒜30克,芒硝60克,牛膝10克。【制法】药膏。先将前3味药轧为细粉,与余药共捣烂如泥膏状,收贮备用。【用法】外用。用时每取药泥20克,以鸡蛋清调和成稀糊状,分敷于两足心(涌泉穴)和肚脐上。上盖敷料,包扎固定。4~6小时后除去,每日敷药1次。【功能】解毒退热、导热下行。【主治】小儿发热。【附记】引自程爵棠《足底疗法治百病》笔者经验方。多年应用,效果甚佳,一般用药1~2次即可见效。

28. 小儿退热方

【组成】黄芩50克,柴胡40克,黄连30克,寒水石、白屈菜各

250 克,菊花 6 克,牛黄 5 克,重楼、射干、板蓝根、蝉蜕、紫荆皮、天竺黄各 4 克,珍珠、冰片各 2 克,麝香 1 克。【制法】散剂。上药共研极细末,和匀,贮瓶备用。或制成片剂,或装入胶囊。收贮备用。【用法】口服。每次 0.8~1.5 克,1 日 4 次,温开水送服。【功能】清热解毒、利咽安神。【主治】小儿发热。可用于小儿四时感冒,以及其他病毒感染性疾病等。【附记】引自《名医治验良方》王烈方。临床屡用,疗效卓著。据长春中医学院附属医院临床观察,用治小儿发热,有效率达 89.8%,平均退热时间为 1.5 天。

29. 小儿退热灵

【组成】僵蚕、蝉蜕、薄荷、荆芥、桔梗各 12 克,黄芩、连翘、神曲、玄参、竹叶、山栀各 20 克,甘草 6 克。蔗糖适量。【制法】糖浆。上药加清水煎煮 2 次,滤汁去渣,合并 2 次滤液,加热浓缩至 100 毫升,加蔗糖适量,和匀即得。分装,备用。【用法】口服。1 岁以内,每次 5~10 毫升;1—2 岁,每次 10~15 毫升;2—5 岁,每次 15~20 毫升;6 岁以上者,每次 20~25 毫升。1 日 3 次,高热患儿服药体温未降者,每 2 小时服药 1 次,体温降后仍依法服用。【功能】辛凉解表、清热解毒、利咽止咳、消食和中。【主治】小儿外感发热。【附记】引自《集验中成药》陈红庆方。屡用效佳。

30. 儿科万应锭

【组成】胆南星(真陈上好者)、生锦纹、天竺黄(老色者)、红芽大戟、千金子霜(去净油)、生延胡索、浙贝母、川黄连、仙露半夏、明天麻、建神曲各 90 克,毛慈姑、陈京墨各 120 克,胡黄连 60 克,麒麟竭、明净腰黄、真熊胆各 45 克,当门麝香、大梅片各 9 克。【制法】锭剂。上药分别研为极细末,混合同研和匀,糯米饮杵为锭,不拘大小,收贮备用。【用法】口服。用时取一锭磨服,成人每次 1.5~3 克,小儿酌减。随症酌量服之。【功能】清热化痰、解毒消肿、通便泻火、消食导滞。【主治】小儿停痰积热,发热不退,身热呕吐,不食不便或大便不爽。亦治温热病,胃肠实热,斑疹丹痧及暑湿痰热,赤白滞下(痢疾),实热便闭,妇女血热瘀垢,月经不调,疡科瘰疬,痰核,时毒发颐,痄腮温毒,实热咽喉肿烂,乳蛾,喉疳,喉痹,喉癣,牙疳,舌疳,口糜,重舌,暑天热疖诸症。【附记】引自近代张山雷《疡科纲要》。屡用效佳。

31. 银 石 散

【组成】生石膏、金银花、蒲公英各 30 克,玄参 25 克,神曲 10 克,荆芥 6 克,生大黄 5 克。【制法】散剂。上药共研极细末,和匀,贮瓶备用。【用法】口服。每次 15～30 克,1 日 2～3 次,开水冲服。【功能】清热解毒。【主治】小儿高热。【附记】引自《集验中成药》。屡用效佳。

32. 双解退热散

【组成】羌活、防风、金银花、龙胆草、栀子、川芎各 6 克,大黄 1.5 克,青黛 3 克,芥穗 4.5 克,薄荷 4.1 克,生石膏 15 克,桑叶 5 克。【制法】散剂。上药共研极细末,和匀,贮瓶备用。【用法】口服。每次 15～30 克,1 日 3 次,用开水冲服。【功能】解表清里。【主治】小儿发热。【附记】引自《集验中成药》。屡用效佳。一般用药 1～2 天见效。

33. 归芍地黄丸

【组成】熟地黄 400 克,山药、山萸肉(酒炙)各 200 克,牡丹皮、泽泻、茯苓各 150 克,白芍(酒炙)、当归各 100 克。【制法】蜜丸。上药共研细末,炼蜜为丸,每丸重 9 克。或制成浓缩丸,小蜜丸。分装,备用。【用法】口服。每次 1 丸,1 日 2 次,温开水送服。浓缩丸:每次 6～9 克,1 日 2～3 次。小蜜丸:每次 9 克,1 日 2 次。均为温开水送服。【功能】滋补肝肾、养阴退热。【主治】由肝肾阴虚、相火内动所致之头眩耳鸣,午后发热,两胁作痛,阴虚盗汗,身体瘦弱,腰腿酸痛。【附记】引自《证因方论集要》。屡用效佳。

34. 益气退热膏

【组成】党参、白芍药、怀山药各 150 克,白术、生黄芪、当归、柴胡、银柴胡各 100 克,陈皮、升麻各 60 克,胡黄连 90 克。【制法】膏滋。上药加水煎煮 3 次,滤汁去渣,合并滤液,加热浓缩为清膏,再加蜂蜜 300 克,和匀收膏即成。贮瓶备用。【用法】口服。每次 15～30 克,1 日 2 次,开水调服。【功能】活血养阴、益气退热。【主治】气虚低热。表现为常在疲劳后发生低热,或加剧,头晕乏力,气短汗出,容易感冒,食欲缺乏,大便溏薄。【加减】如有自汗较多者,加煅龙牡各 100 克,麻黄根 150 克。食少便溏者,加茯苓、扁豆各 150 克,薏苡仁 200 克。【附记】引自汪文娟《中医膏方指南》。屡用效佳。

35. 养血退热膏

【组成】党参、茯苓、酸枣仁、白芍药、生地黄、白薇、秦艽各 150 克,龙眼肉 60 克,白术、当归、穭豆衣、阿胶、龟甲胶各 100 克。【制法】膏滋。上药除阿胶、龟甲胶外,余药加水煎煮 3 次,滤汁去渣,合并滤液,加热浓缩为清膏,再将阿胶、龟甲胶加适量黄酒浸泡后,隔水炖烊,冲入清膏内,和匀,最后加蜂蜜 300 克收膏即成。贮瓶备用。【用法】口服。每次 15～30 克,1 日服 2 次,开水调服。【功能】益气健脾、养血退热。【主治】血虚低热,表现为低热,头晕眼花,心悸不宁,唇甲色淡,面白少华等。【加减】如有疲乏气短懒言者,加黄芪 100 克,生晒参 50 克。心悸怔忡严重者,加生龙骨、生龙齿、生牡蛎各 200 克。【附记】引自汪文娟《中医膏方指南》。屡用效佳。

36. 养阴退热膏

【组成】银柴胡、地骨皮、青蒿、生地黄、熟地黄、女贞子各 150

克,胡黄连、秦艽各 100 克,知母、生甘草各 60 克,旱莲草、鳖甲胶各 200 克。【制法】膏滋。上药除鳖甲胶外,余药加水煎煮 3 次,滤汁去渣,合并滤液,加热浓缩为清膏,再将鳖甲胶加适量黄酒浸泡后隔水炖烊,冲入清膏内和匀,最后加蜂蜜 300 克收膏即成。贮瓶备用。【用法】口服。每次 15～30 克,1 日 2 次,开水调服。【功能】滋补肝肾、养阴退热。【主治】阴虚发热,表现为午后或夜间发热明显,五心烦热,盗汗颧红,口咸、便秘等。【加减】如有盗汗明显者,加煅龙牡、浮小麦各 200 克,五味子 100 克,如有虚烦不眠者,加酸枣仁 150 克,柏子仁 200 克,夜交藤 300 克。【附记】引自汪文娟《中医膏方指南》。屡用效佳。服药同时,要注意劳逸结合,饮食宜清淡,有利于提高治疗效果。

十四、中　暑

~~~~~~

1. 人　丹　(一)

【组成】甘草 240 克，木香 45 克，草豆蔻、槟榔、茯苓、砂仁、橘皮、小茴香(盐水炒)、肉桂、青果各 30 克，丁香、红花各 15 克，薄荷冰 27 克，冰片 9 克，麝香 0.3 克。【制法】糊丸。取上药上品，称量配齐，麝香、冰片、薄荷冰单放。先将甘草等 12 味药共轧为细粉，和匀过 80~100 目细罗。又将麝香置于乳钵内，研细。再将冰片、薄荷冰同研如糊状，兑入麝香细粉研匀，再陆续加入甘草等细粉用套色法陆续配研，和匀过罗。另取糯米粉 120 克，以开水冲为稀糊，再酌加冷开水搅成稀液，与上药粉泛为小丸，阴干。每 300 克干丸，另取朱砂细粉 28.14 克为衣。分装，备用。每千粒约 30 克。【用法】口服。每次 10~20 粒，温开水送服。平时每次用 2~3 粒，口内含化亦可。【功能】清暑祛湿、辟秽排浊。【主治】中暑受热引起恶心呕吐，腹痛泄泻，胸中满闷及晕车晕船，水土不服。【附记】引自《北京市中药成方选集》。屡用效佳。

2. 人　丹　(二)

【组成】薄荷脑、儿茶各 120 克，小茴香、樟脑、桂皮、龙脑、丁香、滑石各 60 克，甘草 1380 克，木香、砂仁各 30 克，桔梗 960 克。【制法】药汁丸。取上药上品，称量配齐。薄荷脑、樟脑、龙脑、儿茶单包。先将小茴香等 8 味共轧为细粉，和匀过 80~100 目细罗。又将薄荷脑、樟脑、龙脑隔水加热溶化，取上列细粉适量置乳钵内，再与溶化之薄荷脑等香料掺合研细,然后与其余药粉陆续配研,和匀过筛。取上药粉,用方中儿茶(用水嫩化,或轧为细粉)酌加适量冷开水,泛为小丸,阴干。每 300 克干丸,另取朱砂细粉 28.2 克或银箔适量为衣。分装,备用。每 30 克约 1 千粒。【用法】口服。每次 10～20 粒,温开水送服。平时口含 1～2 粒,香口止渴。【功能】清暑祛湿、驱风健胃。【主治】由暑湿中阻引起的脾胃失运,消化不良,恶心呕吐及晕车晕船等。【附记】引自《广州市地方药品标准规格汇编》(第三册)。屡用效佳。

3. 行 军 散

【组成】姜粉 1.5 克,硝石 0.9 克,明雄黄 24 克、牛黄、硼砂(炒)、冰片、麝香、珍珠(豆腐制)各 15 克。【制法】散剂。取上药上品,称量配齐。先将明雄黄、珍珠、硝石分别研为细粉(明雄黄切勿与硝石同研)。麝香、牛黄、冰片,先后研细过 100～120 目细罗。余药姜粉、硼砂共研为细粉,过 80～100 目细罗。再取明雄黄细粉置乳钵内,依次与珍珠、麝香、牛黄、冰片等细粉,以及硝石细粉充分研匀,再和姜粉、硼砂细粉陆续配研,和匀过罗。贮瓶备用。【用法】口服。每次 0.6～0.9 克,1 日 2～3 次,温开水冲服。【功能】开窍避秽、清暑解毒。【主治】暑热痧胀,头目眩晕,恶心呕吐,或泄泻腹痛。【附记】引自《中华人民共和国药典》1963 年版。屡用效佳。

4. 起死回生痧药方

【组成】西牛黄 1.2 克,赤金箔 10 张,冰片 1.8 克,蟾酥 3 克,火硝 9 克,滑石 12 克,煅石膏 60 克。【制法】散剂。上药共研细末,越细越好,瓷瓶贮存,不可泄气。【用法】外用。用时每取本散少许吹人患者鼻中。【功能】避秽开窍。【主治】夏月受暑,昏倒不省人事,或急痧腹痛。【附记】引自《王渭川临床经验选》。屡用效佳。骡马受热昏倒,以本药吹入鼻中同样收效。

5. 雷 击 片

【组成】猪牙皂、北细辛各 805 克,白芷、枯矾各 230 克,朱砂、雄黄各 575 克,藿香、薄荷各 690 克,广木香、贯众、法半夏、陈皮、桔梗、防风、甘草各 460 克。【制法】片剂。将陈皮、藿香和薄荷提取挥发油,并滤取药汁。取桔梗、防风、贯众、法半夏和甘草煮汁后,与上述药汁合并,并浓缩成膏状,加入淀粉成浆,然后拌猪牙皂等 7 味药粉,和匀,制成颗粒,于 70℃ 以下的温度干燥,冷后加入挥发油,混合均匀,密闭放置 4 小时以上,压制 10 000 片,即成。每片重 0.5 克。分装,备用。【用法】口服。每次 2 片,1 日 2~3 片,用姜汤或温开水送服。必要时,将药片研成细粉,取 0.3~0.6 克吹人鼻孔,取嚏。【功能】通关开窍、辟秽解毒。【主治】一切痧证,症见呕泻腹痛,四肢麻木,中暑,卒倒,牙关紧闭等。【附记】引自《湖南省中成药规范》。屡用效佳。患者不宜常服,孕妇忌服。

6. 解 暑 片

【组成】麝香、沉香、苏合香、檀香、降香各 150 克,腰黄(飞)、雄黄、苍术(麸炒)、天麻、硼砂、麻黄各 320 克,朱砂(飞)600 克,冰片、肉桂、细辛各 100 克,大黄 400 克,公丁香 200 克,山慈姑、红芽大戟、五倍子、千金子霜、卫茅各 300 克。【制法】片剂。以上 22 味,除苏合香外,余药各研细粉,过 80 目筛,各取净粉,除麝香、冰片外,先将余药套研均匀,然后用糯米粉 370 克、树胶粉 22 克及苏合香打浆制成颗粒,晒干,或 45℃ 下干燥,干颗粒与上述麝香、冰片充分和匀,加润滑剂(干颗粒重量的 1.5%)压制成片,即得,每片重 0.44 克。分装,备用。【用法】口服。每次 4 片,用温开水化服。中病即止。【功能】辟秽开窍、止吐止泻。【主治】时行痧疫,症见头胀眼花,胸闷作呕,腹痛吐泻。【附记】引自《上海市药品标准》。屡用效佳。孕妇忌服。

7. 开窍暑疫散

【组成】朱砂、火硝各50克,生硼砂、雄黄各30克,金礞石(煅)20克,麝香、冰片、蟾酥各15克。【制法】散剂。上药共研极细末,贮瓶备用,勿泄气。【用法】口服。每次0.6克,温开水送服。如昏迷不醒,可取少许吹入鼻孔中,取嚏。【功能】开窍解毒、祛暑辟瘟。【主治】由暑邪内闭所致之昏迷,关窍不通,头晕胸闷,腹痛作泻,霍乱转筋,呕吐恶心,四肢厥逆,出冷汗,手足发凉等。按定量服用,不宜多服。【附记】引自清代《良方摘要》。屡用效佳。孕妇忌服。又本方减去蟾酥,名暑疫散,功能与主治同上。只宜内服,不能吹鼻,取嚏。

8. 红 灵 丹

【组成】麝香、冰片各60克,雄黄、硼砂各120克,金礞石(煅)80克,朱砂、硝石(精制)各200克。【制法】散剂。上药共研极细末,贮瓶备用,勿泄气。【用法】口服。每次0.3～0.5克,重症加倍。也可取少许吹入鼻孔中,取嚏。【功能】辟秽浊、通关窍。【主治】中暑昏厥,头晕胸闷,腹痛吐泻,中风痰厥,神志不清。【附记】引自《古今良方集成》。屡用效佳。孕妇忌服。

9. 枇杷叶散

【组成】麦冬、白茅根、干木瓜、炙甘草各30克,枇杷叶(去毛)、陈橘皮、丁香各15克,香薷0.9克,姜厚朴120克。【制法】散剂。上药共研极细末,贮瓶备用。【用法】口服。每次6克,水一盏,生姜2片,煎至7分,去渣温服。或用温开水调下亦可。【功能】清热解暑、和解脾胃。【主治】冒暑伏热,引饮过多,脾胃伤冷,饮食不化。【附记】引自日本丹波元坚《杂病广要》。屡用效佳。

10. 清　凉　油

【组成】薄荷脑、樟脑各 160 克,丁香油、桂皮油各 12 克,桉叶油、薄荷油各 100 克,石蜡 250 克,氨水 6 毫升,地蜡 10～30 克,樟脑油 30 克。【制法】软膏剂。按软膏剂制剂要求制成,贮盒备用。【用法】外用。头痛擦太阳穴,蚊虫叮咬等涂于患处。【功能】清凉止痛。【主治】伤风头痛,中暑,蚊虫叮咬及皮肤瘙痒。【附记】引自《集验中成药》。屡用效佳。

11. 清　凉　丹

【组成】薄荷油 75 克,甘草浸膏 30 克,樟脑 17 克,甘草粉 382.5 克,砂仁粉 25 克,儿茶 240 克,姜粉、桂皮粉各 30 克,糯米粉适量,尼泊金乙酯 0.5 克,苯甲酸钠 10 克。【制法】块剂。用糯米粉加开水适量打成稀糊状,与上药粉和匀,加入尼泊金乙酯、苯甲酸钠,混合均匀,压制成块,每块重 5 克,全块分为 25 小格。分装,备用。【用法】口服。含服或吞服,每次 1～2 小格。【功能】祛风、舒气、健胃。【主治】中暑头晕、晕船晕车、胃闷不舒、气候闷热引起的不适症。【附记】引自《集验中成药》。屡用皆效。

12. 防　暑　颗　粒

【组成】白茅根、芦根、淡竹叶、牛筋草、甘草、滑石各等份。【制法】颗粒。上药共研细末,加适量黏合剂,和匀,喷入冷开水,和匀,制成颗粒,干燥,分装,备用。【用法】口服。每次 10 克,1 日 1～2 次,开水冲服。【功能】清热防暑、生津止渴。【主治】身热口渴,暑热便赤。可预防中暑,乙脑。【附记】引自《集验中成药》。屡用有效。

13. 清暑益气丸

【组成】党参(去芦)、白术(土炒)、泽泻、六曲(炒)、陈皮各 150

克,苍术(米泔水制)450 克,升麻(炙)300 克,黄芪(炙)45 克,青皮(醋炙炒)、黄柏(酒炒)、五味子(酒蒸)、当归(酒浸)、甘草(炙)、大枣(去核)、葛根、麦冬各 90 克。【制法】蜜丸。取上药上品,称量配齐,共研细末,过 80~100 目筛,和匀,炼蜜为丸,每丸重 9 克,分装,每盒 10 丸,备用。【用法】口服。每次 1 丸,1 日 2 次,姜汤或温开水送服。【功能】清暑祛湿、益气生津。【主治】气虚受暑,头痛身热,四肢倦怠,口渴心烦,自汗尿赤。【附记】引自《全国中药成药处方集》。屡用效佳。

14. 清暑解毒丸

【组成】麝香、人参、冰片各 10 克,蟾酥 60 克,雄黄(飞)、硼砂、血竭、天麻、朱砂(飞)、白粉霜各 100 克。【制法】水丸。上药共研细末,水泛为丸,如梧桐子大,贮瓶备用。【用法】口服。每次 0.6~1.5 克(10~12 丸),1 日 2 次,温开水送服。小儿酌减,或遵医嘱。【功能】豁痰开窍、祛暑解毒。【主治】中暑眩晕,腹痛吐泻及小儿惊风。【附记】引自《全国中药成药处方集》。屡用效佳。孕妇忌服。

15. 救 急 散

【组成】朱砂(飞)、雄黄(飞)各 60 克,明矾(煅)10 克,冰片 2.5 克,火砂(煅)40 克,麝香 2.5 克,荜茇 2.3 克。【制法】散剂。上药共研细末,过筛,和匀,贮瓶备用。勿泄气。【用法】口服。每次 0.3~0.6 克,温开水送服。外用:每取药少许,点于眼角处。【功能】祛暑开窍、升清降浊。【主治】中暑昏晕,胸闷气郁,绞肠腹痛,吐泻交作。【附记】引自《集验中成药》。屡用效佳。孕妇忌用并慎外用。

16. 救急十滴水

【组成】鲜姜、丁香各 100 克,大黄 200 克,辣椒 100 克,樟脑

150 克,薄荷 35 克。【制法】水剂。上药加水煎煮 2 次,滤汁去渣,合并滤液,加热稍加浓缩即可。贮瓶备用。【用法】口服。每次 10～40 滴,温开水送服。小儿酌减。【功能】祛暑散寒。【主治】中暑引起的头晕、呕吐、腹痛、腹泻及胃肠不适等症。【附记】引自《集验中成药》。屡用效佳。孕妇慎服。

17. 太乙紫金丹

【组成】山慈姑 200 克,红芽大戟(醋制)150 克,千金子霜、五倍子各 100 克,朱砂 40 克,麝香 30 克,雄黄 20 克。【制法】锭剂。按锭剂制剂要求制成锭剂,每锭重 3 克或 0.3 克。分装,备用,勿泄气。【用法】口服。每次 0.6～1.5 克,1 日 1～2 次,温开水磨服,或捣碎冲服。外用醋磨调敷患处。【功能】辟秽解毒、消肿、开窍止痛。【主治】由湿温时邪所致之中暑,脘腹胀闷疼痛,神昏目眩,呕恶泄泻,以及小儿热痰壅滞所致之神昏,惊风,呼吸急促,舌红苔薄腻,脉滑数。外用治痈疽,疔疮。可用于中暑,急性肠胃炎,霍乱,食物中毒,以及腮腺炎,急性淋巴结炎等。【附记】引自明代陈实功《外科正宗》。屡用效佳。凡虚寒证,外科阴证勿服。孕妇忌服。

18. 暑湿正气丸

【组成】广藿香、青木香、丁香、苍术、茯苓、半夏(制)、陈皮、肉桂、白术各 100 克,朱砂(飞)、硝石(精制)各 10 克,硼砂、雄黄各 6 克,金礞石 4 克(煅),麝香、冰片各 3 克。【制法】水丸。取上药上品,称量配齐,共研极细末,过筛,和匀,水泛为丸,如绿豆大,贮瓶备用。或药汁丸。【用法】口服。每次 1.5～3 克,1 日 1～2 次,温开水送服。【功能】祛暑散寒、定痛止泻。【主治】因暑天感受寒湿秽浊所致之恶寒头痛,肢体酸重,腹痛吐泻,舌淡苔白腻,脉濡。可用于中暑,急性肠胃炎,消化不良,食物中毒等属于暑湿寒邪所致者。【附记】引自《全国中药成药处方集》。屡用效佳。热证勿服。

孕妇忌服。

19. 痧药丸

【组成】大黄 210 克,朱砂、麻黄、雄黄、天麻各 120 克,苍术 110 克,甘草 84 克,蟾酥(制)63 克,丁香 21 克,麝香 10.5 克,冰片 0.5 克。【制法】水丸。上药共研细末,水泛为丸,如梧桐子大,贮瓶备用。或制成糊丸。【用法】口服。每次 0.3~0.4 克(约 10 丸),1 日 2~3 次,嚼少刻,温开水送下。亦可外用研细鼻闻。【功能】辟秽祛暑、开窍解毒。【主治】中暑受寒所致之脘腹疼痛,上吐下泻,头痛胸闷,四肢逆冷,甚或牙关紧闭,舌淡苔白,脉沉紧。【附记】引自《全国中药成药处方集》。屡用效佳。为中暑常用急救妙药。孕妇忌服,非时令症不宜用。

20. 痧气散

【组成】麝香、珍珠(飞)、硼砂(煅)、猪牙皂各 30 克,人工牛黄 20 克,蟾酥、银硝各 25 克,朱砂(飞)200 克,冰片、麻黄各 40 克,腰黄(飞)、灯草灰各 100 克,青黛(飞)、白矾各 50 克,人中白(煅、飞) 80 克。【制法】散剂。上药共研极细末,过筛,和匀,分装(每包重 0.3 克),备用。【用法】口服。每次 0.3~0.6 克,1 日 1~2 次,温开水送服。小儿酌减。外用:将药粉搐鼻取嚏。【功能】芳香辟秽、宣通开窍。【主治】中暑受秽,转筋抽搐,绞肠腹痛,吐泻不得,胸闷气闭,头晕眼花,神志昏迷,山岚瘴气,舌淡苔白,脉沉紧。【附记】引自《集验中成药》。屡用效佳。孕妇忌服。

21. 痧气丹

【组成】苍术(炒)60 克,麻黄、天麻、朱砂(水飞)、雄黄各 72 克,麝香 4 克,细辛、猪牙皂各 40 克,蟾酥 10 克,大黄 100 克,丁香 12 克。【制法】水丸。上药共研细末,过筛,和匀,水泛为小丸,每瓶 50~60 丸(约重 0.5 克),备用。【用法】口服。成人每次 1 瓶;

3—5岁每次1/3瓶;6—8岁每次1/2瓶。1日1~2次,温开水送服。【功能】祛暑辟秽、开窍解毒。【主治】水土不服,痧胀腹痛,呕吐腹泻,头痛恶心,牙关紧闭,四肢逆冷,头昏目眩,舌淡苔白,脉沉紧。【附记】引自《集验中成药》。屡用效佳。孕妇忌服,身体虚弱者慎用。

22. 痧气蟾酥丸

【组成】麝香 30 克,蟾酥 90 克,丁香 60 克,天麻(煨)、腰黄(飞)、朱砂(飞)、麻黄(炒)各 360 克,苍术(米泔水浸)300 克,甘草(蜜炙)440 克,大黄 600 克。【制法】水丸。上药共研细末,过筛,和匀,水泛为小丸,每 10 丸重 0.17 克。分装,备用,勿泄气。【用法】口服。每次 0.17 克(约 10 丸),1 日 2~3 次,温开水送服。小儿酌减。亦可研末搐鼻取嚏。【功能】祛暑辟秽、开窍解毒。【主治】中暑昏厥,呕吐泄泻,胸满腹胀,腹中绞痛,牙关紧闭,手足不温,舌淡苔白,脉沉紧。【附记】引自《集验中成药》。屡用效佳。

23. 柠　檬　散

【组成】鲜柠檬肉适量。【制法】散剂。先将鲜柠檬肉切碎,以洁净纱布绞取汁液,先以大火,后以小火煎煮柠檬汁,熬成膏状,停火。待冷却后加白糖将汁膏吸干,混匀,晒干,再压碎装瓶备用。【用法】口服。每次 10 克,1 日 2 次,以沸水冲化饮用。【功能】清热生津、消暑止呕。【主治】热病津伤口渴,中暑呕恶,以及先兆流产腹痛、崩漏下血等症。【附记】引自程爵棠《单方验方治百病》。屡用皆效。

十五、矽肺与蘑菇肺

1. 抗矽片

【组成】党参、鸡内金各 15 克,瓜蒌、白果、木贼草各 30 克,制大黄、薤白各 10 克,金钱草 12 克,胎盘粉 3 克。【制法】片剂。按片剂制剂规范压制成片,每片重 0.5 克,分装,备用。【用法】口服。每次 4 片,1 日 2 次,温开水送服。3 个月为 1 个疗程。【功能】扶正化石、润肺止咳。【主治】早期矽肺。【附记】引自《中国中医秘方大全》张久山方。屡用有效,常服效佳。中、晚期矽肺可配合西药同服,能起到协同作用。

2. 尘肺糖浆

【组成】桑寄生、夏枯草各 15 克,丹参、广郁金、赤芍 9 克,莪术、地骷髅、鹅管石各 12 克,海蛤壳 18 克,陈皮 6 克。【制法】糖浆。上药加清水煎煮 3 次,滤汁去渣,合并 3 次滤液,加热浓缩至糖浆状,加蔗糖适量即成。贮瓶备用。【用法】口服。以上为 1 日量,分 3 次饭后服。3 个月为 1 个疗程。【功能】活血化瘀、化痰软坚。【主治】石棉肺。【附记】引自《中国中医秘方大全》邵长荣方。屡用有效。

3. 矽肺膏

【组成】鲜枇杷叶(去毛)2 片,川贝母 15 克,硼砂 9 克。【制法】膏滋。先将枇杷叶加清水适量,煎煮 2 次,滤汁去渣,合并 2 次滤液,以文火浓缩至 150 克,再将川贝母、硼砂研细末加入搅匀,贮好备用。【用法】口服。上药分 5 日服完。每日早、晚各 1 次,用蜜糖水或开水冲服。【功能】解毒润肺、化痰止咳。【主治】矽肺病(尘垢入肺致咳)。症见初起咽部不舒,似咳非咳,日久则咳痰胶黏,如煮过菱粉,喉头似有阻塞状态。患者多是石工或混凝土工作者。【附记】引自程爵棠《百病中医膏散疗法》。坚持服用,收效良好。

4. 英 贝 散

【组成】蒲公英、半枝莲各 60 克,浙贝母、前胡、麦冬、制川军、三棱、莪术、路路通各 20 克,瓜蒌、紫苏子、青皮、白果、枳壳各 24 克,鸡内金、杜仲、川续断、山萸肉、枸杞子各 30 克,生甘草 16 克。【制法】散剂。上药共研细末,过筛,和匀,贮瓶备用。【用法】口服。每次 9～15 克,1 日 3 次,白开水冲服。2 个月为 1 个疗程。【功能】清热化痰、益肾通络、止咳止痛。【主治】矽肺。【附记】引自《集验中成药》。屡用有效,常服效佳。

5. 参芪川贝散

【组成】生黄芪、太子参、丹参、桑寄生、狗脊各 40 克,夏枯草、川贝母、蝉蜕各 24 克,赤芍、白术、陈皮、枳壳、郁金各 30 克,生地黄、法半夏、生甘草各 20 克。【制法】散剂。上药共研极细末,过筛,和匀,贮瓶备用。【用法】口服。每次 9～15 克,1 日 3 次,白开水冲服。3 个月为 1 个疗程。【功能】益肾润肺、理气化痰、活血通络。【主治】石棉肺。【附记】引自《集验中成药》。屡用效佳。

6. 一号蘑菇散

【组成】麻黄、杏仁、桔梗、黄芩、地龙、桑白皮各 15 克,瓜蒌 25 克,蝉蜕、生甘草各 10 克。【制法】散剂。上药共研极细末,过筛,和匀,贮瓶备用。【用法】口服。用时取本散适量,加红糖制成清水糖浆,每次服 1 茶匙(20～30 克),1 日 3 次,温开水冲服。【功能】

清热解毒、宣肺解表、止咳平喘。【主治】蘑菇肺,属急性发作期者,症见咳嗽,咯痰,胸闷,气喘等。【附记】引自《中国当代中医名人志》李忠和方。屡用效佳。

7. 二号蘑菇散

【组成】黄芪、党参各 50 克,蛤蚧 1 对,冬虫夏草 10 克,麦冬 25 克,白术、焦山栀各 30 克,诃子肉 15 克。【制法】散剂。上药共研极细末,过筛和匀,贮瓶备用。【用法】口服。用时取此散适量,加红砂糖制成止咳糖浆,每次 30 克,加温开水冲服,或每次 30 毫升,1 日 3 次。【功能】益气养肺、平喘止咳、扶正固本。【主治】蘑菇肺,属慢性恢复期者。【附记】引自《中国当代中医名人志》李忠和方。屡用效佳。

8. 矽 肺 散

【组成】蒲公英、半枝莲、鱼腥草、石上柏(全草)、金钱草各 20～30 克,浙贝母、前胡、麦冬、制大黄、三棱、莪术、路路通各 10 克,瓜蒌、紫苏子、青皮、白果、枳壳各 12 克,鸡内金、杜仲、川续断、山茱萸、枸杞子各 15 克,桔梗 5 克,生甘草 8 克。【制法】散剂。上药共研细末,和匀,贮瓶备用。【用法】口服。每次 10～15 克,温开水送服。1 日 3 次。2 个月为 1 个疗程。【功能】清热解毒、益肾活血、化痰止咳。【主治】矽肺。【附记】引自《集验中成药》。笔者师传秘方。屡用有效,久用效佳。忌食辛辣、油腻食物。戒烟酒。

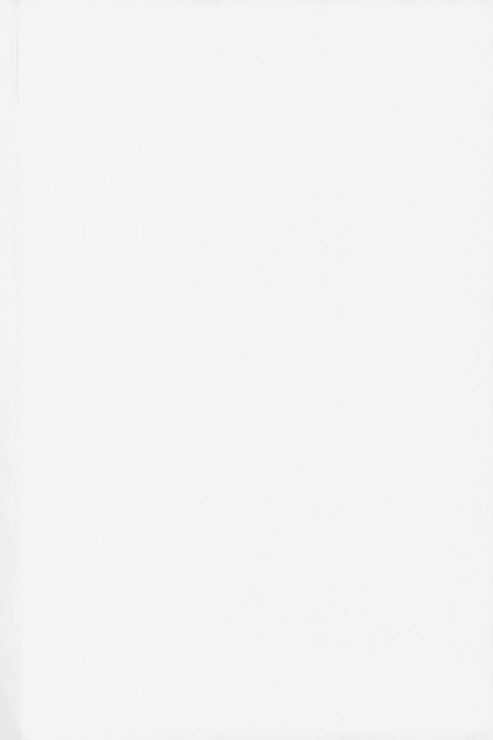